*Bibliothèque de Philosophie scientifique*
Dirigée par le Dr Gustave Le Bon

# PAUL LECÈNE

Professeur à la Faculté de Médecine de Paris
Chirurgien de l'Hôpital Saint-Louis

# L'évolution de la chirurgie

Avec 40 figures dans le texte

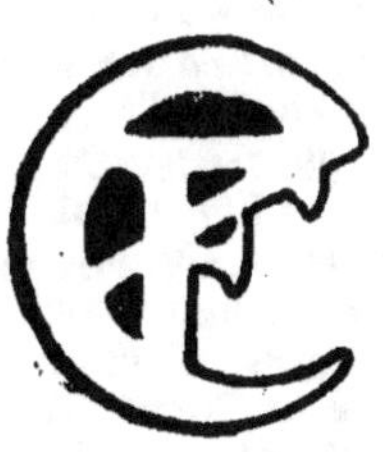

PARIS

## ERNEST FLAMMARION, ÉDITEUR

26, RUE RACINE, 26

# Bibliothèque de Philosophie scientifique

## 1° SCIENCES PHYSIQUES ET NATURELLES

APERT (Dr). La Croissance (4e mille).

AVENEL (Vte G. d'). L'Evolution des Moyens de Transport.

BACHELIER. Le Jeu, la Chance et le Hasard (6e mille).

BELLET. L'Evolution de l'Industrie (5e mille).

BERGET (A.), prof à l'Inst. océanogr. Les Problèmes de l'Océan (43 fig.) (4e mille).

BERGET (A.). La Vie et la Mort du Globe (9e mille).

BERGET (A.). Problèmes de l'Atmosphère (27 fig.) (5e m.).

BERTIN (L.-E.), de l'Inst. La Marine moderne (66 fig.) (7e m.).

BIGOURDAN, de l'Institut. L'Astronomie (50 fig.) (8e mille).

BLARINGHEM (L.). Les Transformations brusques des êtres vivants (49 fig.) (7e m.).

BLARINGHEM (L.). L'Hérédité expérimentale (4e mille).

BOHN (G.) et DRZEWINA (A.). La Chimie et la Vie (4 fig.) (4e m.).

BOINET (Dr). Les Doctrines médicales (9e mille).

BONNIER (G.), de l'Inst. Le Monde végétal (230 fig.) (11e m.).

BOUBIER (Maurice), Dr ès sciences. L'oiseau et son milieu.

BOUTARIC (A.). professeur à la Faculté des sciences de Dijon. La vie des atomes (44 fig.).

BOUTY (E.), de l'Institut. La Vérité scientifique (7e m.).

BOUVIER (E.-L.), de l'Inst. Habitudes et métamorphoses des Insectes. (4e mille).

BOUVIER (E.-L.) de l'Inst. Vie Psychique des Insectes (6e m.).

BRUNHES (B.). La Dégradation de l'Energie (10e m.).

BURNET (Dr Etienne), Microbes et Toxines (71 fig.) (9e m.).

CAULLERY. Problèmes de la Sexualité (8e mille).

CHAVIGNY (Dr). Psychologie de l'hygiène.

COLSON (A.), prof à l'Ec. Polyt. L'Essor de la Chimie (8e m.).

COMBARIEU (J.). La Musique (16e mille).

CONKLIN. L'Hérédité et le Milieu (43 fig.) (4e m.).

DASTRE (Dr A.) de l'Inst. La Vie et la Mort (19e mille).

DELAGE (Y.), de l'Inst. Les Théories de l'Evolution (10e m.).

DELAGE (Y.) et GOLDSMITH (M.). La Parthénogénèse (5e mille).

DELBET (Dr P.). La Science et la Réalité (6e mille).

DEPERET, de l'Inst. Transformations du Mde animal (8e m.).

ENRIQUES. Concepts fondamentaux de la Science (4e m.).

FRIEDEL. Personnalité biologique de l'Homme (60 fig.).

GASCOUIN (Général). L'Evolution de l'Artillerie (6e m.).

GRASSET (Dr.) La Biologie humaine (10e mille).

GUIART (Dr). Parasites inoculateurs. (108 fig.) (6e mille).

GUILLEMINOT (H.). La Matière et la Vie (4e mille).

HERICOURT (Dr J.). Les Frontières de la Maladie (10e m.).

HERICOURT (Dr J.). L'Hygiène moderne (15e mille).

HERICOURT (Dr J.). Les Maladies des Sociétés (5e m.).

HOUSSAY (F.). prof à la Sorbonne. Force et Cause (4e mille).

HOUSSAY. Nature et Sciences naturelles (3e mille).

IOTEYKO (Dr Josefa). La Fatigue (13 fig.) (4e mille).

JOUBIN (Dr L.). La Vie dans les Océans (45 fig.) (8e mille).

LAUNAY (L. de), de l'Inst. Histoire de la Terre (13e m.).

LAUNAY (L. de). de l'Inst. La Conquête minérale (5e m.).

LE BON (Dr Gustave). L'Evolution de la Matière (37e m.).

LE BON (Dr Gustave). L'Evolution des Forces (24e m.).

LECÈNE (Dr P.). L'évolution de la chirurgie (40 figures).

LECLERC DU SABLON. Incertitudes de la Biologie (6e m.).

LECORNU, de l'Institut. La Mécanique (12 figures) (6e m.).

LE DANTEC (F.). Les Influences ancestrales [illegible] mille).

[illegible]. La Lutte [illegible] mille).

[illegible]. De l'Homme à [illegible] (9e mille).

LUC[illegible] (Ed.). L'Enquête cri[illegible] (4e mille).

MAR[illegible] (A.-L. et A. GOUJON. Les [illegible]ns méconnus.

MARTEL. Evolution souterraine (80 fig.) [illegible].

MEUNIER (S.), pr [illegible] méd[illegible]. Convulsions de la Terre (6e m.).

MEUNIER (S.). Histoire géologique de la Mer (5e m.).

MEUNIER (S.). Les Glaciers et les Montagnes (4e m.).

MOCH (Gaston). La relativité des phénomènes (8e mille).

OSTWALD. L'Evolution d'une Science, la Chimie (11e m.).

PELLEGRIN (Colonel F.-L.-L.). La Vie d'une armée. (12 fig.)

PERRIER (Edm.), de l'Inst. A Travers le Monde vivant (7e m.).

PERRIER (Edm.). La Vie en action (6e mille).

PICARD (Emile.) de l'Inst. La Science moderne (14e m.).

POINCARÉ (H.). La Science et l'Hypothèse (36e mille).

POINCARÉ (H.), de l'Inst. La Valeur de la Science (28e m.).

POINCARÉ (H.). Science et méthode (20e mille).

POINCARÉ (H.). Dernières Pensées (14e mille).

POINCARÉ (Lucien). La Physique moderne (20e mille).

POINCARÉ (Lucien). L'Electricité (16e mille).

TISSIE (Dr). L'Education physique et la Race (24 fi.) (5e m.).

ZOLLA (Daniel). L'Agriculture moderne (8e mille).

## PSYCHOLOGIE, PHILOSOPHIE ET HISTOIRE

Voir la liste des ouvrages parus pages 2 et 3 de la couverture

6715. — Paris. — Imp. Hemmerlé, Petit et Cie. — 1-23.

## 2° PSYCHOLOGIE ET PHILOSOPHIE

APERT (Dr). **L'Hérédité morbide** (5° mille).

AVENEL (Vicomte Georges d'). **Le Nivellement des Jouissances** (5° mille).

BALDENSPERGER (F.), chargé de cours à la Sorbonne. **La Littérature** (5° mille).

BELLET (Daniel), professeur à l'École libre des Sciences politiques. **Le Mépris des lois et ses conséquences sociales.**

BERGSON, POINCARÉ, Ch. GIDE, Etc., **Le Matérialisme actuel** (10° mille).

BINET (A.), directeur de Laboratoire à la Sorbonne. **L'Ame et le Corps** (12° mille).

BINET (A.). **Les idées modernes sur les enfants** (21° mille).

BOHN (Dr G.). **La Naissance de l'intelligence** (40 figures) (8° mille).

BONAPARTE (Marie). **Guerres militaires et Guerres sociales** (4° mille).

BOUTROUX (E.), de l'Institut. **Science et Religion** (23° mille).

CRUET (J.), avocat à la cr d'appel. **La Vie du Droit et l'Impuissance des Lois** (6° m.)

DAUZAT (Albert), docteur ès lettres. **La Philosophie du Langage** (5° mille).

DELMAS, médecin des Asiles et BOLL. **La Personnalité humaine.**

DROMARD (Dr G.). **Le Rêve et l'Action** (5° m.)

DUGAS (L.), agrégé de Philosophie. **La Mémoire et l'Oubli** (5° mille).

DWELSHAUVERS (Georges), professeur à l'Université de Bruxelles. **L'Inconscient** (5° m.).

GAULTIER (Paul). **Leçons morales de la guerre** (5° mille).

GUIGNEBERT (C.), chargé de cours à la Sorbonne. **L'Évolution des Dogmes** (7° m.)

HACHET-SOUPLET (P.), Dr de l'Institut de Psychologie. **La Genèse des Instincts** (4° m.)

HUBERT (René). **Les interprétations de la guerre** (4° mille).

JAMES (William), de l'Institut. **Philosophie de l'Expérience** (9° mille).

JAMES (William). **Le Pragmatisme** (10° m.)

JAMES (William). **La Volonté de Croire** (7° m.)

JANET (Dr Pierre), de l'Institut, professeur au Collège de France. **Les Névroses** (10° m.)

JOLY (Henri), de l'Institut, **Le droit féminin**

JULLIOT (Ch.-L.). **L'Éducation de la Mémoire** (5° mille).

LASKINE (Edmond). **Le Socialisme suivant les peuples** (4° mille).

LE BON (Dr Gustave). **Psychologie de l'Éducation** (27° mille).

LE BON (Dr Gustave). **La Psychologie politique** (18° mille).

LE BON (Dr Gustave). **Les Opinions et les Croyances** (16° mille).

LE BON (Dr Gustave). **La Vie des Vérités** (10° mille).

LE BON (Dr Gustave). **Enseignements Psychologiques de la Guerre** (36° mille).

LE BON (Dr Gustave). **Premières Conséquences de la Guerre** (20° mille).

LE BON (Dr Gustave). **Hier et Demain Pensées brèves** (10° mille).

LE BON (Dr Gustave). **Psychologie des temps nouveaux** (10° mille).

LE DANTEC. **Savoir !** (12° mille).

LE DANTEC. **L'Athéisme** (19° mille).

LE DANTEC **Science et Conscience** (10° m.)

LE DANTEC. **L'Égoïsme** (14° mille).

LE DANTEC. **La Science de la Vie** (8° m.)

LEGRAND (Dr M.-A.). **La Longévité** (4° m.).

LOMBROSO. **Hypnotisme et Spiritisme** (12° mille).

MACH. **La Connaissance et l'Erreur** (6° m.)

MAXWELL. **Le Crime et la Société** (6° m.)

MAXWELL (J.). **La Magie.**

PAULHAN (Fr.). **Les Transformations sociales des sentiments** (4° mille).

PICARD (Edmond). **Le Droit pur** (9° mille).

PICARD (E.). **Les Constantes du Droit.**

PIERON (H.), Me de Conf à l'École des Htes Études. **L'Évolution de la Mémoire** (6° mille).

RAMSAY MACDONALD (J.). **Le Socialisme et la Société.**

RAGEOT (Gaston). **La Natalité, ses lois économiques et psychologiques.**

REY (Abel), professeur à la Sorbonne. **La Philosophie moderne** (14° mille).

SEGOND (J.), professeur de philosophie. **L'Imagination.**

VASCHIDE (Dr). **Le Sommeil et les Rêves** (7° mille).

VILLEY (Pierre), professeur agrégé de l'Université. **Le Monde des Aveugles** (4° m.)

## 3° HISTOIRE GÉNÉRALE

ALEXINSKY (Grégoire), anc. député à la Douma. **La Russie moderne** (8ᵉ mille).

ALEXINSKY (Grég.) **La Russie et l'Europe** (5ᵉ mille).

AVENEL (Vicomte Georges d'). **Découvertes d'Histoire sociale** (7ᵉ mille).

BIOTTOT (Colonel). **Les Grands Inspirés devant la Science. Jeanne d'Arc** (3ᵉ m.)

BOUCHE-LECLERCQ (A.), de l'Institut. **L'intolérance religieuse et la politique** (4ᵉ m.)

CAZAMIAN (Louis). **La Grande-Bretagne et la guerre** (5ᵉ mille).

CHARRIAUT (Louis) et M.-L. AMICI-GROSSI. **L'italie en guerre** (5ᵉ mille).

COLIN (J.), Général. **Les Transformations de la Guerre** (7ᵉ mille).

COLIN (J.), Général. **Les Grandes Batailles de l'Histoire.** *De l'antiquité à 1913* (7ᵉ m.).

DEONNA (W.), Professeur à l'Université de Genève. **L'Archéologie** (son domaine, son but).

DIEHL (Ch.), de l'Institut. **Byzance, grandeur et décadence** (8ᵉ mille).

GENNEP. **Formation des Légendes** (6ᵉ m.)

GUIGNEBERT (Charles), professeur à la Sorbonne. **Le Christianisme antique** (4ᵉ mille).

GUIGNEBERT (Charles), professeur à la Sorbonne. **Le Christianisme médiéval et moderne.**

HARMAND (J.), ambassadeur. **Domination et Colonisation** (4ᵉ mille).

HILL, ancien ambassadeur. **L'État moderne** (4ᵉ mille).

HOMO (Léon), professeur à la faculté des lettres de Lyon. **Problèmes sociaux de adis et d'à présent.**

HOVELAQUE (Émile), Inspectᵉ général de l'Instruction publique. **Les Peuples d'Extrême-Orient. La Chine** (4ᵉ mille).

HOVELAQUE (Émile), Inspectᵉ général de l'Instruction publique. **Les Peuples d'Extrême-Orient : Le Japon** (4ᵉ mille).

LÉGER (Louis), de l'Institut. **Le Panslavisme** (4ᵉ mille).

LICHTENBERGER (H.), professeur adjoint à la Sorbonne. **L'Allemagne moderne** (14ᵉ m.)

LICHTENBERGER (H.) et Paul PETIT. **L'impérialisme économique allemand** (7ᵉ m.)

MEYNIER (Colonel O.), des Services des Affaires indigènes en Afrique. **L'Afrique noire** (6ᵉ m.)

MICHELS (Robert), professeur à l'Université de Turin. **Les Partis Politiques** (4ᵉ mille).

MUZET (A.). **Le Monde balkanique** (5ᵉ m.).

NAUDEAU (Ludovic) **Le Japon moderne, son Évolution** (11ᵉ mille).

OLLIVIER (E.), de l'Académie française. **Philosophie d'une Guerre** (1870) (6ᵉ mille).

OSTWALD (W.), professeur à l'Université de Leipzig. **Les Grands Hommes** (5ᵉ mille).

## 4° HISTOIRE DES DÉMOCRATIES

AURIAC (Jules d'). **La Nationalité française, sa formation.**

BATIFFOL (Louis). **Les Anciennes Républiques alsaciennes** (5ᵉ mille).

BLOCH (G.), professeur à la Sorbonne. **La République romaine** (5ᵉ mille).

BLOCH (G.), professeur à la Sorbonne. **L'Empire romain.**

BORGHÈSE (Prince G.). **L'Italie moderne** (4ᵉ mille).

CAZAMIAN (Louis), mᵉ de Conférences à la Sorbonne. **L'Angleterre moderne** (7ᵉ m.)

CHARRIAUT. **La Belgique moderne** (9ᵉ m.)

COLSON (C.), de l'Institut. **Organisme économique et Désordre social** (5ᵉ mille).

CROISET (A.), de l'Institut. **Les Démocraties antiques** (10ᵉ mille).

DIEHL (Charles), de l'Institut. **Une république patricienne. Venise** (8ᵉ mille).

GARCIA-CALDERON (F.). **Les Démocraties latines de l'Amérique** (6ᵉ mille).

HANOTAUX (Gabriel), de l'Académie française. **La Démocratie et le Trava** (8ᵉ mille).

LE BON (Dʳ Gustave). **La Révolution Française et la Psychologie des Révolutions** (15ᵉ mille).

LUCHAIRE (J.), Dʳ de l'Institut de Florence. **Les anciennes Démocraties italiennes** (5ᵉ mille).

PICAVET (C.-G.), pʳ adjoint à l'Université de Toulouse. **Une démocratie historique. La Suisse** (4ᵉ mille).

PIRENNE (H.), Profʳ à l'Université de Gand. **Les anciennes démocraties des Pays-Bas** (5ᵉ mille).

ROZ (Firmin). **L'Énergie américaine** (11ᵉ m.)

STEED, BOUGLÉ, BOUTROUX, etc. **Les Démocraties modernes** (4ᵉ mille).

# L'évolution de la chirurgie

Bibliothèque de Philosophie scientifique

# PAUL LECÈNE

PROFESSEUR A LA FACULTÉ DE MÉDECINE DE PARIS

CHIRURGIEN DE L'HÔPITAL SAINT-LOUIS

# L'évolution de la chirurgie

Avec 40 figures dans le texte.

## PARIS

### ERNEST FLAMMARION, ÉDITEUR

26, RUE RACINE, 26

1923

# L'évolution de la chirurgie

## INTRODUCTION

« Rappelle-toi (en étudiant l'eau)
d'alléguer d'abord l'expérience,
ensuite la raison. »

LÉONARD DE VINCI.
(*Manuscrit de l'Institut.-90*).

Le chirurgien (terme emprunté, comme on sait, au grec ancien) c'est, au sens propre du mot, celui qui fait œuvre manuelle. Le « cheirourgos » (dont la traduction littérale en français serait « manœuvre » ou encore « manouvrier »), c'était souvent chez les auteurs classiques grecs, aussi bien le cuisinier ou le joueur de cithare que le médecin qui soigne avec les mains.

Peu à peu cependant ce sens général et vague de manœuvre se perdit ; en effet, déjà dans les œuvres hippocratiques, mais surtout dans la compilation de l'auteur latin Celse, qui date des environs de l'ère chrétienne et qui est pour nous le seul écho de la plus belle époque de la médecine grecque, nous voyons que le terme de « chirurgien » est employé pour désigner d'une façon précise le médecin qui traitait certaines lésions par un acte manuel (suture des plaies, réduction des luxations et des fractures, pansement des ulcères, etc).

Depuis l'époque de Celse, le terme de chirurgien, plus ou moins bizarrement orthographié et déformé au cours des siècles (cirurgien, surgien en vieux français, d'où surgeon en anglais) n'a plus changé de sens et a toujours servi à désigner celui qui pratique cette branche spéciale de la thérapeutique qui nécessite l'emploi de la main et des instruments.

Montrer, en suivant l'ordre historique, comment la chirurgie, partie de très humbles origines, a fini par devenir la technique scientifique, précise dans son exécution et souvent très sûre dans ses résultats, qu'elle est déjà et doit, de plus en plus, tendre à être de nos jours, tel est le but que je me suis proposé en écrivant ce volume.

Mais pourquoi alors, me dira-t-on peut-être, ne pas l'avoir appelé simplement « Histoire de la chirurgie » et préféré le titre d'Evolution de la Chirurgie ? Je répondrai qu'une histoire de la chirurgie, pour mériter vraiment ce nom, devrait être une étude complète de la totalité des faits connus qui concernent la chirurgie. Ce serait une œuvre très considérable que je n'ai pas actuellement le temps matériel de réaliser; mais surtout, cette histoire n'offrirait à peu près aucun intérêt pour ceux qui ne sont pas des spécialistes et par conséquent n'aurait pas sa place dans cette bibliothèque; l'auteur d'un pareil ouvrage serait obligé de citer un grand nombre de faits relativement peu importants, des détails techniques nombreux ainsi que des individus de valeur secondaire; pour celui qui désire seulement se faire une idée de ce que fut la chirurgie au cours des siècles, une histoire complète de cette partie de la médecine serait un ensemble touffu où les arbres risqueraient fort d'empêcher de voir la forêt.

Au contraire, le mot d' « évolution », met d'emblée l'accent sur l'idée de déroulement devant le lecteur non spécialiste des différents états successifs et des transformations progressives de la chirurgie, depuis ses origines jusqu'à l'époque actuelle. Une technique reposant sur des données scientifiques (ce qu'est justement la chirurgie) est essentiellement, dans son ensemble, une œuvre collective : aussi la plupart des individus, des faits secondaires et des détails peuvent-ils disparaître, sans grand inconvénient, dans une description de son « évolution »; seuls seront retenus les faits essentiels et les individus dont les découvertes ont été capitales ou bien encore ceux qui furent, suivant l'heureuse expression d'Emerson, des « hommes représentatifs » de leur époque.

Remarquons que le terme d'évolution implique aussitôt, de nos jours, une idée de progrès, de transformation accompagnée de perfectionnement continu, idée qui n'était pas primitivement contenue dans ce mot d' « évolution » dont le sens propre est, en effet, surtout celui de déroulement ; en latin classique « evolutio » signifie l'action de dérouler un manuscrit et aussi celle de faire exécuter des marches et des contremarches à une armée. Mais depuis plus d'un demi-siècle, depuis Darwin, nous nous sommes habitués à penser à l'évolution des êtres organisés (encore appelée « transformisme »), quand nous prononçons ce mot : parler de l' « évolution » au sens moderne du mot, d'une science ou d'une technique, c'est donc aujourd'hui, qu'on le veuille ou non, faire une métaphore biologique et comparer, avec plus ou moins d'exactitude, cette science ou cette technique aux êtres vivants que les découvertes de la science moderne nous permettent de considérer comme un vaste ensemble dont les différentes espèces, arbitrairement distinguées pour les besoins de la classification, sont nées les unes des autres ou d'ancêtres communs (par des mécanismes qui restent d'ailleurs encore pour nous des plus obscurs), et en tout cas se sont perfectionnées, en se compliquant d'une façon continue, quand on les compare suivant leur ordre d'apparition géologique.

On peut se demander si l'indiscutable progrès, dans

le sens d'une plus grande efficacité de ses prévisions
et de ses résultats, que rend évident l'histoire d'une
science ou d'une technique, retracée depuis ses débuts,
résulte réellement d'une « évolution » lente par accumulation continuelle dans le temps de petits progrès
(ce qui correspondrait assez bien à l'évolution darwi-
nienne pure) ou bien s'il n'est pas dû plutôt à des
changements brusques, véritables mutations ou révolutions causées par des découvertes inattendues qui
viennent modifier soudain et radicalement toutes les
conceptions théoriques et toutes les pratiques techniques en créant un état entièrement nouveau. A cette
question, l'interprétation objective des faits histo-
riques permet de répondre que si l'accumulation
continuelle de petites découvertes de détail a, certes,
une valeur qu'il serait absurde de vouloir contester,
ce sont néanmoins le plus souvent des changements
très rapides, des révolutions en un mot, qui ont
déterminé au cours des siècles les progrès les plus
considérables dans les sciences et les techniques qui
s'y rattachent : c'est la part du « génie » dans l' « évolution » des choses humaines.

Ainsi, par exemple, on peut dire, sans aucune
exagération, que c'est une véritable « révolution »,
accomplie en deux temps, qui a transformé radicalement au xixᵉ siècle la chirurgie (découverte des
anesthésiques généraux, 1847 ; invention de l'antisepsie listérienne, 1867). Cette révolution que rien,
dans le passé immédiat, ne permettait pourtant de
faire prévoir, fit réaliser brusquement, en moins de
quarante ans, à la chirurgie un progrès incompara-
blement plus grand et plus définitif que tous ceux
qu'elle avait effectués peu à peu pendant plus de
vingt-quatre siècles.

Pascal a dit : « Toute la suite des hommes, pendant le cours de tant de siècles, doit être considérée
comme un même homme qui subsiste toujours et qui

apprend continuellement ». L'image est certainement très belle et suggestive; mais cependant il faut reconnaître qu'elle n'est que partiellement vraie en ce qui concerne les sciences et les techniques : la comparaison de Pascal semble en effet impliquer une continuité dans le progrès que l'histoire des sciences ne vérifie pas souvent. Pendant des siècles, l'humanité peut n'apprendre, à ce point de vue spécial, que des choses insignifiantes et même oublier complètement tout ce qu'elle avait acquis jusque-là de vraiment utile; puis soudain, après des tâtonnements d'aveugles dans la nuit, une découverte capitale vient illuminer un point particulier de l'ensemble des connaissances scientifiques et permet alors d'effectuer, en très peu de temps, des progrès techniques tels que la science des générations précédentes risquerait fort de paraître à des esprits trop fiers du présent ou insuffisamment instruits du passé, avoir d'un coup perdu toute valeur et toute signification.

C'est justement ce qui pourrait bien se produire à notre époque : les progrès accomplis depuis quelques générations dans le domaine de plusieurs sciences et de beaucoup de techniques, ont été tels que bien des gens ont tendance actuellement à ignorer ou même, ce qui est plus grave, à mépriser le passé de ces sciences et de ces techniques : pour un peu, on les croirait nées d'hier. L'étude de leur évolution historique a justement pour avantage essentiel de nous mettre en garde contre cette grave erreur : quand nous suivons l'évolution, le « développement » (qui n'est pas forcément un progrès continu, nous le verrons, mais souvent au contraire une marche sinueuse, coupée de retours en arrière ou d'arrêts prolongés) d'une technique ou d'un ensemble d'idées scientifiques, nous prenons d'abord une excellente leçon de modestie, si nous savons réfléchir : nous voyons en effet combien les vraies grandes découvertes ont été en somme rares et difficiles à réaliser et notre admiration pour ceux qui les ont faites, doit se trouver par là même augmentée; en étudiant les connaissances scientifiques de nos prédécesseurs et leurs techniques dans chaque domaine, nous apprenons à mieux comprendre celles-ci dans leur état actuel et nous vérifions la très juste remarque d'Auguste Comte que l'on ne connaît bien une science que lorsqu'on en sait l'histoire. Ensuite nous constatons, une fois de plus, que l'humanité n'a pas beaucoup vieilli en vingt-cinq ou trente siècles, que les hommes sont intellectuellement les mêmes aujourd'hui que du temps des Grecs, que les luttes d'écoles sont bien vaines et les systèmes bien fragiles, que seules restent et durent les découvertes dont une expérience indéfiniment renouvelée permet toujours de vérifier la solidité, et qu'à toutes les époques, le sens critique et l'amour du fait précis, expérimentalement démontré, ont toujours été des qualités très rares. Je suis persuadé, avec bien d'autres, que l'on ne perd jamais son temps à s'occuper d'histoire des idées et que celle-ci est une des formes les plus intéressantes de la culture moderne. Je ne croirai pas avoir fait une œuvre vaine en écrivant ce volume, si j'ai pu, comme a dit très heureusement Anatole France, « suggérer quelque haute curiosité au lecteur bienveillant ».

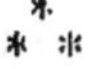

Ainsi que je l'ai déjà dit, la chirurgie n'est qu'une branche de la thérapeutique, but souverain de toutes les connaissances médicales, puisqu'aussi bien la définition de la médecine, c'est la guérison ou tout au moins le soulagement des malades et des blessés. Tout le reste, anatomie, physiologie, pathologie générale est commun à la médecine et à la chirurgie. Cependant il existe une pathologie considérée comme

plus spécialement chirurgicale depuis plus de deux
mille ans; c'est par exemple celle des fractures, des
luxations et des plaies de guerre. Elle se compose,
comme toute pathologie, de deux parties distinctes :
elle est en effet, tout d'abord, purement descriptive
et s'attache surtout à bien observer et à décrire aussi
fidèlement que possible l'aspect immédiat et l'évolution clinique des lésions produites sur le blessé
par l'accident ou l'arme vulnérante : ensuite elle
cherche l'explication causale ou pathogénie des
lésions : elle s'efforce d'expliquer « comment » ces
lésions se sont produites et « pourquoi » elles évo-
lueront dans tel ou tel sens, favorable ou fatal, suivant
les cas; on conçoit aisément que cette seconde partie
de la pathologie chirurgicale sera forcément bien
plus hypothétique et prêtera plus facilement au système construit *a priori* que la première. La pathologie descriptive, toute objective et plus simple,
puisqu'elle se contente de décrire comment les
choses se présentent, sans trop en rechercher le
pourquoi, est déjà très précise et très avancée chez
les premiers auteurs grecs que nous possédons,
c'est-à-dire ceux de la collection hippocratique : au
contraire la pathogénie ou pathologie explicative est
encore, chez eux, le plus souvent, très enfantine à nos
yeux modernes : la raison de cette différence est
évidente; nous ne pouvons en effet proposer une
« explication » des phénomènes vitaux qu'en faisant
des emprunts aux données acquises par les autres
sciences physiques; nous ne saurions donc nous
étonner que ces premières tentatives d'interprétation
de phénomènes morbides que nous savons aujourd'hui
être en réalité aussi complexes que la fièvre ou la
suppuration par exemple, soient encore bien rudi-
mentaires quand l'ensemble des autres sciences de
la nature sont, elles aussi, dans l'enfance; il en sera
de même jusqu'à une époque toute voisine de la

nôtre, et l'on peut dire que c'est à peine depuis une ou deux générations que les « explications » pathogéniques reposent en médecine sur des bases scientifiques sérieuses.

Il est intéressant de remarquer que la distinction nettement tranchée entre médecin et chirurgien qui nous paraît aujourd'hui toute naturelle et presque évidente, n'existait pas dès le début, au moment où les sciences médicales se sont constituées, c'est-à-dire en Grèce, entre le ve et le ive siècle avant J.-C. Dans les ouvrages qui constituent la collection hippocratique, nous le verrons, on ne trouve nulle part de différence expressément signalée entre celui qui pratique le traitement des maladies par le régime et les médicaments et celui qui soigne les blessés avec ses mains et des instruments. Ce furent certainement les progrès techniques de la chirurgie, la difficulté croissante par conséquent d'en connaître très bien par expérience personnelle les applications pratiques sans être spécialiste et aussi évidemment les qualités particulières que rendait indispensable l'exécution d'opérations plus délicates, qui séparèrent peu à peu le médecin du chirurgien et firent de celui-ci un « spécialiste » reconnu comme tel.

Née de l'empirisme pur, comme toute la médecine, la pratique chirurgicale s'est élevée à la dignité d'une technique raisonnée (ce qui est justement le vrai sens du mot « techné » chez les Grecs), en s'incorporant au reste de la science médicale qui se constituait alors. Il est même très probable, quand on y réfléchit, que la chirurgie a dû jouer un rôle très important dans cette « laïcisation » des pratiques médicales qui doit rester, à nos yeux d'Occidentaux, comme l'un des plus beaux titres de gloire des médecins grecs du ve siècle avant J.-C. Ce sont eux, en effet, qui eurent l'incomparable mérite de comprendre les premiers que des principes généraux sont indis-

pensables à l'établissement de toute véritable connaissance scientifique; par son côté expérimental, par
l'évidence de ses résultats dans certains cas et l'interprétation mécanique assez simple que l'on peut
souvent donner de ceux-ci, la chirurgie a certainement dû contribuer beaucoup à éliminer toute intervention d'une cause surnaturelle dans l'explication
de la production des phénomènes morbides et des
résultats de leur traitement : or cette élimination du
mystique est justement la première condition de la
constitution d'une médecine scientifique.

Grâce à leur absolue confiance dans la force de
l'intelligence humaine, les Grecs créèrent les sciences
ou, plus exactement, ils en posèrent, les premiers,
les bases essentielles, en coordonnant des ensembles
de faits d'observation ou d'expérience jusque-là épars
et diffus, en cherchant à découvrir quels sont les
caractères communs à tous ces faits et les liens logiques qui les unissent entre eux, en s'efforçant de
dégager ainsi les « causes » qui les conditionnent et
permettent d'en tenter une explication d'ensemble et
surtout de les prévoir, en ayant soin d'écarter, par
principe, l'intervention de toute cause surnaturelle.
Que par la suite, la valeur des idées ou principes
généraux, et en conséquence celle du pur raisonnement logique, ait été surestimée par les Grecs, c'est
ce qu'on ne saurait contester, tout en rendant le plus
éclatant hommage au génie de ce peuple extraordinaire : entraînés probablement par leurs succès dans
les mathématiques pures qu'ils venaient justement
de réussir à dégager des notions purement empiriques concernant les nombres et les grandeurs que
l'on connaissait depuis longtemps, ils ont certainement cru trop facilement que même dans les sciences
où l'observation et surtout l'expérience ne doivent
jamais cesser de jouer le rôle essentiel, les grands
principes théoriquement abstraits de l'ensemble des

phénomènes et qui sont, au début, toujours construits à l'aide de vagues analogies ou même de pures imaginations, pouvaient permettre de découvrir, en raisonnant *a priori*, des vérités particulières ; or c'est là, nous le savons, une très grave erreur. Ils ont été ainsi amenés trop souvent à négliger de recourir à l'expérience et à l'observation de faits suffisamment nombreux, contrôlés les uns par les autres et rejetés par une critique impitoyable lorsqu'ils étaient contraires à l'expérience ; il faut bien savoir reconnaître les défauts de ceux que l'on aime et que l'on admire le plus. Mais cette remarque s'applique surtout à l'ensemble de la médecine et de la biologie des Grecs : pour le cas particulier de la chirurgie, qui doit seule nous occuper ici, ce défaut est beaucoup moins sensible. Si la pathologie chirurgicale des auteurs grecs est le plus souvent naïve dans ses explications pathogéniques, comme toute leur médecine « explicative », par contre leur description de blessures, de fractures, de luxations sont presque toujours excellentes, faites d'observation aiguë et exprimées dans une langue admirablement précise et leur pratique chirurgicale contient déjà des parties qui ne vieilliront pas, comme j'aurai plus tard l'occasion de le montrer.

*<br>* *

Pour étudier l'histoire de la chirurgie dans le passé, nous avons à notre disposition des documents variés : ce sont quelquefois des pièces anatomiques ou des instruments conservés ou des représentations figurées, enfin des documents écrits, soit surtout des ouvrages techniques composés par des spécialistes, plus rarement des ouvrages non spéciaux faisant allusion à des pratiques chirurgicales. Il est bien certain que la valeur de ces différentes sources n'est pas la même : les documents évidemment les plus précieux, mais aussi les plus rares malheureusement, sont les pièces anatomiques : tels, par exemple, ces crânes préhistoriques portant des traces de trépanations faites certainement du vivant de l'individu, comme en témoigne la cicatrisation osseuse sur les bords de la perte de substance crânienne. Les instruments très anciens conservés intacts, tels ceux trouvés en Egypte et surtout ceux d'Herculanum et de Pompéi, ont aussi une grande valeur. Les représentations figurées (quelques peintures égyptiennes et grecques et des illustrations de manuscrits anciens) sont, tout compte fait, plus curieuses que réellement instructives, soit parce qu'elles ne représentent que des actes chirurgicaux insignifiants ou d'un intérêt très secondaire (saignée ou circoncision, par exemple), soit parce qu'elles sont très peu exactes et d'une interprétation souvent bien discutable.

Ce sont donc presque uniquement les ouvrages écrits qui nous permettent de nous représenter le mieux ce que pouvait être la pratique chirurgicale chez les anciens et même jusqu'à une époque assez rapprochée de la nôtre, jusqu'à la Renaissance par exemple ; mais pour tirer parti de ces documents écrits, il faut être prudent et leur appliquer une sévère critique : c'est qu'en effet leur explication ne laisse pas que d'être assez souvent difficile. Le sens des mots n'est pas toujours bien précisé ; les auteurs décrivent parfois sous un seul nom des choses très différentes qu'il importe de distinguer ; ils ne retracent que des descriptions laconiques d'opérations dont nous serions bien désireux de connaître les détails : ils ne disent pas toujours clairement si l'opération dont ils parlent a été réellement faite ou si c'est seulement une proposition théorique qui n'a pas été pratiquement mise à exécution ; ils se copient les uns et les autres, presque toujours sans se citer, et il est fort difficile, sinon même parfois impossible, d'assigner à un auteur déterminé la place qu'il mérite probablement dans l'invention de tel ou tel procédé.

Nos prédécesseurs, à ce point de vue, n'étaient pas si difficiles : ils parlaient de la chirurgie d'Hippocrate, comme si tout ce qu'il y a de chirurgical dans la vaste collection réunie sous son nom, avait été écrit par un seul médecin génial qui aurait découvert un beau jour la médecine et la chirurgie, comme Homère avait composé, en se jouant, l'Iliade et l'Odyssée.

Nous savons aujourd'hui qu'il est à peu près impossible de reconnaître ce qui appartient réellement à Hippocrate dans le « Corpus » touffu et hétérogène qui nous est parvenu sous son nom. Ces attributions de découvertes à des individus déterminés n'ont d'ailleurs aucun intérêt dans un passé aussi lointain, puisqu'il s'agit, en règle générale, d'hommes dont nous ignorons à peu près tout, sauf le nom ; et même à des époques bien plus rapprochées de la nôtre, il est toujours très difficile d'attribuer avec certitude à tel ou tel chirurgien le mérite entier d'une invention ou d'un progrès technique. Ce qui est bien plus intéressant, c'est de rechercher quel était l'état de la chirurgie à une époque déterminée de l'histoire, dans la mesure où nous pouvons le faire avec quelque certitude, ce qui n'est déjà pas si fréquent ni si facile. Encore une fois, notre but est ici de retracer l'évolution d'une œuvre collective où le rôle des individus doit être laissé résolument au second plan. Bien du papier a été inutilement noirci pour établir des priorités de découvertes que l'on ne peut solidement prouver et qui sont, au surplus, généralement sans grand intérêt.

*<br>* *

Il est évident aujourd'hui pour nous qui pouvons juger historiquement, avec le recul nécessaire, que le véritable progrès dans les sciences médicales a consisté avant tout en une continuelle émancipation de l'esprit de l'homme hors des formes de la mentalité primitive, mystique et irrationnelle, et surtout en une difficile et pénible démonstration de la supériorité décisive de la méthode expérimentale sur le raisonnement *a priori* et les constructions de systèmes. L'histoire retracée à grands traits de l'évolution de la technique et de la pathologie chirurgicales, nous montrera que la chirurgie a joué certainement dans ce progrès d'ensemble un rôle très important, en contribuant beaucoup à libérer l'esprit médical du joug des dogmes et des systèmes ; grâce à sa plus grande objectivité, la chirurgie s'est toujours trouvée placée dans des conditions bien meilleures que la médecine pour démontrer la valeur de la méthode expérimentale, la seule qui soit vraiment féconde dans l'étude des sciences de la nature.

Je me permettrai de citer, tout au long, un curieux passage, qui fut écrit, en latin naturellement, au début du xiv^e siècle (en 1312) par un chirurgien français Henri de Mondeville (édition Nicaise, p. 117). « La chirurgie est supérieure à la médecine puisque : 1° elle guérit des maladies difficiles, dans le traitement desquelles la médecine est impuissante ; 2° elle guérit des maladies qui ne guériraient par aucun autre moyen, ni d'elles-mêmes, par la nature, ni par la médecine ; *la médecine en effet ne guérit aucune maladie avec assez d'évidence pour qu'on ne puisse dire qu'elle se serait guérie sans son concours* ; 3° les œuvres de la chirurgie sont visibles et manifestes, tandis que celles de la médecine sont cachées, ce qui est fort heureux pour bien des médecins ; car s'ils ont commis quelque erreur sur leur malade, celle-ci n'est pas évidente et s'ils le tuent, ce n'est pas à découvert. Mais une faute de la part d'un chirurgien apparaît fort clairement et on ne peut l'imputer ni à la nature, ni à la force de résistance (virtus) du malade, ni s'excuser ainsi ou accuser quelque autre ».

Mondeville va peut-être un peu loin et son ton n'est pas sans quelque violence agressive : c'est qu'à son époque, la lutte était chaude entre médecins et chirurgiens ; elle devait du reste continuer, toujours avec la même âpreté, pendant près de cinq siècles, comme j'aurai l'occasion de le montrer dans cet ouvrage. Reconnaissons cependant que si on en baisse légèrement le ton, comme il convient aujourd'hui, les paroles du vieux chirurgien français ont conservé en somme une grande partie de leur valeur. Il n'est certes plus question d'opposer l'une à l'autre la médecine à la chirurgie ; elles ont heureusement renoncé, depuis longtemps déjà, à se faire une guerre stérile en résultats féconds, comme toutes les guerres : elles tendent au contraire de plus en plus à unir leurs efforts et à se prêter réciproquement leur concours pour mieux soigner les malades : n'est-ce pas le célèbre médecin français Bouchard qui a dit, il y a quelques années : « Quand toutes les maladies tendent à devenir chirurgicales, il serait bon que le médecin devînt un peu chirurgien » ; et encore : « Le vrai médecin de demain, ce sera le chirurgien ». Mondeville aurait certainement approuvé Bouchard et si la mode était encore aux dialogues des morts, on pourrait évoquer une conversation suggestive entre le chirurgien du xive siècle et le médecin que nous avons tous connu ; mais cette forme de littérature est aujourd'hui bien désuète et même tout à fait périmée.

# CHAPITRE PREMIER

## PRATIQUES CHIRURGICALES
## A L'ÉPOQUE PRÉHISTORIQUE ET CHEZ LES
## PEUPLES PRIMITIFS

En 1873, le Dr Prunières découvrit, dans des fouilles faites en Lozère, des crânes préhistoriques authentiques qui présentaient des signes évidents de perforations régulières, en général de forme elliptique, et certainement faites avec un instrument, c'est-à-dire des trépanations. Le chirurgien français Paul Broca, l'illustre fondateur de l'anthropologie, s'intéressa aussitôt à cette remarquable découverte dont il comprit tout l'intérêt et avec Prunières étudia scientifiquement ces crânes préhistoriques trépanés. Les conclusions des recherches de Broca et de Prunières furent que ces crânes pouvaient être divisés en deux classes : 1° Ceux dont la trépanation avait été faite après la mort et qui naturellement ne présentent pas grand intérêt au point de vue chirurgical ; 2° Ceux dont les trépanations avaient été certainement exécutées du vivant de l'individu, comme le prouvait, de façon indiscutable, la cicatrisation osseuse des bords de la perte de substance crânienne : dans certains cas même la survie avait été longue puisque la cicatrisation osseuse était depuis longtemps achevée et très régulière. Chose intéressante, sur plusieurs crânes préhistoriques on trouva simultanément des traces d'une trépanation faite du vivant du sujet (cicatrisation des bords) et aussi des trépanations faites après la mort, comme si le crâne du trépané guéri et survivant à son opération, devenait plus tard, lors de sa mort, un objet particulièrement précieux dont on détachait des rondelles pour en faire des amulettes (Broca). Dans la Lozère, le nombre de ces crânes

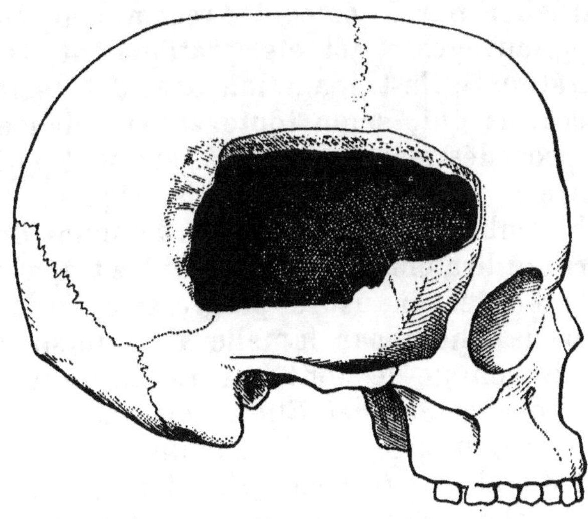

Fig. 1. — Crâne préhistorique présentant une trépanation (Lozère); en arrière, on voit que la cicatrisation des bords de la plaie osseuse est depuis longtemps achevée : en haut, le crâne a été trépané de nouveau après la mort (d'après Cartailhac).

préhistoriques trépanés est considérable; en effet de 1873 à 1884, Prunières put en trouver 167 exemplaires. Ailleurs au contraire cette curieuse mutilation paraît tout à fait inconnue ou très rare. Les trépanations sont pariétales ou occipitales, presque jamais frontales; on les rencontre souvent, mais non uniquement, sur des crânes d'enfants ou de jeunes gens; à partir de l'âge du bronze, les trépanations deviennent de plus en plus rares, pour disparaître complètement à l'époque gallo-romaine.

Il était donc bien établi par ces intéressantes recherches que les hommes préhistoriques savaient pratiquer, quelquefois avec succès, sur le vivant la trépanation du crâne. Des découvertes plus récentes, faites au Pérou, de crânes préhistoriques également porteurs de trépanations, vinrent confirmer entièrement les conclusions de Broca et de Prunières. Il est intéressant d'ajouter que des explorateurs au Pérou (Bardelier) purent constater récemment, en 1894, que les « sauvages » actuels pratiquaient encore cette opération de la trépanation avec des instruments de pierre ; ils ont, selon toute vraisemblance, conservé les procédés mêmes dont se servaient déjà, dans ces contrées, leurs ancêtres préhistoriques.

Il semble probable que les hommes de l'âge de pierre utilisaient pour pratiquer les trépanations, soit un procédé par usure progressive de l'os, enlevant celui-ci lamelle par lamelle avec un silex très tranchant, comme le font encore les « sauvages » des Iles Loyalty (Samuel Ella), soit par une percussion faite avec un gros caillou sur un silex tranchant servant de ciseau (crânes péruviens) ; dans ce cas, ils employaient le procédé dont nous nous servons encore aujourd'hui souvent en chirurgie osseuse, quand il s'agit de faire l'ouverture d'une cavité osseuse avec le ciseau et le maillet. Peut-être aussi recouraient-ils à un véritable sciage de l'os par mouvement de va-et-vient, comme le pense G. de Mortillet. Les trépanations faites par les sauvages péruviens ou polynésiens de nos jours, guérissent souvent (Samuel Ella) : elles ne s'accompagnent d'accidents mortels, dus à une méningite, que si la dure-mère a été intéressée : toute l'habileté de l'opérateur, dans ces cas, consiste donc à ne pas léser cette membrane protectrice, heureusement assez épaisse, comme l'indique son nom.

Plus récemment, Manouvrier (1895) a trouvé sur certains crânes préhistoriques découverts en Seine-et-Oise (près d'Epône), au niveau de la partie supérieure de la voûte crânienne, des cicatrices osseuses très régulières en forme de T qu'il a appelées « T sincipital » et qui sont certainement dues à une cautérisation très profonde exécutée du vivant du malade ; il semble que ces crânes ainsi marqués soient surtout des crânes de femme. Hérodote (IV, 187) raconte que de son temps, chez les habitants nomades de la Libye, il était habituel de faire aux enfants, à l'âge de quatre ans, des cautérisations très profondes aux tempes ou au sommet de la tête ; Hérodote ajoute que les Lybiens sont « les mieux portants de tous les hommes » et qu'ils attribuent cette bonne santé à ces cautérisations ;

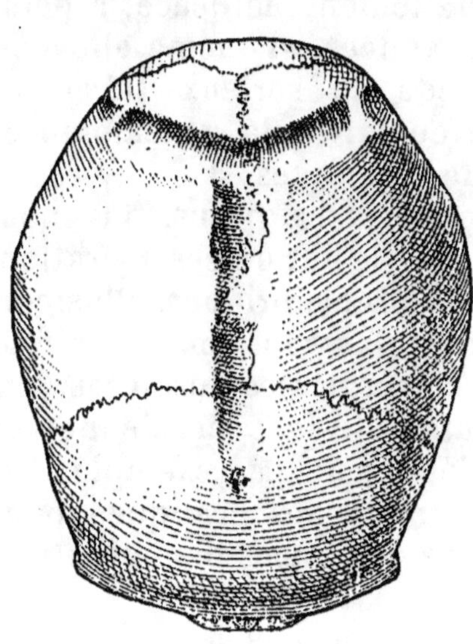

Fig. 2. — Crâne préhistorique présentant une profonde cicatrice en T, résultant d'une cautérisation profonde faite pendant la vie. (T sincipital), d'après Manouvrier.

mais Hérodote, qui n'est pas du tout le crédule historien que l'on se figure encore trop souvent, se contente de rapporter cette opinion, sans la faire sienne le moins du monde. Ces cautérisations profondes de la tête sont encore fréquemment employées par les primitifs actuels (aux îles Loyalty, par exemple, Ella, 1874). Elles ont été longtemps recommandées par les chirurgiens grecs (comme Celse le rapporte, livre VII) dans le traitement de certaines affections oculaires : les Arabes et à leur suite les chirurgiens occidentaux du moyen âge en furent très prodigues. Du reste il n'y a pas plus d'une génération, à la fin du xix<sup>e</sup> siècle, je sais que l'on pratiquait encore à Paris, dans certains hospices, chez des malades atteints d'amaurose avec cécité menaçante, de profondes cautérisations au niveau de la nuque ou des tempes : voici une pratique chirurgicale, du reste parfaitement inefficace, à peine disparue depuis quelques années (si même elle l'est complètement) qui possède de sérieux titres de noblesse, puisqu'on peut en suivre la généalogie en remontant bien au delà des croisades.

On s'est livré à de nombreuses discussions pour établir quel pouvait bien être le but de ces opérations pratiquées par les hommes préhistoriques. Plusieurs opinions furent émises : les uns voulaient y voir de véritables interventions chirurgicales inspirées par l'idée de remédier à certaines lésions crâniennes ou intracrâniennes comme l'épilepsie par exemple : les autres les interprétaient comme des pratiques magiques ; d'autres enfin comme des traces de mutilations dues à des supplices.

Aujourd'hui que nous commençons à mieux comprendre la mentalité primitive, il nous apparaît comme évident que la première raison invoquée n'est pas recevable : elle suppose chez l'homme préhistorique (ou chez le primitif actuel dont nous avons bien des raisons de le rapprocher à tous égards) des connaissances sérieuses de pathologie crânio-cérébrale et surtout la faculté d'enchaîner des raisonnements logiques basés sur l'expérience, ce qu'il nous est absolument impossible d'admettre ; en effet les nombreuses observations de primitifs actuellement existants, de « sauvages », comme on disait au xviii<sup>e</sup> siècle, accumulées depuis cinquante ans et plus, par tant d'explorateurs et de missionnaires, nous autorisent à penser qu'il est absolument inadmissible d'invoquer des raisonnements logico-expérimentaux analogues aux nôtres pour expliquer les actes des hommes primitifs. C'est donc commettre une grave faute de méthode que de prêter à ces hommes préhistoriques ou primitifs nos habitudes de raisonnement et notre confiance dans l'expérience qui nous servent à interpréter les faits d'observation, même les plus banals, de notre vie quotidienne.

C'est un bien grand service qu'ont rendu à l'histoire des idées, les sociologues français contemporains (parmi lesquels il faut citer au premier rang Durkheim et Lévy-Brühl) que d'avoir su prouver, par des faits très nombreux, combien la mentalité primitive différait de la nôtre, qui est toute pénétrée, depuis nos premiers pas dans la vie, de logique et de raison. Lévy-Brühl a montré, avec une force singulière, combien les liaisons logiques qui nous apparaissent comme les plus évidentes entre des phénomènes d'interprétation très simple en apparence, étaient inexistantes chez les primitifs : voici, par exemple, des hommes qui trouvent un des leurs, tué, percé d'une flèche dans la brousse et croient fermement que ce n'est pas du tout cette flèche qui a tué leur compagnon, mais que c'est un homme d'une autre tribu (qui, au moment même du meurtre, se trouvait cependant à plusieurs lieues de là, comme ils le savent très bien) en lui jetant un « sort » ou un « maléfice » ; comment pourrions-nous, avec la moindre vraisemblance, attribuer à ces hommes des raisonnements logiques basés sur l'expérience, analogues à ceux que nous faisons tous les jours et à chaque moment, sans même y penser ? On peut donc considérer aujourd'hui cette question comme scientifiquement résolue : la mentalité primitive est orientée dans un sens tout à fait différent de la nôtre. Les primitifs sont « imperméables à l'expérience », comme le dit si bien Lévy-Brühl, à un degré surprenant ; c'est un fait essentiel qu'il faut avoir toujours présent à l'esprit, quand on essaie de déterminer la signification de leurs actes.

Et cependant ce primitif se livre souvent à des actes complexes qui ne peuvent être correctement exécutés, comme ils le sont en fait, que grâce à une série de raisonnements élémentaires, d'ordre expérimental, très précis. Il y a là une apparence de paradoxe qu'il importe d'expliquer. Il est certain que l'on trouve dans les sociétés primitives actuellement encore existantes, chez les Australiens par exemple qui ont été si minutieusement étudiés, des outils, des armes, des pièges de chasse qui ne peuvent avoir été inventés et construits que par des hommes doués d'un sens aigu et pénétrant de l'observation et de l'expérimentation élémentaire pour tous les ordres d'objets qui les intéressent directement; mais d'autre part il apparaît avec évidence, lorsqu'on étudie de près ces sociétés primitives que les découvertes importantes, parfois géniales, des primitifs ne sont pas du tout chez eux le fruit du raisonnement, de la réflexion, du moins de ce que nous appelons généralement ainsi, c'est-à-dire d' « une activité réfléchie de l'entendement » (Lévy-Brühl). C'est en agissant, en répétant tous les gestes et tous les actes nécessaires pour capturer le gibier ou le poisson, en associant des séries de réflexes élémentaires avec un minimum de réflexion consciente que le primitif arrive à créer des outils parfaitement adaptés à leur but et souvent tout à fait étonnants, tels que le fameux boomerang australien.

C'est là une remarque très importante sur laquelle, je me permettrai d'attirer l'attention du lecteur : l'adresse naturelle souvent merveilleuse du « sauvage », son observation des détails tellement précise qu'elle lui permet de se diriger dans une brousse où l'européen ne voit que monotonie complète et similitude entre tous les objets, son ingéniosité à imiter les dispositifs mécaniques naturels qu'il a remarqués dans ses chasses ou dans ses courses à travers les bois, tout cela tend à disparaître chez le civilisé qui est, le plus souvent, dès son berceau, inséré d'une part dans des mécanismes conceptuels tout faits et qui d'autre part pour apprendre un métier n'à qu'à répéter, en les imitant, des gestes que lui enseignent ses maîtres. Son éducation l'éloigne ainsi, en règle générale, du spontané et de l'instinctif, si développés chez le primitif : mais tous les individus ne sont pas coulés dans le même moule, heureusement, et certains sont rebelles à la répétition servile de ce qu'on leur a enseigné : ce seront les créateurs d'outils, d'instruments mécaniques et de dispositifs ingénieux et nouveaux : ils ne seront pas forcément des intellectuels; au contraire même, souvent ces qualités particulières d'adresse et d'instinct de combinaisons nouvelles entre des objets familiers, qui sont à la base de toutes les inventions mécaniques, peuvent se rencontrer très développées, chez des individus dont l'intelligence « conceptuelle » peut être de par ailleurs assez bornée; si, par une très rare coïncidence, l'adresse naturelle et l'aptitude innée pour l'invention mécanique se trouvent réunies, dans le même individu, à l'intelligence réfléchie, alors se trouve réalisé le véritable génie créateur dans les sciences expérimentales, tels par exemple Papin, Volta, Ampère ou Faraday. En tout cas, pour le sujet spécial qui nous occupe ici, nous verrons plus tard le rôle important que joueront dans l'évolution de la technique chirurgicale, les créateurs d'instruments, les inventeurs de combinaisons mécaniques (en apparence très simples, mais auxquelles cependant personne n'avait songé avant eux) et qui font le plus souvent ces créations et ces inventions, sans mettre en jeu les mécanismes complexes de réflexion et de dissociation d'idées qui sont le propre de ce que nous appelons l'intelligence supérieure.

On comprend donc, quand on a bien saisi cette structure si spéciale de la mentalité primitive, que des opérations chirurgicales relativement complexes comme la trépanation, la circoncision et la subincision (dont je vais parler dans un instant) peuvent très bien avoir été découvertes par les hommes primitifs, autrefois à l'époque préhistorique, comme aujourd'hui chez les tribus péruviennes ou australiennes, non pas pour remplir une « indication chirurgicale », mais simplement pour réaliser une de ces mutilations sanglantes qu'ils considèrent comme nécessaires dans certaines circonstances de leur vie sociale : initiation religieuse, opération magique, rites de passage, désir de faire pénétrer dans un individu ou d'en extraire la substance immatérielle qui caractérise justement cette force magique dont le rôle est capital dans toutes les représentations collectives de primitifs. Toute autre interprétation de ces actes, *chirurgicaux de fait, mais non d'intention* et surtout toute interprétation hygiénique ou médico-chirurgicale proprement dite, doit être aujourd'hui considérée comme une erreur de méthode et par conséquent rejetée comme insoutenable.

La subincision, appelée aussi opération « Mika », se pratique chez les Australiens du sud et du centre de l'île, avec un silex taillé : l'opération a pour but d'ouvrir l'urèthre chez l'homme au niveau de la face inférieure du pénis, depuis le prépuce jusqu'au périnée : un os de kangourou est introduit dans l'urèthre et l'incision est faite médiane, sur cet os de kangourou comme conducteur : c'est donc exactement la technique que nous suivons encore dans l'uréthrotomie externe sur conducteur. Cette opération bizarre est, comme la trépanation, tout à fait inexplicable, si l'on s'obstine à en chercher une interprétation rationnelle comme on l'a fait autrefois (limitation de la fécondité ?). En effet tous les garçons, vers la quatorzième année, subissent dans certaines tribus australiennes l'opération Mika; la plaie produite par l'incision est bourrée avec de l'écorce d'arbre pour empêcher qu'elle ne se referme trop vite; quand la cicatrisation définitive est obtenue, il existe au niveau de la face inférieure de l'urèthre une

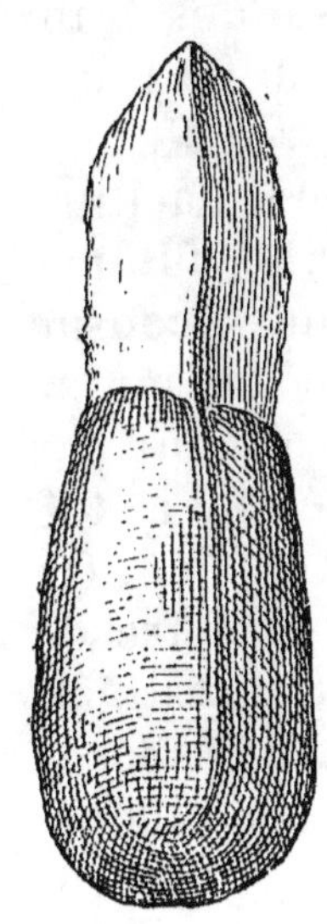

Fig. 3. — Couteau de quartz dont se servent les Australiens pour faire l'opération de la subincision (d'après Gurlt).

très large fente qui persistera toute la vie, puisque la muqueuse de l'urèthre et la peau sont réunies directement. L'explorateur anglais Edward Eyre qui constata, l'un des premiers, cette curieuse mutilation en 1840, dit que, dans certains clans. « tous les hommes ont subi cette opération à l'âge de la puberté ». Il est donc bien évident qu'il s'agit là d'une mutilation rituelle, d'un « rite sanglant de passage »; malgré son caractère de précision chirurgicale, cette subincision n'a pas plus de valeur scientifique que la circoncision ou que les balafres des joues et du front, pratiques si répandues chez un grand nombre de primitifs. Mais il est bien certain aussi que les primitifs savent retirer une flèche enfoncée dans les chairs, inciser un abcès qui soulève la peau, entourer de bandes et d'attelles un membre fracturé, enlever même une tumeur superficielle ou la détruire par le feu : ces manœuvres opératoires constituent, dans ces cas, les premières ébauches de la véritable chirurgie : guidés par leurs instincts, par leurs réflexes élémentaires, ils font dans ces cas, mais dans ces cas seulement, un acte « raisonnable » au sens où nous l'entendons.

C'est ainsi que la technique opératoire des primitifs peut être parfois des plus remarquables. L'explorateur anglais Felkin assista, en 1879, dans l'Ouganda à une véritable « opération césarienne » pratiquée par un « sauvage » chez une femme de sa tribu. La description de l'opération est curieuse et mérite d'être rapportée brièvement : la malade était vaguement anesthésiée avec du vin de bananes : l'opérateur ouvrit rapidement la paroi abdominale et l'utérus, sortit l'enfant et fit l'hémostase des tranches utérines avec un léger attouchement au fer rouge et surtout par la compression prolongée : il fit une dilatation du col utérin avec les doigts pour faciliter le drainage par en bas, mais l'utérus ne fut pas suturé : par contre la paroi abdominale fut recousue par six brins de fil de fer qui prenaient en masse toute l'épaisseur des plans pariétaux : il n'y eut pas de fièvre après l'opération ; le pouls s'éleva à 108 pendant deux jours et la malade guérit très bien. On voit dans ce cas combien la technique opératoire de ce sauvage ignorant qui faisait l'opération d'instinct, si l'on donne à ce mot le sens d'association de réflexes élémentaires avec un minimum de réflexion consciente et de ce que nous appelons raisonnement logique, ressemble en somme à celle que suit un opérateur civilisé, anatomiste et chirurgien.

Lévy-Brühl, dans son ouvrage récent sur la mentalité primitive (1922), rapporte une pratique de certains primitifs qui me semble aussi des plus curieuses ; ce sont les « autopsies » pratiquées à la suite d'ordalies. On sait ce que sont ces ordalies, « épreuves » barbares, souvent suivies de la mort du sujet éprouvé, et qui consistent par exemple en l'ingestion d'un poison, reconnu comme pouvant être mortel ; si le sujet succombe, après avoir avalé la drogue, les gens de la tribu font son autopsie, absolument comme le ferait un médecin légiste contemporain : ils ouvrent le cadavre et cherchent, non pas des lésions des viscères qu'ils seraient bien incapables de reconnaître, cela va sans dire, mais des signes mystérieux, d'eux seuls connus, qui leur permettent d' « expliquer » à leur manière pourquoi le sujet soumis à l'ordalie a succombé. Je trouve bien intéressante cette caricature involontaire d'autopsie; il faut, je crois, la rapprocher des subincisions, des trépanations, des circoncisions et mutilations variées que tous les explorateurs ont retrouvé chez les primitifs actuels et qui ont dû être de tout temps pratiquées plus ou moins souvent par les hommes préhistoriques (pour la trépanation, en tout cas, nous en sommes certains).

La très grande dissémination de ces pratiques « chirurgicales » chez les « sauvages » les plus variés (Amérique du Nord, Afrique, Australie, Polynésie) est, avec bien d'autres, une très bonne preuve de *l'unité des processus mentaux chez les primitifs*. La démonstration de cette unité est certainement une des conclusions les plus importantes que l'on soit en droit de tirer de toutes les recherches récentes sur ces sujets si nouveaux et si gros de conséquences pour l'étude de la psychologie humaine. L' « homo sapiens » des naturalistes (qu'il est d'ailleurs bien préférable d'appeler avec Franklin, l'animal « qui fait des outils » ou avec Bergson « homo faber »), a commencé partout sa longue et difficile route vers la civilisation en passant par des étapes à peu près identiques, quelle que fût la couleur de sa peau ou la forme de son crâne et quelles que fussent surtout les hautes destinées auxquelles il était appelé à parvenir dans la suite des temps. Il a commencé par faire, dominé par les représentations collectives dont il est pénétré à un degré qu'il nous est toujours difficile de nous représenter, et en suivant les prescriptions traditionnelles, défendues par de redoutables « tabous », des actes rituels variés et absolument irrationnels à nos yeux de civilisés, si nous considérons leur signification, mais parfaitement adaptés à leur but, si nous envisageons l'exécution de l'acte lui-même. Reprenant l'exemple de la subincision, nous voyons en effet que le problème posé au primitif étant dans ce cas particulier : « Ouvrir l'urèthre de l'homme à sa face inférieure et obtenir une fistule définitive », le primitif trouve et réalise une solution chirurgicalement parfaite avec l'outil qu'il a créé; il introduit d'abord un conducteur (os de kangourou) dans l'urèthre, ce qui lui permet de ne pas s'égarer et de ne pas blesser les corps caverneux : il coupe les différents tissus, peau, tissu cellulaire et paroi de l'urèthre avec son éclat de silex, ou de quartz, qui a le tranchant d'un rasoir; enfin il bourre la plaie avec de l'écorce de bois pour éviter qu'elle ne se referme trop vite : c'est le tamponnement de la plaie, pratique encore usitée de nos jours, quand on veut diriger la cicatrisation et empêcher une trop rapide réunion.

Voici donc une opération parfaitement conduite, avec des moyens très primitifs, par un « sauvage » qui ignore l'anatomie et le mécanisme de cicatrisation des plaies, mais qui arrive cependant à son but avec les outils qu'il a créés, en accomplissant une série d'actes très bien coordonnés. Il ne manque à cette opération de la subincision pour être une véritable opération de chirurgie, au sens où nous l'entendons, que d'avoir un « but » raisonnable pour nous, de retirer par exemple un calcul de l'urèthre ou de couper un rétrécissement infranchissable. Le but du primitif est mystique, irrationnel : il fait son opération pour satisfaire à des croyances qui sont à l'antipode de notre façon moderne de comprendre les choses (par exemple nécessité de faire une mutilation sanglante et douloureuse au moment de la puberté), mais il la fait, en un sens, aussi bien que nous, avec des outils qu'il a fabriqués (homo faber) et en agissant d'une façon très coordonnée, instinctive si l'on veut employer ce mot peu précis, comme un castor

qui construit sa digue. Ce n'est qu'exceptionnellement que le geste réflexe du primitif a une signification thérapeutique (incision d'un abcès superficiel,
extraction d'une flèche).

C'est évidemment de ces très modestes origines
qu'est née la chirurgie : pour qu'elle devienne peu à
peu une technique réglée, scientifique, il ne lui
manque plus qu'une seule chose (il est vrai qu'elle
est essentielle), c'est d'*avoir toujours un but thérapeutique raisonnable*; il faut que l'acte opératoire
corresponde à un objectif précis, donné par l'observation de cas pathologiques et par l'expérience com-
parative, et ne soit plus simplement la réalisation
d'un geste rituel, dénué de toute signification aux
yeux de la raison logique et de l'expérience.

Il est bien certain qu'il a fallu des siècles nombreux
d'efforts collectifs et surtout individuels, enfouis dans
un passé à tout jamais impénétrable, pour que l'homme
parvienne à dépouiller progressivement sa mentalité
primitive, prélogique et mystique, toute remplie de
conceptions qui nous sont devenues tellement étrangères qu'il nous faut faire un effort considérable
pour arriver, je ne dis pas à les réaliser (cela me
semble presque impossible), mais simplement à les
comprendre. Nous verrons plus loin quel rôle essentiel
les Grecs ont joué dans cette libération de l'esprit
humain.

Il importe d'ailleurs de remarquer que les empreintes
de cette mentalité primitive ne disparurent que bien
lentement; elles sont encore très manifestes chez les
peuples de l'antiquité classique au début de la
période historique (circoncisions rituelles par exemple)
et l'on peut même ajouter qu'elles existent aujour-
d'hui encore bien plus vivantes que beaucoup ne le
pensent, comme il est souvent facile de le vérifier.

J'ai déjà dit combien tous les observateurs sont
d'accord pour reconnaître l' « imperméabilité » du

primitif à l'expérience, suivant l'heureuse expressio
de Lévy-Brühl ; l'évidence expérimentale en effet ne
peut le convaincre puisqu'il ne raisonne pas comme
nous : il tend un piège, par exemple, avec toute
l'adresse et le soin désirables : mais il est bien convaincu qu'il ne prendra de gibier ou de poisson dans
ce piège si bien construit et si bien placé qu'il soit, que
si les vagues forces mystiques qui l'entourent de
toute part, le contrariant ou le favorisant à leur gré,
lui sont propices ; il dissocie donc ainsi inconsciem-
ment tous ses actes en deux parties distinctes : d'une
part, il fait tout ce qu'il peut pour obtenir le résultat
qu'il désire avec des instruments ingénieusement
construits, qu'il dispose de la façon la plus adroite
(mais c'est la partie de son acte la moins importante
évidemment à ses yeux) ; d'autre part, il s'efforce de
se concilier par des incantations, des gestes rituels,
des sacrifices même, les forces mystiques qui seules
pourront rendre efficaces ses instruments et les dispositions prises pour les faire fonctionner : cette
seconde partie de son acte est de beaucoup pour lui
la plus nécessaire, puisque, si les forces mystiques
sont contraires, il ne prendra rien, quoi qu'il ait pu
faire de par ailleurs. Cette dissociation inconsciente
des actions et cette interprétation des succès ou des
échecs est absolument générale chez les primitifs et
prouve que c'est bien là une forme élémentaire universelle de l'intelligence chez l'homme.

Maintenant, ouvrons Homère (Odyssée, chant XIX,
vers 457 et s.) ; c'est l'histoire bien connue de la
blessure d'Ulysse par le sanglier, pendant une chasse
chez Autolycus ; Ulysse a été blessé à la jambe ; alors
« ils lièrent d'une façon savante (épistamenôs) la
blessure d'Ulysse irréprochable, semblable aux dieux,
puis par une incantation (époidé) ils arrêtèrent le
sang noir ». Il me semble difficile de trouver un
exemple plus typique de la persistance, à cette époque

déjà hautement civilisée, de la mentalité primitive : le geste essentiel, le pansement compressif de la blessure est fait d'abord, comme il convient, mais c'est l'incantation magique qui arrête le « sang noir » et guérit le héros blessé. Ajouterai-je que j'ai vu des gens instruits, à notre époque, refuser de se faire opérer un vendredi ou superposer à des pansements qui avaient été faits suivant toutes les règles de l'art sur leur blessure accidentelle ou opératoire, des objets, des « grigris » auxquels ils attribuaient une puissance mystérieuse ; ces contemporains sont-ils très loin mentalement du primitif australien ?

On peut conclure, je crois, en disant que les traces de la mentalité primitive mystique, prélogique et irrationnelle sont encore bien profondes dans l'humanité actuelle et persisteront probablement toujours chez la plupart des hommes, dans toutes les circonstances de la vie où le cours des événements comporte cette part, petite ou grande, d'indétermination que l'on appelle la chance ou le hasard.

# CHAPITRE II

## PRATIQUES CHIRURGICALES,<br>EN ÉGYPTE, EN CHALDÉE ET EN CHINE.<br>CHIRURGIE HINDOUE

Les traces de pratiques chirurgicales que nous relevons en Egypte, en Chaldée et en Chine (avant tout contact avec les Européens) ne méritent guère plus le nom de chirurgie proprement dite que celles que je viens de décrire chez les peuples primitifs ; il en est tout autrement pour les Hindous qui paraissent avoir possédé toujours des qualités d'opérateurs de premier ordre et qui ont poussé très loin le perfectionnement de la pratique chirurgicale dès une haute antiquité.

En ce qui concerne les Egyptiens et les Chaldéens, les documents écrits que nous possédons permettent de conclure que ces peuples n'avaient pas de chirurgie à proprement parler, c'est-à-dire un ensemble coordonné de connaissances de pathologie et de thérapeutique, concernant certaines lésions telles que les fractures, les luxations, et les blessures par armes de guerre. Cette systématisation scientifique du sujet, nous ne la verrons réalisée pour la première fois dans l'antiquité que par les Grecs et aussi par les Hindous (mais peut-être seulement après leur contact avec les Grecs).

Chez les Egyptiens, tout ce que nous pouvons

trouver d'intéressant pour notre sujet, ce sont quelques descriptions écrites, des représentations figurées, des instruments probablement chirurgicaux, la pratique des embaumements et enfin des documents anatomo-pathologiques provenant de ces momies si admirablement conservées qu'on peut encore les utiliser à ce point de vue spécial.

Les plus anciens monuments figurés et écrits, concernant la médecine et la chirurgie, actuellement connus, se trouvent en Egypte ; mais en dehors de leur haute antiquité, titre évidemment très respectable, ces documents n'ont qu'une valeur minime. Près de Memphis, sur les portes d'une sépulture, W. Max Müller a découvert en 1906, des peintures qui semblent remonter à vingt-cinq siècles avant J.-C. Ces peintures représentent des scènes de circoncision et peut-être aussi d'incisions faites sur le cou et les membres : en tout cas l'attitude des individus représentés et le texte hiéroglyphique voisin indiquent que les victimes de ces opérations éprouvent de très vives douleurs.

On sait que la circoncision chez les Egyptiens était absolument générale et rituelle ; elle se faisait dans les deux sexes, vers la quatorzième année ; cette circoncision chez les filles étonnait les auteurs grecs (Hérodote et Strabon); c'est une preuve très forte qu'il s'agit bien ici d'un geste rituel, hérité d'un lointain passé et nullement comme on l'a souvent cru, à tort, d'une prescription hygiénique : il semble bien probable, et c'était déjà l'avis d'Hérodote, que ce sont les Egyptiens qui transmirent aux Juifs et aux Arabes la coutume de la circoncision, limitée chez eux, il est vrai, aux garçons.

Le fameux papyrus, découvert par G. Ebers à Thèbes en 1872 et qui remonte à plus de quinze siècles avant J.-C. paraît bien être aussi, actuellement, le plus ancien monument écrit connu, concernant la médecine. C'est une compilation des plus

confuses, contenant surtout des prescriptions thérapeutiques en grand nombre. Il ne semble pas que la
médecine égyptienne se soit jamais élevée au-dessus
de l'empirisme pur que devaient d'ailleurs continuer
à entretenir les innombrables spécialistes qui au dire
d'Hérodote étaient la particularité la plus remarquable
de la médecine égyptienne. Voici ce que dit, à ce
sujet, l'historien grec : « L'art de la médecine est
ainsi divisé chez eux : chaque médecin s'applique
à une seule maladie et non à plusieurs : tout le
pays abonde en médecins : quelques-uns soignent les
yeux, les autres la tête, d'autres les dents, d'autres
les intestins, d'autres les maladies invisibles (Héro
dote, II, 84) ».

Si la spécialisation à l'extrême était une condition
de progrès, comme certains le pensent de nos jours,
la médecine égyptienne aurait dû atteindre une
remarquable perfection; comme elle est restée au
contraire primitive et puérile, on est autorisé à
conclure que la spécialisation excessive est la ruine
de la médecine ou que, en tout cas, loin de favoriser
le progrès, elle le rend très difficile. On comprend
aisément que cette multitude de « médecins » égyptiens n'ait jamais pu tenter la moindre systématisation d'ensemble, et même probablement n'en ait pas
eu la moindre idée : nous sommes encore ici bien
loin de la médecine grecque. D'après Diodore de
Sicile (I, 82) en Egypte, les médecins étaient payés
par l'Etat et obligés de se conformer à un code écrit
compilé d'après les plus célèbres médecins des temps
anciens; si le médecin agissait contrairement aux
prescriptions de ce code, il pouvait être accusé de
crime capital : la responsabilité médicale était donc
très nettement établie chez les Egyptiens, contrairement à ce que nous verrons chez les Grecs (v. p. 76).
Aristote qui rappelle aussi cette responsabilité du
médecin égyptien la trouve étrange ; car, dit-il, « dans

un art quelconque, obéir à la lettre écrite (cata gramma) est absurde. » (Politique, par. 1285).

Des fouilles faites en Egypte ont ramené au jour un certain nombre d'instruments, peut-être chirurgicaux, en cuivre (Comrie, 1909) : ce sont des couteaux de cuivre à manche courbe et à lame en forme de sabre. Nous savons d'autre part que les instruments dont se servaient les embaumeurs égyptiens pour ouvrir l'abdomen étaient en silex taillé : Sudhoff (1911) a publié des figures représentant ces couteaux de pierre et les crochets de fer qui servaient aux embaumeurs à retirer l'encéphale par les narines. Elliot Smith et Wood Jones (1910) ont reproduit dans leur atlas des attelles faites en bois de palmier qui servaient à immobiliser les fractures : des membres inférieurs fracturés ont même été retrouvés encore entourés de leurs attelles soigneusement attachées et fixées ; il semble, d'après plusieurs pièces anatomiques, que les résultats de la réduction et de la contention des fractures par ce procédé étaient bons, car plusieurs des os fracturés sont consolidés avec très peu de raccourcissement.

Un détail anecdotique amusant peut être cité à propos de la chirurgie égyptienne. Quand Larrey, le futur chirurgien en chef de la grande armée, visita l'Egypte, il aperçut, sur les murs, des hiéroglyphes où il crut voir figurés des membres humains amputés en grand nombre et aussi les instruments (des scies) qui avaient probablement servi à faire ces amputations : il en concluait même que la chirurgie égyptienne ancienne avait dû être très avancée et les amputations fréquemment exécutées à cette époque ; ce qui, dit-il, contrastait avec l'état misérablement rudimentaire où il voyait la chirurgie telle qu'elle était pratiquée par les Egyptiens de son temps. En réalité les membres amputés et les scies de Larrey sont des signes hiéroglyphiques, un pied coupé avec le bas de la jambe, un bras coupé et une sorte de signe en forme d'archet, qui n'ont aucun rapport quelconque avec la chirurgie.

La pratique des embaumements a été très bien décrite par Hérodote et Diodore de Sicile : l'emploi d'un couteau de pierre qui servait à inciser l'abdomen, faite par le « paraschiste », permet de conclure que cette curieuse coutume devait remonter à l'âge néolithique, dont la haute civilisation égyptienne est d'ailleurs beaucoup plus rapprochée qu'on ne le croyait jusqu'aux remarquables découvertes de J. de Morgan. Au « paraschiste » qui, une fois faite l'incision abdominale avec le couteau de pierre, se sauvait, poursuivi par les imprécations, et même les cailloux, de la foule (ce qui est le cas, comme on sait, dans nombre de cérémonies rituelles primitives), succédait le « taricheute » accueilli au contraire avec des marques de grand respect (autre attitude rituelle fréquente). C'est lui qui enlevait les viscères et achevait l'embaumement : l'encéphale était extrait par les fosses nasales avec un crochet de fer, puis les viscères thoraciques et abdominaux étaient enlevés, la cavité abdominale remplie de myrrhe, de casse et d'épices variées : enfin l'incision abdominale était soigneusement suturée, le cadavre placé pendant soixante-dix jours dans du sel marin et du carbonate de soude et finalement enveloppé avec le plus grand soin dans des bandelettes enduites de gomme. Il est permis de croire, sans qu'on puisse le savoir cependant d'une façon précise, que ces ouvertures de cadavres faites par les Egyptiens avaient dû leur donner des notions d'anatomie viscérale importantes : en tout cas, nous verrons plus loin, que c'est seulement au moment où elle prit pied en Egypte, à Alexandrie, que la médecine grecque acquit une anatomie humaine vraiment sérieuse, c'est-à-dire basée sur la dissection de l'homme (v. page 87).

L'étonnant état de conservation d'un grand nombre de momies a permis souvent aux médecins modernes de trouver sur elles des lésions encore reconnaissables : c'est ainsi que Fouquet en 1889, puis Elliot Smith et ses collaborateurs en 1910, ont publié des recherches intéressantes sur la « paléopathologie » égyptienne, basées sur l'examen de nombreuses momies d'époques variées, depuis les premières dynasties jusqu'à la période byzantine. La maladie la plus fréquemment rencontrée, c'est le rhumatisme déformant, comme d'ailleurs chez les hommes des cavernes préhistoriques (Virchow l'avait décrite sous le nom de « goutte des cavernes »). Des lésions de mal de Pott (tuberculose vertébrale) ont été trouvées sur une momie de la xxi<sup>e</sup> dynastie (aux environs de 1000 avant J.-C.). Sur d'autres momies, on a découvert des adhérences pleurales, péritonéales, péricœcales, des nécroses osseuses, des lésions de mastoïdite, des altérations étendues des artères (athérome aortique). Ces autopsies à trente ou quarante siècles de distance nous prouvent que l'humanité n'a pas changé physiquement d'une façon notable depuis ces temps lointains et qu'elle était déjà, à l'époque des pharaons, sujette aux mêmes maladies que nous rencontrons aujourd'hui : elle n'a pas du reste beaucoup plus changé intellectuellement, ni surtout moralement et le vernis de civilisation qui recouvre la plupart des hommes modernes n'est pas bien épais et peut s'effriter facilement en nombre de circonstances.

Le peu que nous savons de la chirurgie chaldéenne ou sumérienne est peut-être encore moins riche en enseignements pour nous. Les connaissances médicales de ces peuples semblent être restées toujours très imprégnées de croyances surnaturelles et composées surtout de données astrologiques. La divination par les viscères qui était au premier plan des préoccupations des prêtres chaldéens, nous a valu de très belles représentations anatomiques en terre cuite de la face inférieure du foie, cet organe étant le plus important pour la lecture de l'avenir ; elles sont d'une grande fidélité et ont été exécutées environ vingt siècles avant l'ère chrétienne. Il n'est pas sans intérêt, croyons-nous, de remarquer, à ce propos, combien le désir de représenter un objet qui l'intéresse puissamment dans un but religieux, peut donner d'exactitude à une reproduction faite par l'homme primitif : les foies chaldéens en terre cuite sont minutieusement reproduits dans tous les détails de leur structure extérieure, surtout ceux de la face inférieure de l'organe ; d'après la forme, ce sont probablement des foies de mouton ; on y reconnaît parfaitement la vésicule biliaire, le hile du foie, le lobe carré ; des inscriptions tracées sur ces différents détails anatomiques servaient aux prêtres à établir la signification des présages. De même les hommes des cavernes de la Dordogne et du nord de l'Espagne ont dessiné et peint, il y a bien des siècles, sur les murs de leurs cavernes, au plus profond des ténèbres, et très probablement aussi dans un but religieux, les bisons qu'ils chassaient chaque jour et qu'ils devaient à la fois désirer et craindre, ce qui est l'attitude de tous les primitifs à l'égard de leur gibier favori ; la fidélité de ces peintures murales est extraordinaire et l'art consommé avec lequel elles sont exécutées n'a jamais été surpassé ni même peut-être égalé.

Hérodote nous a conservé des détails curieux de la médecine des Babyloniens (I, 197) : « Ils exposent, dit-il, leurs malades sur la place publique, car ils n'ont pas de médecins. Les gens qui passent près du malade, causent avec lui de sa maladie, pour savoir s'ils ont été atteints eux aussi de la même maladie ou s'ils ont vu des personnes présentant le même mal; ainsi les passants confèrent avec le malade et lui conseillent de recourir au traitement qui leur a réussi à eux-mêmes ou qu'ils savent avoir réussi à d'autres. Il n'est pas permis de passer auprès d'une personne malade en gardant le silence, sans lui demander des renseignements sur son mal ». Il n'est pas étonnant qu'une pareille façon de comprendre la médecine (qui est d'ailleurs loin d'avoir complètement disparu de nos jours, comme le prouvent tant de conversations quotidiennes) n'ait pas été très favorable aux progrès des connaissances médicales sérieuses.

Le code de Hammourabi, découvert par J. de Morgan en 1901-1902 dans ses fouilles de Suze, et qui remonte à vingt siècles environ avant J.-C., représente un document de première importance pour tout ce qui concerne la civilisation des anciens peuples sémitiques; nous trouvons dans ce code des articles curieux qui intéressent la pratique médicale, et plus exactement même chirurgicale. Voici le texte de quelques-uns de ces articles, d'après la traduction du père Scheil (1904) § 125. « Si un médecin a traité un homme d'une plaie grave avec le poinçon de bronze et guéri l'homme, s'il a ouvert la taie d'un homme avec le poinçon de bronze et guéri l'œil de l'homme, il recevra dix sicles d'argent... » § 218. « Si un médecin a traité un homme libre d'une plaie grave avec un poinçon de bronze, et a fait mourir l'homme, s'il a ouvert la taie de l'homme avec le poinçon de bronze, et crevé l'œil, on lui coupera ses mains » § 221. « Si un médecin a guéri un membre brisé d'un homme libre et a fait revivre un viscère malade, le patient donnera au médecin cinq sicles d'argent. » Il y a des dispositions spéciales pour le cas où le patient est un « mouchkinou » (classe de citoyens assez mal définie, mais non esclaves) ou un esclave : en cas de succès, les honoraires sont moindres, mais par compensation, en cas d'échec, les peines bien moins sévères et le médecin s'en tire en versant une somme d'argent.

Cet exemple de responsabilité médicale, précisée par un texte aussi authentique et aussi ancien, est tout à fait remarquable; nous verrons que chez les Grecs et les Romains, au contraire, la responsabilité directe du médecin ou du chirurgien paraît ne pas avoir existé. Cette différence profonde mérite d'être notée; chez les Chaldéens l'œuvre du chirurgien qui opère « avec son poinçon de bronze » est considérée comme un acte qui engage sa responsabilité personnelle; la peine encourue en cas d'échec était très grave et devait certainement contribuer beaucoup à modérer les zèles intempestifs. En tout cas, ces articles écrits sur la stèle d'Hammourabi, prouvent que de véritables opérations chirurgicales devaient déjà être fréquemment pratiquées à cette époque lointaine puisque le pouvoir central prenait souci de les réglementer; il s'agissait peut-être là d'opérations de cataracte (?) ou de cautérisation de conjonctivite granuleuse, car on sait avec quelle fréquence cette affection oculaire a toujours sévi dans ces pays sablonneux et fortement insolés.

*<br>* *

Les pratiques chirurgicales que nous trouvons relatées dans la Bible sont très peu nombreuses et sans grand intérêt : elles montrent une fois de plus l'absence d'originalité de cette civilisation hébraïque qui avait tout emprunté ou presque, au point de vue matériel, aux Égyptiens et aux Babyloniens. Le couteau de silex qui devait servir à la circoncision rituelle est mentionné dans le second livre de l'Exode (IV,25) : « Sephora, la femme de Moïse, prit une pierre très tranchante et coupa le prépuce de son fils ». C'est même le seul acte chirurgical précis dont la Bible fasse mention, en dehors de quelques allusions aux pansements des plaies avec de l'huile, du vin ou des baumes, pratiques communes à tous les primitifs ; les bandages ou attelles dans le traitement des fractures sont aussi signalés, vaguement d'ailleurs, dans le livre d'Ezéchiel (21). Tout cela n'est pas d'un grand intérêt pour notre sujet.

On sait que la circoncision rituelle vraie, tout récemment encore, devait être pratiquée par les rabbins eux-mêmes, en suivant un rituel parfaitement défini. Nous possédons dans le voyage de Montaigne une amusante description d'une circoncision rituelle à laquelle Montaigne assista ; je signalerai dans ce texte une expression très jolie et très juste dont le spirituel observateur se sert ; il dit en effet: « d'un couteau il tranche cette peau (le prépuce) laquelle on enterre soudain dans de la terre qui est là dans un bassin parmi les autres apprêts de ce mystère ». Ainsi Montaigne avait très bien su comprendre et exprimer le caractère religieux (et par conséquent mystique et mystérieux) de la circoncision que si longtemps (et peut-être même encore) des rationalistes intempérants se sont obstinés à considérer comme une mesure d'hygiène préventive ! On sait également qu'après la section du prépuce et la découverte du gland, l'arrêt du sang devait se faire par succion : Montaigne décrit très exactement cette manœuvre ; on a signalé, en Autriche et en Allemagne, il y a une trentaine d'années, plusieurs cas d'inoculation tuberculeuse qui ne reconnaissaient pas d'autre origine que cette coutume rituelle ; il faut espérer qu'aujourd'hui, la circoncision se fait d'une façon plus correcte, même chez les israélites de stricte observance.

Le Talmud, œuvre qui paraît dater du second siècle de l'ère chrétienne, relate quelques faits plus intéressants pour notre sujet. Nous trouvons dans cet ouvrage quelques détails anatomiques précis sur l'œsophage, le larynx, la trachée et les membranes d'enveloppe du cerveau ; ces faits exacts sont noyés, il est vrai, dans un fatras de descriptions fantaisistes d'ostéologue, en particulier celle de l'os « Luz », os situé quelque part dans la colonne vertébrale et qui devait jouer un grand rôle au moment du jugement dernier. L'action de la salive sur les aliments et les mouvements péristaltiques de l'estomac sont signalés. Il est bien probable que ce furent les sacrificateurs rituels qui firent ces observations anatomiques et physiologiques exactes sur les animaux dont ils devaient examiner les chairs avec le plus grand soin : c'est ainsi qu'ils décrivirent des altérations du foie, des foyers caséeux du poumon, des abcès des reins ; cette anatomie pathologique rudimentaire est curieuse à signaler à cette époque.

La chirurgie du Talmud parle du traitement des plaies par les sutures et les bandages, et recommande d'aviver les bords de la plaie, avant de la suturer, pour rendre plus sûre la réunion, ce qui est en effet une très bonne précaution. La saignée et les ventouses ont naturellement une place d'honneur comme dans toutes les chirurgies primitives : il est fait mention d'opération césarienne (sur la femme morte il est vrai), d'amputation des membres, de trépanation et d'opération pour imperforation anale. Tous ces faits sont intéressants : mais il serait tout à fait excessif de considérer que ce sont là des inventions des Hébreux : au contraire la date relativement récente du Talmud, rédigé seulement après le contact prolongé des Juifs avec les Grecs d'Alexandrie sous les Ptolémées et ceux d'Asie-Mineure sous les Séleucides, doit faire admettre comme très probable que ces opérations et cette technique chirurgicale déjà assez avancée ont été empruntées par les Hébreux aux chirurgiens grecs contemporains.

*<br>* *

La chirurgie hindoue est certainement une des plus complètes et des plus perfectionnées que nous rencontrions dans l'antiquité. Une question, très débattue, non résolue et peut être insoluble, est celle de l'influence réciproque des Hindous et des Grecs au point de vue scientifique en général. La question peut aussi se poser, naturellement, en ce qui concerne les pratiques chirurgicales : un seul fait est certain, c'est que le livre écrit par Susruta, sorte de « collection médicale » qui rappelle la collection hippocratique et qui contient justement les descriptions chirurgicales les plus intéressantes pour nous, paraît être relativement tardif, puisqu'il daterait seulement semble-t-il, du quatrième ou du cinquième siècle après J.-C., d'après les auteurs les plus récents.

Comme l'expédition d'Alexandre le Grand qui mit en rapports intimes la civilisation hindoue et la civilisation héllénique est de 327 avant J.-C., il y a bien des raisons de penser que l'influence de la chirurgie grecque, déjà très avancée à l'époque d'Alexandre, a du être très sensible sur le développement de celle des Hindous ; mais il est aussi parfaitement possible que la réciproque soit vraie.

Quoi qu'il en puisse être de cette question de priorité qui n'a d'ailleurs qu'un intérêt assez secondaire, la chirurgie des Hindous d'après le livre de Susruta est fort remarquable et contraste heureusement avec les notions d'anatomie et de physiologie hautement fantaisistes que l'on trouve rapportées dans le même recueil. Les Hindous connaissaient les effets narcotiques de la jusquiame et du chanvre indien : d'après Burton, ces substances auraient été employées par eux comme anesthésiques chirurgicaux depuis la plus haute antiquité. Susruta énumère dans son traité un grand nombre d'instruments chirurgicaux : scalpels, bistouris, scies, ciseaux, spéculums, sondes, aiguilles, trocarts ; ces instruments ont été figurés par Bhagvat Sinh dans un ouvrage publié à Londres en 1896. Des amputations étaient faites, mais le sang arrêté non pas par des ligatures, mais avec l'huile bouillante ou le fer rouge : pratique qui resta très chère aux Arabes comme nous le verrons et fut par eux transmise aux chirurgiens occidentaux du Moyen Age. On trouve relatées également la taille vésicale périnéale, l'ablation des tumeurs superficielles, l'opération des hernies épiploïques par incision scrotale, l'opération césarienne et l'ablation de la cataracte par « extraction » et non par abaissement.

Le chirurgie réparatrice paraît avoir été portée par les Hindous à un haut degré de perfection ; on sait que nous appelons encore aujourd'hui, « méthode indienne » pour la réfection du nez, une autoplastie par taille d'un lambeau pris sur la peau du front, retourné autour de son pédicule et suturé sur les débris du nez qu'il cherche à remplacer. Quand le lambeau est assez solidement réuni, on coupe le pédicule et un nouveau nez est en place, généralement suffisant sinon toujours très esthétique. Cette opération si remarquable a été probablement transmise par les Arabes aux chirurgiens italiens de l'époque de la Renaissance (v. p. 173). En tout cas, elle semble avoir été pratiquée dans l'Inde, dès une époque très ancienne.

Un voyageur anglais, Wales, en 1794, publia une relation très exacte, avec figures, d'une rhinoplastie qu'il vit faire par un homme de la caste des « briquetiers ». L'individu qu'il s'agissait de réparer, avait eu le nez coupé étant prisonnier de guerre ; il semble que ce soit justement la fréquence de cette mutilation chez les Hindous qui ait rendu souvent nécessaire chez eux la pratique des réfections nasales. Wales raconte comment procéda le briquetier chirurgien. Il commença par modeler un nez en cire qu'il plaça sur le nez mutilé : ayant ainsi obtenu les dimensions exactes du nez à refaire, il appliqua sur le front du blessé, ce modèle en cire en l'étalant de façon à obtenir un tracé des dimensions exactes du lambeau de peau à tailler sur le front. Ce tracé ainsi bien repéré, l'opérateur découpa très adroitement le lambeau, le fit pivoter autour de la racine du nez entre les deux sourcils et l'amena ensuite à sa place définitive. Il aviva les débris du nez qui restaient et sutura très soigneusement le lambeau frontal en bonne place. Le pédicule fut coupé au bout de trois semaines; la cicatrisation se fit très bien et le mutilé réparé, d'après la planche de Wales, a un résultat esthétique, en somme très bon ; un chirurgien habile, de nos jours, ne ferait pas mieux.

Lindsay, un autre voyageur anglais, a vu faire également en 1829, aux Indes, une taille périnéale chez un enfant, par un « hakeem », lithotomiste spécialiste. Lindsay raconte combien l'étonna l'adresse de cet homme qui était absolument ignorant de l'anatomie. L'enfant était solidement tenu et placé dans la position de la taille, c'est-à-dire couché sur le dos, avec les genoux et les cuisses fléchies au maximum sur le ventre et bien écartées. L'opérateur introduisit deux doigts dans l'anus pour faire saillir autant que possible la pierre, puis il coupa rapidement la peau et les muscles du périnée, en avant de l'anus et un peu sur le côté ; ayant ouvert la vessie sur la pierre qui faisait saillie, il retira cette pierre avec une sorte de petite cuiller spéciale, refusant de se servir de pinces ou de tenettes, qui, disait-il à Lindsay, cassent les pierres : la plaie fut laissée entièrement ouverte et pansée avec des herbes. L'enfant guérit. Au dire des habitants du pays, cet homme avait fait déjà plus de deux cents opérations de taille avec seulement une vingtaine de décès ; statistique en somme très honorable, surtout pour un empirique absolument ignorant et qui opérait d'instinct comme un primitif.

Il est très intéressant de retrouver pratiquée ainsi depuis des temps immémoriaux, chez les Hindous, cette opération de taille périnéale qui a été faite, nous le verrons (v. p. 133) dans nos pays d'Occident, pendant tout le Moyen Age et même jusqu'au XVIIe siècle dans des conditions absolument analogues. L'étude précise de l'anatomie d'abord, puis les grands perfectionnements de la chirurgie qui datent d'hier, ont seules pu transformer ces opérations de hasard, faites par des spécialistes que guidaient seuls leur instinct et leur adresse manuelle, en pratiques réglées et infiniment plus sûres. Nous assistons dans ce cas particulier de la taille périnéale à l'ensemble de l'évolution de la chirurgie, vue en raccourci.

* *

Terminons ce chapitre par quelques mots sur la chirurgie telle qu'elle était pratiquée en Chine avant la pénétration européenne ; je pourrai être bref, car cette chirurgie est à peu près nulle. D'après les auteurs modernes les plus compétents qui ont étudié la question dans les vieux textes chinois, les livres chinois de médecine ancienne sont un fatras incroyable d'anatomie fantaisiste (le larynx s'ouvre dans le cœur, la moelle épinière finit dans les testicules, le foie a sept lobes, etc...) et de pathologie non moins absurde : il y a dix mille variétés de fièvres et quatorze sortes de dysenterie. On comprend facilement, qu'avec une pareille ignorance de l'anatomie, la chirurgie soit restée plus que rudimentaire ; surtout chez un peuple qui n'aimait pas répandre le sang ni mutiler le corps humain vivant. De fait la chirurgie chinoise indigène ne comprenait qu'une opération bien réglée, la castration de l'homme destinée à fournir d'eunuques les harems des grands et de la cour impériale. En dehors de cette opération d'une nature particulière, les Chinois ne faisaient guère que du massage (probablement très habilement, si l'on en juge par leurs masseurs actuels); ils employaient volontiers des aveugles comme masseurs, ils appliquaient des ventouses et des moxas, terribles cautères à effet profondément destructifs et surtout ils recouraient à l'acupuncture qui avait la réputation de guérir les maladies les plus variées. Avec cette acupuncture qui se faisait avec des aiguilles extrêmement pointues et longues ils n'hésitaient pas à pénétrer dans toutes les régions possibles du corps, même celles que l'anatomie normale nous prouve être les plus dangereuses (base du cou, thorax, abdomen); les illustrations des livres de médecine chinois sont surtout composées de figures indiquant toutes les variétés d'acupuncture avec leurs indications thérapeutiques, plus fantaisistes naturellement les unes que les autres.

Il semble cependant que les bourreaux chinois aient été toujours d'habiles découpeurs; ils dépècent encore, paraît-il, avec beaucoup d'élégance et de netteté et très progressivement de façon à faire durer le supplice, les condamnés qui leur sont confiés. C'est là, on en conviendra, une assez modeste contribution apportée par la Chine au progrès total de la chirurgie, encore que, d'après Freud, ceux d'entre nous qui possèdent les qualités d'adresse et de sang-froid qui font le chirurgien-né, doivent présenter de grandes affinités morales avec les bourreaux du temps passé!

# CHAPITRE III

## CHIRURGIE GRECQUE
### (Première période : Chirurgie hippocratique).

La part que les Grecs ont prise à la constitution de la science médico-chirurgicale a été si essentielle qu'il est indispensable d'étudier avec quelques développements les œuvres de leurs auteurs qui ont écrit sur la chirurgie.

Il est évident que l'on peut trouver déjà dans les poèmes homériques des traces de pratiques chirurgicales; mais on a beaucoup exagéré, à mon avis, en voulant voir dans les très courtes et très sommaires descriptions chirurgicales des poèmes homériques autre chose que ce que l'on peut trouver chez tous les peuples primitifs. La valeur unique au point de vue de la poésie pure, l'admirable beauté des chants homériques ont fini par éblouir autrefois ceux qui en faisaient une étude particulière; aussi furent-ils tentés de trouver en germe dans ces vieux chants épiques toute la science et toute la philosophie de l'avenir; c'est là évidemment une erreur dont il est facile de faire justice, en lisant simplement Homère sans parti pris.

Les poèmes homériques nous montrent un premier fait qui est intéressant pour l'avenir de la médecine grecque : les actes chirurgicaux sont pratiqués par les héros eux-mêmes; ce sont eux en effet qui retirent une flèche ou un fer de lance de la plaie et pansent les blessures ; on voit donc déjà à cette époque reculée que l'acte chirurgical, chez les Grecs, est tout à fait laïcisé et non pas confié à des prêtres. Évidemment certains héros sont plus habiles que d'autres dans ces opérations : tel Machaon (Iliade, chant XI) que l'on fait venir pour retirer la flèche qui a blessé Ménélas ; on les estime beaucoup, comme le prouve le vers fameux : « Un médecin est un homme qui en vaut plusieurs autres » (Iliade, XI) ; mais n'oublions pas que Machaon, chirurgien amateur, est surtout et avant tout un guerrier professionnel. Du reste il s'agit dans tous ces cas d'une chirurgie si simple, si réflexe en quelque sorte, telle qu'on la trouve existant nécessairement dans toutes les civilisations primitives, qu'il n'y a vraiment pas là matière à s'étonner et à admirer, comme on l'a fait souvent avec quelque exagération.

De même encore, comme dans toutes les civilisations primitives, contrairement à la chirurgie qui par son caractère concret et l'évidence immédiate de ses résultats est, presque dès l'origine, raisonnable et efficace, la médecine homérique est encore toute noyée dans le mystique ; les maladies, les épidémies surtout, viennent des dieux et celui qui est seul capable de les arrêter ou de les soigner, c'est le prêtre ou le devin : la peste racontée au chant 1er de l'Iliade est suffisamment connue pour que je n'insiste pas davantage. J'ai déjà rappelé plus haut (v. p. 33), la blessure d'Ulysse, relatée dans l'Odyssée et cité les deux curieux vers qui nous montrent encore l'état mental primitif très vivace chez le poète qui a composé ce chant homérique : l'acte essentiel, la ligature du membre est exécutée d'abord, puis on prononce une incantation, acte magique, pour arrêter le sang.

On a beaucoup admiré aussi la précision (d'ailleurs toute relative) de certaines descriptions anatomiques des poèmes homériques : par exemple, les blessures

par transfixion qui a un moment donné dans l'Iliade
(chant V) sont répétées, comme avec complaisance,
par le poète. Par exemple (vers 65-67) « Mérion le
blessa à la fesse droite et la pointe de la lance ressortit en avant près de la vessie (cata cystin) sous l'os »
et un peu plus loin (vers 73-74) « Phyléide le frappa
de sa lance aiguë sous l'occipital (cata kephalès
inion) : l'airain coupa la langue et ressortit par
devant sous les dents ». Ces blessures rappellent
beaucoup celles qu'infligeait le rude frère Jean, avec
son bâton « en cœur de cormier », aux ennemis entrés
dans le clos de l'Abbaye de Seuillé ; certes cet étalage
de connaissances anatomiques mérite d'être signalé,
mais il faut s'empresser de remarquer que ces descriptions ne sont pas bien différentes de celles que
tout observateur primitif, tout chasseur surtout qui
souvent a blessé des animaux à l'arme blanche et a
vu les effets du passage de la flèche ou de la lance à
travers les organes profonds, pourrait avoir faites :
une chose cependant est remarquable, c'est la qualité
du vocabulaire anatomique qui est déjà varié et précis
et dans ses traits essentiels, ne changera presque pas
jusqu'aux œuvres hippocratiques ; or il est certain
que le fait de distinguer avec soin les uns des autres
et de nommer individuellement chaque organe est
déjà un progrès très sérieux ; il est intéressant de
noter que chez les Grecs ce progrès était déjà très
anciennement accompli.

Mais vraiment, avouons que tout cela n'est pas très
étonnant et qu'il n'y a rien dans les poèmes homériques qui soit bien différent de ce que l'observation de
toutes les civilisations primitives peut montrer déjà
bien développé ; rien en tout cas qui mérite de nous
retenir bien longtemps et justifie le bruit que l'on a
fait autrefois autour de la médecine et de la chirurgie
« homériques ».

*
* *

Le document capital, le seul même à vrai dire, pour l'étude de l'histoire de la chirurgie lorsqu'elle commence à devenir une science, c'est la collection hippocratique. Les monuments figurés grecs sont ou bien assez insignifiants, tel par exemple le vase grec du vᵉ siècle, signalé par Pottier et qui montre quelques scènes de petite chirurgie (saignée, pose de ventouse), ou bien de date postérieure à l'époque dont nous parlons actuellement, tels les dessins qui ont été composés pour les traités hippocratiques des fractures et des luxations et dont je reparlerai plus tard (v. p. 122).

On sait aujourd'hui que le nom d'Hippocrate a tout juste autant de valeur que celui d'Homère et que c'est un problème extrêmement complexe, peut être insoluble que celui de démêler au milieu de ces œuvres d'un caractère et d'une portée si différents quelles sont celles qui pourraient être attribuées avec quelque probabilité à Hippocrate de Cos, fils de Thessalus dont Platon, dans le Phèdre, parle avec éloge (270 C.). Cet Hippocrate historique a pratiqué la médecine à la fin du vᵉ siècle dans la Grèce du Nord, en Thessalie où il mourut et où sa famille continua la pratique traditionnelle de son art : il semble avoir fondé une école médicale où les considérations de philosophie naturelle jouaient un grand rôle et où le fond même de la doctrine était emprunté à l'École Cnidienne, dont on sait l'importance comme centre d'irradiation de la première médecine grecque scientifique. On a voulu voir dans le « péri pneumatôn »; l'expression de la véritable doctrine hippocratique, en se basant sur les indicatives fournies par un papyrus découvert en 1891 en Egypte (Kenyon) et publié avec un commentaire par Diels en 1893; ce

papyrus renferme aussi des détails très importants
sur les doctrines médicales et la chronologie des
contemporains d'Hippocrate. Ces questions, fort intéressantes en elles-mêmes, sont du reste tout à fait
secondaires pour notre sujet spécial et je n'insisterai
pas davantage.

Ce qui est aujourd'hui admis par tous les cher-
cheurs, philologues et historiens, c'est que la masse
d'écrits, véritable « Corpus » qui est arrivé jusqu'aux
bibliothèques d'Alexandrie, sous le nom d'œuvres
d'Hippocrate, est un ensemble essentiellement hétérogène, comprenant des ouvrages de toute nature et
de toute provenance, qui ont été composés approxima-
tivement entre le milieu du vᵉ siècle et le milieu du
ivᵉ siècle avant J.-C. Il y a donc de tout dans cette
collection disparate : d'abord des livres techniques
spéciaux; ce sont évidemment ceux qui nous intéressent le plus directement : par exemple le traité des
luxations (péri arthrôn) dont je vais parler plus loin
avec quelques détails; puis des livres de vulgarisation
à tendances philosophiques, d'ailleurs de premier
ordre, tel le livre sur l'art, celui sur l'ancienne médecine et celui sur la maladie sacrée; puis des recueils
d'observations médicales fort intéressants, tels les
livres sur les « Epidémies »; enfin des aphorismes,
des formulaires de recettes thérapeutiques et pour
finir un opuscule assez extraordinaire traitant de la
« maison du médecin » qui n'est composé que de
simples notes : il n'y a même pas de phrases rédigées : on dirait tout à fait des notes prises à une
leçon ou en vue d'une leçon.

On peut se demander pourquoi un ensemble aussi
hétérogène a été conservé, et réuni sous le nom
d'Hippocrate. Il est probable, comme le dit Wila-
mowitz, que l'on a fait ce raisonnement simple : ce
qui, en poésie, était le plus ancien, c'est-à-dire les
œuvres d'Homère, étant en quelque sorte canonisé,

il devait en être de même pour la médecine et il fallait
en conséquence conserver soigneusement les plus
anciens ouvrages médicaux écrits en prose grecque
pour en faire un ensemble que l'on attribuerait à un
médecin génial « Hippocrate » ; on admirerait ce
recueil en raison de son ancienneté et il resterait
dans l'avenir comme l'œuvre médicale grecque par
excellence. De fait, la collection hippocratique a
survécu comme un monument magnifique élevé à la
gloire de l'ancienne médecine scientifique grecque :
au temps de Galien (c'est-à-dire cinq siècles environ
après la constitution de la collection hippocrate) les
livres de cette collection sont devenus une véritable
« Bible » médicale sur laquelle s'exerce déjà (et
continuera à s'exercer pendant des siècles) l'ingéniosité des exégètes et des commentateurs.

Il est inutile, je crois, après ce que je viens de
dire, d'insister longtemps sur ce fait que tout ce qui
intéresse la chirurgie hippocratique est absolument
anonyme ; il n'y a aucune raison sérieuse d'attribuer
à l'Hippocrate historique une partie quelconque des
écrits techniques chirurgicaux ; il semble au contraire,
que le véritable Hippocrate ait été plutôt, soit l'auteur
des œuvres médicales proprement dites, comme les
Epidémies, soit surtout l'inspirateur des œuvres de
philosophie naturelle appliquée à la médecine.

Il nous faut maintenant analyser d'un peu près les
œuvres de la Collection hippocratique qui concernent directement l'histoire de la chirurgie. Les œuvres
chirurgicales proprement dites retiendront surtout
notre attention ; nous dirons ensuite un mot des
œuvres non chirurgicales, mais qui sont intéressantes par la lumière très vive qu'elles jettent et sur
l'état d'esprit déjà si vraiment scientifique des médecins grecs de cette époque et sur les conditions de la
pratique médicale.

Les œuvres chirurgicales de la Collection hippocratique sont le traité des Articulations, celui des Fractures, le Mochlique (mochlos, levier), celui des plaies de tête, celui des plaies en général, celui des hémorroïdes et des fistules, enfin ceux du « médecin » et de « l'officine du médecin ».

Le traité des « Articulations » est certainement le meilleur de tous et le plus riche en renseignements intéressants sur l'état de la chirurgie grecque à cette époque : il traite surtout des luxations traumatiques, c'est-à-dire des déplacements des surfaces articulaires dues à une violence extérieure et soudaine; mais il est très important de remarquer que les luxations traumatiques, que nous isolons aujourd'hui d'une façon absolue des autres affections articulaires, sont certainement confondues dans cet ouvrage avec les déplacements des surfaces articulaires dus soit à des fractures siégeant près des articulations, soit à des arthrites, telles que l'arthrite tuberculeuse ou les arthrites aiguës et enfin les déformations articulaires d'origine congénitale, ou causées par une maladie de l'os lui-même, le rachitisme par exemple. Si l'on n'est pas bien pénétré de cette notion, les descriptions de l'auteur hippocratique sont souvent incompréhensibles ou même absurdes; quand il nous dit, par exemple, que les « luxations » du genou sont plus fréquentes que celles du coude (ce qui est en contradiction absolue avec toutes les observations de tous les temps), cela ne peut s'expliquer qu'en remarquant que l'auteur hippocratique confond dans les luxations du genou, tous les déplacements tels que le genu valgum, les luxations des ménisques et de la rotule, les fractures juxta-articulaires, etc... Il ne pouvait d'ailleurs en être autrement à cette époque; l'anatomie était très mal connue et c'était la forme seule du membre dévié qui guidait le chirurgien dans son diagnostic : or il est évident qu'une fracture siégeant très près de l'articulation ressemble beaucoup, pour

un observateur mal instruit de l'anatomie, à une
« luxation » des extrémités articulaires. Ces réserves
faites il est bien certain que le traité des « articulations » de la collection hippocratique, contient une
foule de choses intéressantes et des remarques cliniques tout à fait remarquables.

L'auteur commence par la description de la luxation
de l'épaule : « Je n'ai vu, dit-il, qu'un seul mode de
luxation, la luxation dans l'aisselle » ; ce qui est parfaitement exact, car les luxations en arrière sont très
rares. Il montre comment les soi-disant luxations « en
avant » que certains auteurs auraient observées, sont
tout simplement des cas d'atrophie extrême du mus-
cle deltoïde, avec saillie exagérée de la tête humérale, qui paraît ainsi déplacée en avant. Il recommande
de toujours bien examiner comparativement les deux
côtés, le sain et le malade, pour mieux assurer son
diagnostic ; pratique excellente et trop souvent négli-
gée, même de nos jours. Il décrit les différents procédés
de réduction, avec le poing ou le talon enfoncés dans
l'aisselle : si ces procédés ne réussissent pas, on peut
recourir à la suspension du malade, chargé comme
un paquet sur l'épaule du chirurgien, ou bien à la
suspension sur le barreau supérieur d'une échelle,
bien matelassé. Il ne faut pas oublier pour apprécier
ces procédés de réduction qui peuvent paraître
aujourd'hui bizarres et un peu barbares que l'anesthésie générale faisant défaut, on devait être obligé
de recourir souvent à cette époque à des manœuvres
de force. Le traitement par le massage est soigneusement prescrit après la réduction. Les luxations
récidivantes sont signalées et leur traitement, évidemment bien barbare et bien insuffisant, par les cautérisations profondes dans l'aisselle, qui amèneront
une réaction cicatricielle et des adhérences, est
conseillé dans certains cas.

La luxation de l'extrémité externe ou acromiale de

la clavicule est parfaitement décrite, ainsi que les fractures de cet os, avec le déplacement des fragments et les bandages qui peuvent servir à obtenir la coaptation et le maintien des fragments réduits. Le chapitre des luxations du coude est rendu obscur par la terminologie qu'employait l'auteur et qui n'est plus la nôtre; il parle de déplacement en avant et en dedans, voulant dire que c'est l'humérus qui fait saillie en avant et en dedans : nous disons aujourd'hui le contraire et parlons de luxation en arrière et en dehors des deux os de l'avant-bras. La méthode de réduction par flexion forcée après traction dans l'axe de l'humérus de façon à écarter les surfaces articulaires luxées est indiquée et elle peut être encore très bien utilisée aujourd'hui.

Sous le nom de luxation du poignet, l'auteur décrit évidemment les fractures de l'extrémité inférieure du radius; on ne saurait s'en étonner puisque c'est seulement au xviiie siècle que Pouteau montrera que ces traumatismes fréquents ne sont pas des luxations, mais des fractures siégeant près de l'articulation. Les luxations uni ou bilatérales de la mâchoire inférieure avec leur mode de réduction sont étudiées ensuite, ainsi que les fractures du nez, avec ou sans plaies : la réduction des fragments enfoncés par relèvement au moyen d'un doigt introduit dans la narine est recommandée.

Les fractures du maxillaire inférieur sont fort bien décrites et le traitement par la ligature des dents au moyen d'un fil d'or est prescrit. Les déplacements du rachis sont longuement traités ensuite : il est évident que les déplacements de l'épine dorsale que l'auteur hippocratique envisage, sont surtout les déplacements progressifs dus à ce que nous appelons aujourd'hui le mal de Pott ou tuberculose des corps vertébraux; il les appelle du reste, déplacements par « cause interne ». Il recommande, sans trop croire d'ailleurs à leur efficacité, les procédés de succussion, dans lesquels, le malade, étant attaché à une échelle, on laisse brusquement tomber celle-ci verticalement d'une hauteur ; les charlatans utilisaient, paraît-il, cette méthode bizarre, dangereuse et évidemment inefficace. Le procédé du refoulement direct de la gibbosité est également indiqué par l'auteur. Il semble lui attribuer plus de valeur : mais ici encore, il importe de remarquer combien la description est confuse et peu claire, dans tout ce chapitre : il faut forcer quelque peu les textes pour y voir la méthode qui a été proposée de nos jours par certains orthopédistes et qui est du reste aussi hasardée que peu efficace. Les paralysies des membres inférieurs et de la vessie, consécutives à ces déplacements du rachis sont décrites par l'auteur hippocratique. Les luxations de la hanche forment aussi un chapitre assez obscur, si l'on n'est pas bien convaincu que sous ce nom, l'auteur englobe tous les déplacements apparents qui peuvent se produire au niveau de la racine du membre inférieur : fractures de l'extrémité supérieure du fémur, luxations traumatiques vraies et luxations pathologiques, coxalgies, luxations congénitales ; celles-ci sont très nettement reconnaissables dans la description de l'auteur hippocratique : il compare la marche du malade, dans certains cas, à celle du bœuf « qui tourne le pied en marchant », suivant la comparaison homérique bien connue.

Le pied bot, les luxations du pied sont ensuite décrites, ainsi que toutes les luxations où il y a ouverture de la peau et saillie au dehors des extrémités osseuses : l'auteur considère le pronostic de ces accidents comme excessivement grave, à juste titre ; il conseille de « ne pas entreprendre de soigner ces cas » qui se terminent par la mort avec spasme, fièvre et diarrhée dans un délai d'une semaine ; il est évident qu'il a raison à cette époque et jusqu'à l'avènement de la chirurgie antiseptique, ces luxations

accompagnées de plaies et d'issue au dehors des os,
étatent presque toujours fatales, si l'on n'amputait
pas rapidement. Pour les petites articulations des
doigts ou des orteils, l'auteur conseille d'envisager la
réduction des luxations compliquées de plaies, mais
s'il survient du « spasme » et de la fièvre, il recommande de reproduire la luxation, .ce qui est évidemment une façon d'empêcher l'arthrite suppurée de
devenir trop grave. Il décrit ensuite les accidents de
gangrène qui peuvent survenir après certaines fractures et luxations : il recommande d'attendre l'élimination du mort d'avec le vif et sa thérapeutique est
très prudente et toute expectative; il ne parle pas
d'amputation chez ces blessés, et prescrit d'attendre,
sans trop s'alarmer, car la gangrène, dans ces cas,
dit-il, est moins grave qu'on ne pourrait le penser ;
opinion évidemment trop optimiste.

Le traité des « Fractures » est également intéressant
et contient beaucoup de bonnes observations : il
débute par des considérations générales sur l' « extension » et sa grande importance dans tous les cas de
fracture : la façon de faire les bandages est minutieusement décrite; il faut serrer modérément, ne
pas provoquer de douleurs vives et changer fréquemment l'appareil. La réduction des fractures de
l'humérus est particulièrement remarquable : il faut
employer une extension au moyen d'un poids attaché
au niveau de l'avant-bras, près du coude et faire la
contrextension dans l'aisselle avec une bande fixée à
une poutre au-dessus du malade; c'est un excellent
procédé que nous employons encore aujourd'hui. Les
fractures de l'avant-bras, celle des os de la jambe, du
calcanéum, sont ensuite traitées avec beaucoup de
détails utiles : à propos des factures du calcanéum
l'auteur insiste sur la différence de pronostic,
qui est grande en effet, entre les simples ecchy-
moses qui se résorbent progressivement et les

teintes livides de la peau froide qui sont signes de gangrène menaçante. Pour traiter les fractures de jambe, l'auteur préfère les coussins bourrés de laine et déprimés en leur milieu, aux gouttières (solénoi) qui sont plus douloureuses pour le blessé et ne doivent être employées que pour le transport (changement de lit par exemple); des règles très précises sont indiquées pour le traitement des fractures compliquées de plaie; l'élimination des esquilles, petites ou grandes, est soigneusement décrite; il recommande l'emploi de l'extension continue dans les cas de fractures de jambes avec plaie; l'extension est réalisée au moyen de sachets de cuir sur lesquels tirent des baguettes de bois vert : le danger de la consolidation de la fracture en position vicieuse avec incurvation des os de la jambe en concavité tournée en avant, est signalé ainsi que les moyens d'y remédier. Des comparaisons avec les instruments employés en mécanique sont faites par l'auteur à propos de la réduction de certaines fractures ouvertes : il faut recourir aux trois meilleurs moyens dont dispose la mécanique, les treuils à manivelle, les leviers et les coins; le fameux banc d'Hippocrate qui est justement un treuil à manivelle, est décrit avec soin.

La gravité extrême du pronostic des fractures de l'humérus et du fémur avec plaie est soigneusement notée : le traitement chirurgical proprement dit est ici plus actif et devra consister surtout en section des extrémités osseuses atteintes de nécrose.

Le traité appelé « Mochlique » est une compilation sans grande valeur, faite presque entièrement de fragments empruntés aux deux traités précédents : comme l'indique son nom (mochlos, levier) c'est surtout un abrégé du traitement mécanique des fractures et des luxations, déjà décrites dans les traités des articulations et des fractures.

Le traité des « plaies de tête » est au contraire très

important et très original : c'est certainement un de ceux qui décrivent les opérations chirurgicales les plus intéressantes de la collection hippocratique. L'auteur débute par des considérations générales sur la forme des crânes, la minceur et l'épaisseur relatives des divers segments du crâne, la structure de la voûte, avec ses deux tables et le diploé; la nomenclature des différentes plaies du crâne et l'action des armes vulnérantes est minutieusement rapportée : elle fera longtemps autorité en chirurgie. Les fractures avec enfoncement sans plaie, les fractures par contre-coup sont très bien décrites et les indications de la trépanation sont longuement discutées et déduites des observations cliniques. On trouve en effet dans ce petit traité des « observations » véritables rapportées. J'en citerai une ici à titre d'exemple et de document intéressant.

« Autonomos, à Omylos, mourut d'une plaie de tête, le seizième jour : au milieu de l'été, il avait été blessé par une pierre lancée au milieu du sommet de la tête : je ne reconnus pas l'indication de trépaner; je fus trompé parce que c'était la région des sutures normales du crâne qui avait été blessée par la pierre; mais ensuite cela devint évident; il y eut à la clavicule, puis dans le côté une vive douleur, puis des spasmes des deux mains, car la plaie occupait le milieu du sommet de la tête. Le blessé fut trépané seulement le quinzième jour, il ne sortit qu'un peu de pus, la méninge n'était pas infectée ». On peut remarquer ici l'honnêteté scientifique du vieil auteur hippocratique qui ne craint pas de rapporter un échec, du moment qu'il s'en dégage un enseignement utile pour les autres; excellent exemple, toujours trop rarement suivi.

L'auteur hippocratique de ce traité connaît très bien ce fait clinique important que le spasme et les convulsions des membres siègent du côté opposé à la

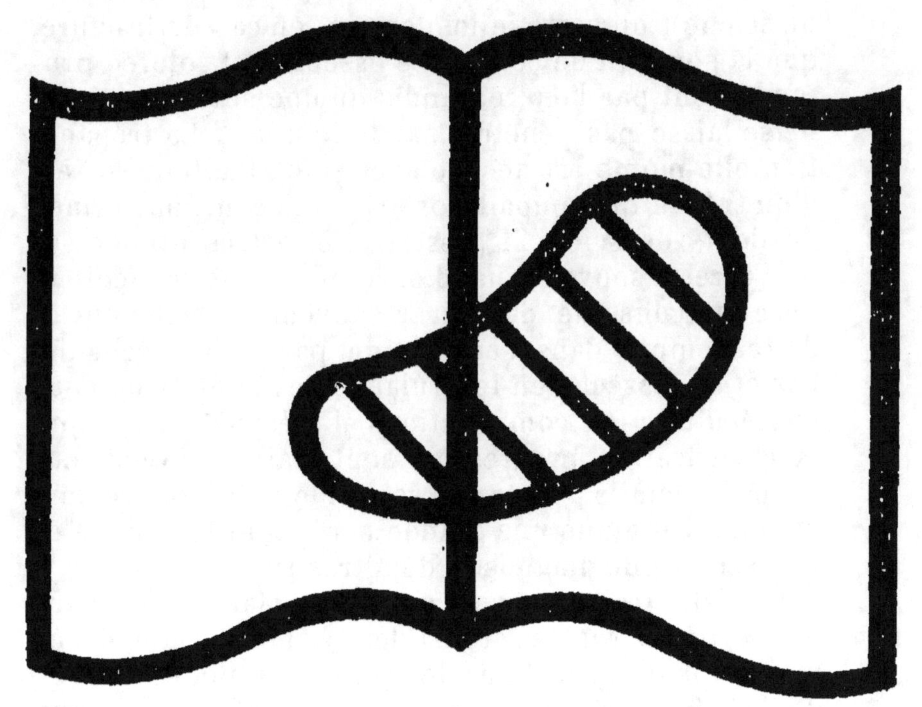

Illisibilité partielle

fracture : il insiste sur la rugination comme procédé de diagnostic des fêlures du crâne : la grande difficulté, c'est de distinguer une fêlure accidentelle d'une suture normale : en faisant un pansement avec le « médicament noir » en solution (peut-être de l'encre de seiche), on verra le lendemain, en cas de fracture, que la solution de continuité osseuse est colorée profondément par l'encre, tandis qu'une suture normale ne se laisse pas pénétrer par la teinture. La trépanation elle-même est décrite avec soin ; l'auteur se sert d'un trépan qui coupait l'os avec une couronne armée de dents de scie : il prescrit d'être très prudent et de s'arrêter souvent quand on approche de la méninge dure; il conseille de retirer souvent l'instrument et de le tremper dans l'eau froide, parce qu'il échauffe l'os et le dessèche en le brûlant. L'exfoliation osseuse consécutive, les complications d'érésypèle ainsi que la cicatrisation progressive sont traitées avec beaucoup de détails. Ce traité est, on le voit, très remarquable; il indique une grande perfection technique et une science du diagnostic déjà très sûre.

Le petit traité concernant les « plaies » et celui des « hémorroïdes et fistules » nous retiendront moins longtemps. Dans le traité des plaies, après des généralités sur les plaies, l'influence des saisons sur les cicatrisations, des distinctions entre les plaies avec exfoliation des os dans la profondeur, des plaies compliquées d'érésypèle, des obstacles à la cicatrisation, l'auteur aborde leur traitement par un grand nombre de topiques, consomptifs, incarnatifs, etc. La forme de ce traité est surtout aphoristique et il n'y a pas d'observations cliniques ni de grands détails de descriptions. Les hémorroïdes et les fistules sont traitées d'une façon quelque peu décousue et incohérente : les causes des hémorroïdes, leur cautérisation au fer rouge, l'excision, les suppositoires, les complications de rectite, de strangurie et de chute du rectum (évidemment le prolapsus hémorroïdaire) sont décrites avec quelques détails : l'auteur recommande de respecter certaines hémorroïdes et de ne pas entreprendre la cure de celles-ci, quand il y a des accidents aigus, ce qui est resté un conseil excellent. Pour montrer combien la « pathogénie » hippocratique est faible, comparée à la netteté et à la précision des descriptions de symptômes, je donne ici à titre d'exemple, la « cause » des hémorroïdes, telle qu'elle est décrite au début de ce traité : « La maladie hémorroïdaire naît ainsi : la bile ou le phlegme s'étant fixés dans les veines du rectum, échauffe le sang qui est dans les veines : ces veines ainsi échauffées attirent le sang des veines voisines, se remplissent et font saillie dans l'intérieur du rectum : les saillies (le texte dit les têtes) des veines débordent et sont contusionnées par les excréments qui sortent; elles sont distendues avec force par le sang accumulé : elles émettent au dehors avec force, en jet, ce sang, surtout pendant les selles, mais aussi en dehors d'elles ». Les fistules à l'anus sont décrites avec quelques détails : les fistules complètes, consécutives à un abcès précédé de diarrhée et de fièvre quarte, les fistules d'origine traumatique, les complications de rétention d'urine et de rectite, le traitement des fistules par l'incision, par la ligature et par les mèches, tous ces sujets sont successivement envisagés par l'auteur, mais d'une façon sommaire et souvent peu claire. Il semble que ces deux traités soient plutôt des notes prises à un cours ou en vue d'un cours, des « hypomnèmata », qu'un ouvrage complètement rédigé.

Il en est de même d'ailleurs des deux petits ouvrages suivants, celui sur le « médecin » et sur « la boutique ou l'officine du médecin ».

Ces traités sont intéressants plus par ce qu'ils font entrevoir que par ce qu'ils disent explicitement; le soin apporté par l'auteur à décrire dans le traité de l' « officine du médecin » (iétréïon) la position à donner au malade, aux aides, le meilleur éclairage, les façons de faire les pansements et de se servir des machines à réduction et des instruments, est tout à fait curieux : mais tout cela est rédigé en style télégraphique ; il n'y a pas de phrases entièrement construites le plus souvent, et on a affaire ici évidemment à de simples notes. Les conseils donnés par l'auteur hippocratique à celui qui veut être bon médecin sont très amusants. Il devra, dit-il, s'efforcer d'avoir le teint clair, d'être très propre de sa personne et de recourir à des parfums agréables : tout cela plaît au malade. Il devra savoir se taire et avoir une conduite très réglée et à l'abri du soupçon : il devra allier une certaine gravité (semnon) à la « philanthropie », ne pas avoir l'air trop austère et méditatif, ni surtout montrer une gaieté immodérée, ce qui le rendrait insupportable. Il doit savoir rester maître de lui-même, en présence des femmes, des jeunes filles et des objets précieux, au milieu desquels il se trouvera journellement placé dans l'exercice de sa profession. On reconnaît dans ces conseils ceux qui sont donnés au futur médecin dans le fameux « serment » des hippocratiques. Il n'y a dans tout cela rien que de très noble et certainement l'idée que ces vieux auteurs se faisaient du rôle du médecin était fort respectable. Je citerai aussi la très belle réflexion qui se trouve dans le livre des « Préceptes » et qui pourrait servir de devise à la chirurgie honnête de tous les temps : « là où il y a amour de l'humanité (philanthropie) là aussi il y a amour de l'art (philotechnie) ».

Il ne m'est malheureusement pas possible d'entrer ici dans une analyse plus étendue des autres œuvres de la collection hippocratique. Je tiens cependant à dire quelques mots de certains traités qui sont fort intéressants pour comprendre l'esprit général de la médecine et de la chirurgie grecques. Par exemple le « traité de l'ancienne médecine » et celui sur « la maladie sacrée ». Dans le premier on trouve des réflexions de cette portée : la médecine est une science fondée sur de longues et patientes observations ; il ne faut pas la laisser envahir par les théories des faiseurs de systèmes philosophiques ; la vanité de ces grands principes abstraits devient évidente dès qu'on essaie de les appliquer à la pratique. Cependant, l'auteur hippocratique tout en rejetant la physiologie *a priori* des doctrinaires, demande au médecin de faire tous ses efforts pour connaître la nature de l'homme ainsi que celle du milieu dans lequel il vit ; mais pour lui, c'est à la médecine seule qu'il appartient de construire cette science physiologique qui ensuite servira de base à la philosophie. On ne peut qu'admirer la haute valeur de ces préceptes et remarquer combien de temps ils sont restés lettre morte pour la médecine comme aussi pour la « philosophie » d'ailleurs.

Le court opuscule sur la « maladie sacrée » a pour but de montrer que cette maladie sacrée, c'est-à-dire l'épilepsie, n'est pas plus « sacrée » que les autres maladies. La cause de l'épilepsie est « naturelle » comme celle de toutes les autres maladies de l'homme ; c'est le cerveau qui est l'origine de cette très grave affection : en effet l'épilepsie est due à une accumulation de liquide dans la tête, « comme le prouve l'ouverture du crâne chez les chèvres épileptiques » et par là on peut voir, que ce n'est pas la divinité qui altère le corps, mais la maladie. Le cerveau est l'interprète de l'intelligence avec laquelle le cœur et le diaphragme n'ont rien à voir ; l'auteur réfute ensuite avec force ceux qui localisent l'intelligence dans le diaphragme (phrên, indûment rapproché de phrônéo, penser). On voit, sans qu'il soit nécessaire d'insister davantage, quelle est la haute valeur de ces petits traités hippocratiques, au point de vue de l'histoire des idées et quel rationalisme intégral, quel déterminisme scientifique s'y affichent déjà avec vigueur dans l'interprétation des phénomènes morbides. On n'exagère donc rien en disant que la médecine scientifique date des Grecs et que ce sont bien eux les premiers qui ont conçu ce qu'elle devait être pour mériter vraiment ce nom.

Je terminerai cette analyse des œuvres hippocratiques intéressant l'histoire de la chirurgie en rapportant un curieux passage qui se trouve perdu dans un petit traité « Sur la vision ». Dans un court paragraphe, l'auteur dit « Si quelqu'un dont les yeux sont d'aspect normal, perd la vue, il faut le guérir en incisant le sommet de la tête, en ruginant l'os, en trépanant et en faisant échapper « l'hydropisie » et ainsi les yeux redeviennent normaux ». On le voit, c'est notre « trépanation décompressive » appliquée au traitement de l'amaurose par hypertension intra-cranienne (opération qui n'est régulièrement pratiquée que depuis une vingtaine d'années) que nous voyons clairement proposée par un inconnu, il y a quelques vingt-trois siècles! L'histoire de la médecine réserve de ces surprises.

*<br>* *

Il nous est maintenant possible de porter un jugement d'ensemble sur la chirurgie grecque ancienne, telle que nous la représentent les œuvres du Corpus Hippocratique. Je répète que nous n'avons aucune raison d'attribuer à Hippocrate lui-même telle ou telle de ces œuvres chirurgicales; cette attribution n'a d'ailleurs aucun intérêt : tels qu'ils sont, ces traités que le hasard, représenté dans le cas particulier par le choix des grammairiens de l'école d'Alexandrie, a réunis, nous permettent très bien de nous faire une idée assez complète de ce que pouvait être la chirurgie grecque entre la fin du v° siècle et la première moitié du iv° avant J.-C.

Examinons d'abord la valeur intrinsèque, au point de vue scientifique et pratique, de ces livres chirurgicaux hippocratiques. Scientifiquement, cette valeur est considérable : en effet, c'est chez eux que nous trouvons pour la première fois dans la littérature médicale écrite de tous les temps, des traités systématiques sur un sujet donné et non plus de simples compilations de procédés ou de recettes, recueillis au hasard, comme chez les Egyptiens. Le traité des luxations (péri arthrôn) analysé plus haut est à ce point de vue un véritable chef-d'œuvre ; la description des luxations de l'épaule qui commence l'ouvrage est parfaite, ainsi que l'exposé des moyens de réduction ; de même le traité des plaies de la tête renferme d'excellentes parties et celui qui l'a écrit était un chirurgien et un très bon observateur. Evidemment la chirurgie, en général, et celle des luxations et fractures ou des plaies de la tête en particulier, est un cas tout à fait favorable pour une étude vraiment objective de la pathologie et de la thérapeutique. L'interprétation mécanique relativement simple des faits et l'évidence de l'efficacité du traitement ne purent manquer de frapper vivement des observateurs aussi exercés et attentifs que l'étaient les médecins grecs ; la nature mystérieuse (parce qu'infiniment plus complexe et moins évidente) des affections médicales, laissait encore le terrain libre à bien des imaginations et à des théories arbitraires alors que déjà les faits de chirurgie avaient montré comme seuls recevables pour les expliquer un déterminisme précis et très simple, une interprétation en quelque sorte mécanique de la pathologie et des effets du traitement des lésions constatées chez les blessés. Il suffisait en effet de comprendre en gros la physiologie des leviers osseux et la mécanique articulaire, ce qui n'est pas bien difficile quand on sait la forme générale du squelette et des extrémités osseuses, même sans avoir fait des articulations une étude approfondie : or c'était justement le cas des médecins grecs de cette époque ; ils ne disséquaient pas le cadavre humain et ils ne connaissaient guère qu'un peu d'ostéologie ; mais par contre, ils savaient admirablement l'anatomie des formes grâce à la fréquentation constante des gymnases ; de même aussi les exercices violents auxquels se livraient quotidiennement les jeunes gens, donnaient aux médecins grecs des occasions nombreuses de voir des luxations et des fractures et par conséquent aussi d'expérimenter les procédés de réduction. Il est donc très facilement explicable que la meilleure pathologie et la meilleure thérapeutique chirurgicales de la collection hippocratique soient justement celles des luxations et des fractures. Mais il ne faut cependant pas méconnaître la valeur des autres traités, comme celui des plaies de tête, ni celle de nombreuses petites observations disséminées dans toute la collection dont j'ai rapporté plus haut quelques exemples. L'esprit d'observation méthodique, la préoccupation constante de subordonner les symptômes constatés à une lésion sous-jacente vérifiable, l'honnêteté dans la publication des résultats (car l'auteur ne craint pas, nous l'avons vu, de publier ses insuccès), l'esprit laïque enfin qui écarte l'intervention de toute cause surnaturelle aussi bien dans la production des lésions que dans les résultats du traitement, voilà ce qui domine dans ces œuvres chirurgicales de la collection hippocratique et ce qui leur donne une valeur, on peut dire unique, dans l'histoire de la chirurgie ancienne et même dans l'histoire de la science en général. La bonne méthode était trouvée : observation précise, esprit critique, rejet de toute cause surnaturelle ou non vérifiable, explication mécanique des lésions et traitement conforme à cette interprétation ; il ne restait plus qu'à l'appliquer à tout le domaine de la chirurgie, puis, plus tard à la médecine, ordre de connaissances beaucoup plus complexe et plus difficile et qui, de ce fait, allait pendant bien longtemps encore cheminer péniblement dans l'ornière du dogmatisme et de la spéculation pure.

Au point de vue pratique, ces livres hippocratiques traitant de la chirurgie sont également d'un haut intérêt ; leur lecture était certainement capable d'enseigner à des débutants, les principes essentiels de l'art chirurgical. Clairement écrits et très précis, ils ne pouvaient être que très utiles aux futurs techniciens et en fait, ils ont servi pendant de nombreux siècles à l'éducation d'un grand nombre de générations de médecins et de chirurgiens. En tout cas, le simple fait de l'existence de livres techniques rédigés à cette époque prouve qu'ils répondaient déjà à un besoin ; en effet le livre technique n'apparaît dans une littérature écrite que lorsqu'il est devenu nécessaire, par la diffusion suffisante de l'instruction et par la multiplication des lecteurs : ce livre technique n'est pas une œuvre d'art, comme un poème ou une histoire, dont l'apparition est spontanée, comme le génie luimême, et n'a pas au début besoin de beaucoup de lecteurs, dût-il par la suite en trouver des milliers.

Ces ouvrages techniques de la collection hippocratique diffusèrent les notions chirurgicales précieuses qu'ils contenaient et rendirent par cela même les plus grands services aux chirurgiens grecs dont la valeur, pendant toute l'antiquité, fut reconnue comme très grande par tous les peuples. On sait l'histoire du médecin grec Democédès rapportée par Hérodote (livre III) ; ce Democédès était originaire de Crotone ;

il avait été obligé de s'enfuir à Egine. Là, bien que « dépourvu de ces outils qui sont essentiels à la pratique de l'art », il eut tant de succès qu'il fut nommé médecin public, aux appointements d'un talent ; Polycrate, tyran de Samos, lui offrit deux talents et Democédès vint s'installer dans l'île. Il fut pris et emmené en captivité par Darius, après la défaite de Polycrate : il soigna Darius pour une fracture du cou-de-pied que les médecins égyptiens n'avaient pu réduire et il acquit même une telle réputation à la cour de Darius qu'il fut appelé à donner des soins à la reine Atossa, femme de Darius, pour une tumeur du sein. Le soin extrême apporté à l'étude du pronostic est très remarquable dans les ouvrages hippocratiques : les Aphorismes, par exemple, qui sont en général de courtes sentences médicales, écrites en un style volontairement raccourci et destinées à l'effet, ont, pour ainsi dire, trait tous à des remarques pronostiques : « Si tel et tel symptôme s'observe, c'est signe de mort ou au contraire de guérison ». C'est à cette formule que peuvent être ramenés la plupart des plus célèbres aphorismes hippocratiques. Ce grand souci de la « prévision » des événements est certainement l'indice d'une médecine très socialisée, qui a déjà bien compris que si l'homme malade veut avant tout être guéri, son entourage s'inquiète aussi, et quelquefois surtout, de savoir si le malade guérira, combien de temps il mettra à guérir et quelle sera la valeur de sa guérison.

Il est néanmoins bien probable que ces livres écrits, quelle que pût être leur utilité, ne devaient tenir dans l'éducation et la formation techniques du futur médecin qu'une place en somme assez restreinte. La profession médico-chirurgicale, « l'art », comme disent les traités hippocratiques, s'apprenait chez les Grecs, comme chez tous les peuples neufs, essentiellement par l'apprentissage : le texte du fameux serment suffit à lui seul à nous le prouver : un médecin habile réunissait autour de lui des élèves qu'il instruisait dans son art et qui transmettaient à leur tour à d'autres la tradition qu'ils avaient reçue de leur maître. Il ne semble pas qu'il y ait eu chez les Grecs, au moins à cette époque, rien qui ressemblât à ces écoles professionnelles, qui de nos jours, paraissent indispensables pour l'enseignement des métiers à la fois pratiques et scientifiques, comme celui de médecin, d'architecte ou d'ingénieur. C'était par le contact immédiat avec la réalité, à la suite d'un maître qui le dirigeait, aidé aussi de quelques livres, que le jeune homme apprenait son « art », c'est-à-dire à reconnaître et à traiter les maladies et les blessures et à se servir des nombreux appareils et outils spéciaux que son maître avait reçus lui-même par tradition directe. On peut remarquer d'ailleurs que cet enseignement de la médecine par apprentissage n'a jamais cessé (et au fond ne peut cesser) d'être en usage ; l'apprentissage à l'hôpital de nos jours, comme externe et comme interne, joue un rôle capital dans l'éducation du futur médecin et chirurgien : *rien ne pourra jamais le remplacer* : c'est aujourd'hui un apprentissage réglé, plus scientifique, précédé et accompagné des études théoriques indispensables, mais nullement différent au fond de celui du temps passé.

Voyons maintenant ce que pouvait être la profession de chirurgien chez les Grecs du v<sup>e</sup> ou du iv<sup>e</sup> siècle. Il est infiniment probable tout d'abord que le chirurgien spécialiste, c'est-à-dire ne pratiquant que la chirurgie, n'existait pas encore à cette époque : en tout cas, dans les œuvres hippocratiques, nulle part il n'est fait allusion à une distinction essentielle entre celui qui soigne par le régime et par les médicaments et le chirurgien qui se sert de ses mains armées de machines et d'outils. Du reste, la chirurgie hippocratique est, à tout prendre, très simple : elle s'occupe surtout, comme nous l'avons déjà dit, des blessures, des luxations, des fractures et des difformités des os et des articulations. Pour la réduction de ces luxations et fractures, elles emploient un grand luxe d'appareils, des treuils, des moufles, des machines à réduire ; ces appareils de force étaient d'ailleurs absolument nécessaires à cette époque pour réduire des luxations, chez des hommes bien musclés, en l'absence d'anesthésie générale. Ces procédés hippocratiques continuèrent pour cette raison à être employés, plus ou moins modifiés, jusqu'à l'époque où les anesthésiques permirent de s'en passer, c'est-à-dire jusqu'au milieu du xix$^e$ siècle.

Le plus grand soin est apporté également dans les descriptions des livres de chirurgie hippocratique à la confection des bandages pour maintenir réduits les membres fracturés ou pour panser les plaies : savoir faire un bandage élégant est considéré comme la marque du bon médecin et les auteurs hippocratiques, en vrais Grecs toujours amoureux de la forme, insistent beaucoup sur ce point. L'instrument chirurgical le plus spécial, employé par les chirurgiens de cette époque, c'est le trépan, évidemment emprunté aux travailleurs du bois, charpentiers et menuisiers, dont la technique, à cette époque, était déjà fort avancée (construction des navires, en particulier). Le trépan (térétron, trypanon) est déjà signalé dans Homère (Odyssée, V et XXIII) comme instrument servant à la construction du radeau d'Ulysse ou à celle du lit nuptial fait par le héros lui-même, comme on sait, avec un olivier qui se trouvait dans la cour du palais ; ce trépan dérive certainement de la vrille ou de la tarière des charpentiers, outil bien ancien puisqu'on l'a trouvé déjà dans des sépultures de l'âge du bronze. Il n'est que peu question d'amputations dans la chirurgie hippocratique : elles ne semblent même pas avoir été pratiquées alors dans les cas de gangrène. Quelques opérations d'abcès, de fistules, d'hémorroïdes, quelques ablations de tumeurs superficielles et enfin le traitement des plaies accidentelles et des ulcérations, voilà en somme presque toute la chirurgie des auteurs hippocratiques.

Elle est, on le voit, assez simple dans sa technique et très prudente dans ses indications, ce qui est en conformité parfaite avec toute l'inspiration des livres hippocratiques : « *primum non nocere* », c'est au fond l'idée essentielle de toute la thérapeutique hippocratique : tous les auteurs des traités de cette vaste collection, si hétérogène par d'autres côtés, sont unanimes et tous d'accord sur ce point : ils conseillent toujours, en y insistant, de ne traiter que des cas qui semblent devoir être curables, de ne pas s'attaquer à la légère à des cas désespérés ou incurables, comme le font les charlatans ignorants et par conséquent de ne pas pratiquer d'opérations dangereuses, comme la taille de la vessie, mais de laisser ce soin aux spécialistes : on sait que cette recommandation est nettement spécifiée dans le texte du « Serment », ce qui prouve bien la grande importance que les médecins hippocratiques lui attribuent.

On a beaucoup discuté sur ce texte et les interprétations les plus bizarres ont été proposées ; on a été par exemple jusqu'à vouloir donner à « lithôntas » qui veut dire « ceux qui ont la pierre », le sens de « ceux qui ont mal aux testicules », d'où le sens de « tailler » qui ici signifierait « castrer » (?) ; ces tortures du texte et de l'imagination sont, à mon sens, bien inutiles ; il me semble que l'explication du passage du serment est très simple, si l'on considère le ton général de grande prudence des conseils thérapeutiques donnés par tous les auteurs hippocratiques. A cette époque, la taille vésicale, en l'absence de données précises sur l'anatomie des rapports de la vessie, était une opération très risquée et dangereuse; un médecin hippocratique consciencieux et soucieux de sa réputation et qui par conséquent n'opérera qu'avec un minimum de risques et dans des cas bien définis, ne doit pas se lancer dans une opération aussi aléatoire que la taille : il laissera les spécialistes la tenter s'ils le veulent. Quoi de plus logique et de plus parfaitement conforme à tout l'esprit des œuvres hippocratiques! Il n'y a rien que de très naturel dans cette défense de faire la taille et l'on ne peut être qu'étonné de l'état d'esprit des commentateurs qui aiment à tout compliquer et torturent les pauvres textes classiques jusqu'à les rendre souvent incompréhensibles.

Un point que nous connaissons assez mal, c'est la condition juridique du médecin grec : dans quelle mesure est-il responsable de ses actes et qu'arrivait-il si un patient mourait des suites d'une opération? Il semble d'après certains textes (en particulier celui de l'orateur Antiphon) que les médecins grecs n'étaient pas juridiquement responsables : Antiphon se plaint en effet que le médecin qui a laissé mourir par sa faute un malade qu'il soignait, ne soit pas considéré comme devant rendre compte de cette mort. De même Platon, dans sa Politique et dans ses Lois, signale cette irresponsabilité des médecins : Aristote lui oppose la responsabilité des médecins égyptiens qui étaient déférés en jugement quand ils avaient contrevenu à certaines règles précises de leur art, ce que d'ailleurs il n'approuve pas (v. p. 37). Les deux philosophes grecs remarquent, en effet, combien il est difficile, dans les arts, de formuler des règles qui puissent s'appliquer à tous les cas : Platon dans le « Politicus » (294), le dit expressément : « car les inégalités des hommes et des actions humaines et l'instabilité des choses humaines qui font que rien ne reste, pour ainsi dire, jamais en repos, ne permettent à aucun art d'établir en rien une règle absolue qui s'applique à tous les cas et à tous les temps ». C'est la sagesse même et les cadres rigides de la médecine égyptienne, si peu favorables au progrès, ne pouvaient que déplaire à ces libres esprits.

Remarquons encore que la profession de médecin et par conséquent celle de chirurgien, sont exercées chez les Grecs du v<sup>e</sup> et iv<sup>e</sup> siècles par des hommes libres et qu'elles sont très estimées. Il existait certainement à cette époque des « médecins publics » qui soignaient les indigents ; on en a la preuve par une inscription, où un certain Evenor est loué pour avoir traité gratuitement tous les malades, alors que son contrat ne l'obligeait à donner ses soins qu'aux « seuls indigents ». Dans la comédie des Acharniens, Aristophane fait répondre par Dicéopolis à un paysan qui lui demande un collyre : « Je ne suis pas médecin public ; va t'adresser à Pittalos et à ses séides ». De même quand Lamachos reparaît sur la scène, à la fin de la même pièce, il se fait transporter chez ce même Pittalos, évidemment un « médecin public » contemporain, qu'Aristophane se plaît à citer sans que nous en sachions la raison. Nous avons vu dans l'analyse des traités hippocratiques la description sommaire de l' « iatreion » ou officine du médecin : cet iatreion comprenait la demeure privée du médecin, une salle d'opérations avec les « organa », outils variés et appareils à réduction des fractures, etc., et aussi probablement une ou plusieurs pièces pour hospitaliser certains malades ou blessés graves. Il semble pourtant que la grande majorité des malades et blessés aient, à l'époque grecque dont nous parlons, été surtout soignés chez eux.

L'existence de « iatreia » publics importants n'est pas bien prouvée. Je ne parle pas des temples d'Asclepios, les « Asclepeia » qui n'ont rien à voir avec la médecine grecque scientifique : les inscriptions retrouvées à Epidaure suffisent aujourd'hui à nous prouver quelle valeur il faut attribuer à l'absurde légende transmise par Pline l'Ancien, et souvent citée depuis comme une autorité, suivant laquelle les hippocratiques se seraient servis pour établir leurs observations médicales des « ex-voto » consacrés dans les temples. Il suffit d'avoir lu quelques-unes de ces inscriptions pour être fixé à cet égard : elles sont souvent ineptes ou bien attestent des miracles, comme celle-ci par exemple : « Nicanor était boiteux : il était assis dans le temple et éveillé : un enfant vint lui voler son bâton : Nicanor se leva et poursuivit l'enfant ; il fut ainsi guéri » (Recueil d'inscriptions grecques, Ch. Michel, p. 826). Inutile d'insister sur l'intérêt que de pareilles « observations » ont jamais pu présenter pour le développement de la science médicale.

La chirurgie militaire existait chez les Grecs, comme on aurait pu le deviner, si le fait n'était pas prouvé par des textes : on sait par exemple qu'un Asclépiade, Nebros de Cos, prit part à la guerre de Crissa, où il se rendit sur une galère à cinquante rameurs, équipée à ses frais et pourvue de tout ce qu'il fallait à la fois pour traiter les malades et pour combattre (Hippocrate, Ed. Littré, t. 9, p. 407). Xénophon, dans l'Anabase, fait de fréquentes allusions aux médecins qui accompagnaient les dix mille aventuriers mercenaires grecs dans leur retraite à travers l'Arménie ; le même auteur, dans sa république des Lacédémoniens, parle des médecins qui devaient se mettre, avec les joueurs de flûte et les devins, au service du général, au début d'une bataille.

Après avoir montré combien la chirurgie hippocratique était déjà d'une haute valeur dans l'ensemble et combien elle était digne de la civilisation grecque des ve et ive siècles, il faut cependant que nous en montrions les insuffisances et les défauts. Son insuffisance majeure, c'est l'anatomie ; en effet en dehors du squelette qui est assez bien connu, de l'anatomie

des masses musculaires, des formes et du jeu des
articulations qui le sont parfaitement, ce qui ne
saurait surprendre chez ce peuple d'artistes amoureux
de la beauté plastique, on peut dire que le reste de
l'anatomie hippocratique est à peu près inexistant ; il
semble que dans ce sens, il n'y a pas eu de progrès
sérieux depuis les poèmes homériques, c'est-à-dire
depuis environ quatre à cinq siècles. On sait que la
dissection du cadavre humain était défendue, comme
sacrilege, par la religion grecque et il faut voir là
certainement une des raisons principales de cette grave
insuffisance de l'anatomie hippocratique.

Ce sera l'œuvre capitale des médecins et des
chirurgiens grecs de l'Ecole d'Alexandrie que de
créer une anatomie humaine à peu près correcte :
sous le nom de Galien, elle sera transmise à tous les
peuples d'Occident et régnera en maîtresse souveraine avec ses qualités et ses erreurs jusqu'à l'époque
de la Renaissance, jusqu'à Vésale.

On peut aussi reprocher à la chirurgie hippocratique sa trop grande timidité ; on sent, en lisant les
ouvrages chirurgicaux de la collection hippocratique,
que le souci de ne pas avoir d'insuccès est par trop
prédominant ; cette prudence est une préoccupation
constante chez le médecin hippocratique qui ne recourt
à l'acte manuel, que dans des circonstances parfaitement précises et en somme très limitées. Ce sont là
évidemment des conditions assez peu favorables au
grand développement de la chirurgie opératoire.
Nous verrons plus tard combien les médecins grecs
d'Alexandrie et d'Asie Mineure devinrent plus auda-
cieux, grâce à leurs meilleures connaissances anatomiques (et peut-être aussi à cause de leurs relations
avec des peuples comme les Hindous ?) ; ils créèrent en
peu de temps une chirurgie opératoire déjà très
complète et très hardie qui restera pendant des siècles
la base commune sur laquelle s'édifiera la chirurgie

moderne et qui ne sera définitivement surpassée qu'après la révolution chirurgicale du xixe siècle.

Il est curieux, je crois, de remarquer à ce propos, que l'évolution historique de la chirurgie a suivi l'ordre inverse de celui que nous considérons aujourd'hui comme le seul logique pour l'enseignement de cette partie de la médecine. En effet, de nos jours, tout le monde s'accorde à reconnaître que pour devenir chirurgien, il faut d'abord apprendre à fond l'anatomie humaine normale et la physiologie, puis l'anatomie pathologique et la pathologie des affections qui peuvent recevoir un traitement chirurgical ; cet enseignement théorique préliminaire est terminé et comme couronné par l'étude des opérations sur le cadavre et enfin par leur exécution sur le vivant; on commence par la théorie et on finit par la pratique.

C'est exactement l'ordre contraire qu'a suivi l'évolution naturelle de la chirurgie comme nous pouvons le constater en évoquant les débuts de son histoire. En effet les primitifs et les premiers civilisés, Egyptiens ou Chaldéens, ignorent à peu près complètement l'anatomie humaine et leur physiologie est fantaisiste; mais s'ils se trouvent en présence d'une blessure, d'une luxation, ils feront « quelque chose », d'instinct, sous l'inspiration du moment et d'une façon en quelque sorte réflexe : s'il s'agit par exemple d'une luxation de l'épaule, ils voient bien qu'il y a quelque chose de démis, de dérangé dans cette épaule : ils tirent donc sur le bras d'une façon plus ou moins heureuse et la luxation se réduit enfin : le blessé peut se servir à nouveau de son bras et la guérison est facile à vérifier : si quelques-uns de ces primitifs, chirurgiens improvisés, ont le sens de la mécanique articulaire, comme nos rebouteux actuels, ils recommencent à l'occasion, en tirant sur le bras de la même façon qui leur a déjà réussi et s'ils transmettent à leurs descendants leur procédé, voici une technique purement empirique de réduction de la luxation de l'épaule découverte, par des gens qui ignorent absolument l'anatomie. Ce ne sera que bien plus tard, lorsque l'anatomie humaine aura acquis une précision suffisante, et que le squelette et les articulations auront été bien étudiés, que l'on pourra comprendre par quel mécanisme se produit la luxation de l'épaule et comment il est le plus rationnel de la réduire ; on fera alors la « théorie » des luxations ; on pourra l'enseigner, ce qui, pour Aristote, est le critérium de la vraie science (épistémé) ; à ce moment seulement on pourra commencer à parler de science chirurgicale précise et non plus d'empirisme pur.

L'action a toujours précédé la réflexion et la systématisation dans l'ordre naturel des faits. Il en a été de même du reste pour toutes les autres sciences techniques ; il est évident que l'empirisme doit précéder toujours les systématisations théoriques qui au début ne peuvent guère être que des cadres destinés à classer les phénomènes déjà connus ; ce n'est que bien plus tard, lorsque la science sera déjà basée sur un ensemble de nombreux faits solidement acquis et vérifiés par l'expérience, que la théorie pure pourra quelquefois conduire à de nouvelles découvertes, surtout d'ailleurs en transposant par analogie les données qui ont été vérifiées expérimentalement dans une science à une autre science moins avancée ; c'est justement le rôle de l'imagination scientifique, qualité toujours très rare, que de donner l'idée de ces transferts souvent si féconds.

Les Grecs du v⁰ et du ɪvᵉ siècle, nous représentent une étape essentielle de l'évolution qui a fait sortir la pratique chirurgicale de l'empirisme pur du début, pour l'élever progressivement à la dignité d'une véritable science ; ils héritent de tout l'empirisme antérieur, celui qui s'est accumulé chez eux et celui qu'ils peuvent emprunter aux civilisations voisines avec lesquelles ils sont en contact constant (Asie Mineure, Egypte); comme ces pratiques empiriques le leur ont appris, ils commencent eux aussi par tirer sur les membres luxés et les réduisent tant bien que mal; ils débrident la plaie d'entrée d'un projectile pour pouvoir le retirer; ils trépanent un enfoncement crânien; en agissant ainsi, ils ne font en somme que ce qu'ont déjà fait tous les premiers civilisés, leurs prédécesseurs. Mais au lieu d'en rester à ce stade, les médecins grecs observent mieux, critiquent, comparent, réunissent des cas analogues, essaient de les classer et surtout écartant par principe toute interprétation surnaturelle ou mystique, ils tâchent d'expliquer ces faits disparates en les incorporant à une doctrine générale, à un système emprunté lui-même à une autre systématisation logique de l'ensemble des phénomènes physiques qu'ils viennent également de créer à cette époque et qu'ils appellent « philosophie » ou mieux « physiologie », au sens premier du mot (physis, ordre naturel).

C'est là l'immense supériorité des Grecs sur leurs prédécesseurs : c'est ainsi qu'ils ont les premiers l'idée de la science et que malgré d'énormes lacunes et de nombreuses erreurs, les ouvrages de médecine et de chirurgie grecque sont déjà quelque chose de vraiment scientifique, qui contient en germe tous les progrès futurs. Ils veulent que le médecin digne de ce nom soit à la fois un « technitès », c'est-à-dire un « homme de l'art » comme on a dit longtemps et aussi un « sophos », c'est-à-dire un homme instruit de l'ensemble de la philosophie naturelle; dans leur enthousiasme n'iront-ils pas jusqu'à dire que « le médecin philosophe » est égal aux dieux !

J'ajouterai en terminant, que les Grecs ont su créer un vocabulaire médical technique, d'une richesse et d'une précison incomparables; ce vocabulaire ils l'ont transmis aux Romains et nous vivons encore aujourd'hui sur ce fond commun de termes grecs plus ou moins latinisés ; quand nous voulons créer des mots nouveaux en médecine, c'est toujours au grec, mêlé parfois de quelque hybridité latine (au grand scandale des puristes) que nous recourons encore de nos jours ; or on sait avec quel zèle les médecins de tous les temps se sont employés à cette fabrication de néologismes qui ne répondent pas toujours à un besoin bien pressant ; mais les mots sont si prestigieux et tiennent si facilement lieu d'explication réelle !

Il importe d'ailleurs de remarquer que ce vocabulaire médical grec, malgré sa précision (qui est surtout évidente dans les descriptions chirurgicales), peut cependant prêter à des erreurs grossières quand on veut trop étendre le sens des mots qu'il emploie au lieu de s'efforcer d'en bien préciser la signification. C'est ainsi que, par exemple, on trouve dans les aphorismes d'Hippocrate, cet étrange passage : « Un jeune garçon n'a pas la goutte (podagra) avant d'avoir pratiqué le coït. » La traduction habituelle de podagra par la « goutte » rend cet aphorisme presque incompréhensible : car nous ne connaissons pour ainsi dire pas la « goutte » proprement dite chez les jeunes gens ; si au contraire nous comprenons « podagra », comme signifiant simplement et assez vaguement « douleur aiguë du pied », le passage hippocratique peut devenir très clair et faire allusion au rhumatisme blennorhagique, fréquent relativement chez les jeunes gens et dont le rapport étiologique avec le coït est évident. De même quand on a décrit récemment l'encéphalite léthargique, affection de l'encéphale dans laquelle la torpeur est un symptôme prédominant, certains auteurs qui veulent, même à notre époque, tout trouver dans Hippocrate, ont prétendu que cette affection était déjà décrite dans les œuvres hippocratiques : en réalité, le mot « léthargos », souvent employé en effet dans la collection hippocratique, a un sens excessivement vague : il désigne la stupeur, la torpeur de certaines grandes infections ; par exemple on trouve dans Hippocrate (Ed. Littré, tome 7, p. 123) : que « le léthargos est un mal de même nature que la péripneumonie ; il s'accompagne de toux, avec délire et somnolence ; quand le malade réchappe, il se forme une suppuration. » Il faut évidemment une grande naïveté, pour ne pas dire plus, pour trouver dans cette description du « léthargos » hippocratique quoi que ce soit qui ressemble à l'encéphalite léthargique de 1918.

# CHAPITRE IV

## CHIRURGIE GRECQUE :
## 2° PÉRIODE, ALEXANDRINE ET ROMAINE

Après les œuvres si remarquables qui nous sont parvenues grâce à la conservation de la collection hippocratique, nous ne possédons plus aucun traité chirurgical écrit jusqu'à l'ouvrage latin de Celse, qui vivait probablement sous Tibère, c'est-à-dire dans les premières années de l'ère chrétienne : que s'est-il passé d'intéressant pour l'histoire de la chirurgie pendant ces trois siècles et demi qui séparent la fondation d'Alexandrie en Egypte (331 avant J.-C.) et le règne de Tibère (mort en l'an 37 après J.-C.)?

Nous ne pouvons répondre à cette question que par des documents de seconde main puisque toutes les œuvres originales des médecins grecs de cette époque sont perdues : nous n'en possédons en effet que des extraits avoués ou des copies sans référence, qui ont été faites par les compilateurs qui s'échelonnent entre Celse et Oribase et Paul d'Egine, c'est-à-dire entre le début de l'ère chrétienne et la chute de l'Empire romain. Pendant cette période de plusieurs siècles, il est donc impossible d'attribuer avec certitude à un chirurgien particulier, la paternité d'une découverte, surtout lorsqu'on connait les habitudes des anciens auteurs qui ne citent que très rarement leurs sources et n'ont aucun scrupule à se copier mutuellement sans le dire. Par conséquent il est tout à fait inexact de parler, comme on l'a fait souvent, de la chirurgie d'un auteur désigné par son nom, de la « chirurgie de Celse », par exemple (c'est d'autant plus faux dans ce cas particulier que Celse n'était pas même médecin, mais que ce fut un simple compilateur et rédacteur d'encyclopédie, comme nous le verrons). Au lieu de citer des noms d'auteurs, il faut donc parler plutôt de l'état de la chirurgie à telle ou telle époque, autant qu'il nous est possible d'en juger par les ouvrages conservés que nous pouvons encore lire : par conséquent les noms des chirurgiens cités n'auront ici que la valeur de repères chronologiques.

Les documents qui ont été utilisés dans la compilation latine de Celse et par les auteurs grecs qui se succèdent jusqu'à Oribase, en passant par le fameux Galien, nous permettent de mettre en valeur deux faits qui sont très intéressants pour notre sujet; le premier, c'est qu'il y eut à Alexandrie, d'abord, et ensuite aussi en Asie Mineure, pendant les trois siècles qui précèdent l'ère chrétienne, des écoles d'anatomie et de chirurgie grecques d'une grande valeur qui firent faire à ces connaissances des progrès considérables; le second, c'est que toute la production scientifique de cette période en anatomie, médecine et chirurgie, *fut l'œuvre exclusive des Grecs ;* la contribution des Romains est à ce moment (et d'ailleurs restera toujours) à peu près nulle en ce qui concerne la médecine et la chirurgie. Ces deux notions importantes peuvent être considérées comme bien établies par tout ce que nous pouvons savoir de précis sur cette époque.

Quelques noms surnagent au milieu des textes rassemblés par Celse et les auteurs postérieurs : au point de vue anatomique, nous pouvons citer Hérophile et Erasistrate, au point de vue chirurgical, Asclépiade de Bithynie et ses élèves.

Les découvertes anatomiques attribuées par Celse
à Hérophile et à Erasistrate qui vécurent tous deux
à Alexandrie, probablement au iii° siècle avant J.-C.,
sont des plus importantes et montrent bien quelle
haute valeur les connaissances médicales acquirent
rapidement à la lumière de ce foyer intellectuel que
le génie grec avait allumé en Egypte et qui fut, comme
on l'a dit, la première « Université » que le monde
ait connue. Il semble bien établi que ce furent Hérophile et Erasistrate qui pratiquèrent les premiers des
dissections humaines systématiques, base essentielle
de toute anatomie sérieuse ; ils furent même accusés
dans l'antiquité d'avoir fait des vivisections humaines
sur des condamnés à mort, que le roi d'Egypte leur
aurait permis de sacrifier. Ils créèrent de toutes pièces
l'anatomie du système nerveux central, montrèrent
les rapports des troncs nerveux périphériques avec la
moelle épinière et l'encéphale, séparant ainsi définitivement les nerfs des tendons avec lesquels ils étaient
toujours confondus dans les descriptions anatomiques
antérieures ; il est même probable que ces anatomistes
alexandrins ont vu aussi les vaisseaux chylifères du
mésentère ; ils parlent, en tout cas, de très fines
veines qui se terminent dans des ganglions situés
dans le mésentère.

Hérophile décrivit le confluent veineux occipital qui
porte encore son nom (pressoir d'Hérophile) et le
quatrième ventricule avec le *calamus scriptorius*,
ainsi que les plexus choroïdes. Il dénomme la pros-
tate, le duodénum, l'os hyoïde et dans la description
anatomique de l'œil, isola la rétine, le corps ciliaire
et le vitré.

Erasistrate décrivit parfaitement la trachée jusque-
là souvent confondue avec l'œsophage, les oreillettes
et les piliers tendineux des valvules du cœur.

On peut donc, sans exagération, dire que l'anatomie humaine (si faible dans les œuvres hippo-

cratiques) s'est constituée pour la première fois en une science sérieuse à l'École d'Alexandrie : elle continua à s'enrichir pendant deux ou trois siècles environ; elle atteignit, semble-t-il, son point culminant vers le premier siècle après J.-C.; elle fut codifiée ensuite dans l'œuvre écrite de Galien et à partir de ce moment ne progressa plus jusqu'à l'apparition de l'ouvrage de Vésale. Nous verrons un peu plus loin comment il paraît le plus convenable d'apprécier les écrits anatomiques de Galien: en tout cas, son œuvre est en filiation directe avec l'École d'Alexandrie qui reste le foyer central d'où est venue la lumière.

Nous ne savons à peu près rien, sauf leur existence, sur les écoles de médecine grecques d'Asie Mineure qui se développèrent après celle d'Alexandrie : il est certain seulement qu'elles furent très prospères, sinon très originales. A Pergame, à Éphèse, à Tralles, à Milet, il exista pendant toute la fin du monde antique des centres d'études médicales d'une grande activité; la plupart des médecins et chirurgiens grecs notables que nous verrons venir exercer à Rome, depuis le début de l'ère chrétienne jusqu'à la chute de l'Empire romain, venaient presque tous d'Asie Mineure et ce sont eux qui apportèrent à Rome les connaissances anatomiques, médicales et chirurgicales alexandrines dont ils étaient les dépositaires et qu'ils contribuèrent aussi probablement à développer. De plus, c'est dans ces villes d'Asie Mineure que les œuvres des médecins grecs furent traduites en syriaque, à la fin de la domination romaine, puis retraduites du syriaque en arabe et en hébreu et enfin retraduites en latin, au début du Moyen Age; c'est par cette voie détournée (qui n'est évidemment favorable ni à la conservation des textes, ni surtout à leur bonne intelligence) qu'un certain nombre d'œuvres médicales grecques parvinrent à la connaissance des médecins occidentaux au Moyen Age.

Les grands progrès de l'anatomie à l'école d'Alexandrie, les expériences de physiologie, moins bien connues mais certaines, de la même école donnèrent à la médecine et à la chirurgie grecques, à l'époque des Ptolémées, une vive impulsion et leur permirent de réaliser des progrès très sérieux. Je n'ai pas à m'occuper ici de la médecine ; néanmoins je signalerai l'importance dans l'histoire des idées médicales de la secte des Empiriques, qui se forma justement au second siècle avant J.-C. ; cette secte médicale qui se réclamait des Alexandrins anatomistes et physiologistes expérimentateurs, semble avoir bien compris la première toute l'importance de la toxicologie et de la pharmacologie expérimentales.

Rappelons à ce propos que Mithridate, roi de Pont, le redoutable adversaire des Romains, est resté célèbre aussi dans l'histoire comme l'inventeur (?) de l'immunisation contre les poisons par leur absorption répétée à petite dose ; il aurait même eu l'idée de s'immuniser, en absorbant le sang des canards parce que ceux-ci faisaient leur nourriture d'animaux venimeux, comme le raconte Pline l'Ancien, très probablement d'après des sources grecques (Histoire naturelle, L. 25) ; quelle que soit la valeur de ces récits qui renferment certainement une grosse part de légende, ils prouvent en tout cas quel intérêt avaient suscité, à cette époque, les recherches de toxicologie des médecins grecs d'Alexandrie et de leurs émules d'Asie Mineure.

Il est certain que la chirurgie s'est développée aussi beaucoup à l'école d'Alexandrie, à la suite des découvertes d'anatomie et de physiologie : les noms manquent presque complètement, il est vrai : mais cela nous importe peu. Les chirurgiens grecs de cette époque deviennent hardis, grâce à leur nouvelle connaissance de l'anatomie ; on voit facilement la différence de valeur qui existe entre la chirurgie grecque, telle qu'elle est décrite dans Celse et celle des œuvres hippocratiques. Le progrès réalisé en trois siècles a été très considérable ; je répète qu'il est l'œuvre uniquement des Grecs ; les Romains qui pendant ce temps, sont devenus les maîtres militaires et économiques du monde, ne prennent aucune part à cette évolution scientifique : en cela, comme en littérature et en art, ils sont purement réceptifs et « prisonniers de leurs vaincus », suivant le mot classique d'Horace.

C'est, je crois, le moment de présenter au lecteur Celse, l'auteur latin dont j'ai déjà parlé à plusieurs reprises. A. Cornelius Celsus vivait, semble-t-il, sous Tibère : il est certain qu'il n'était pas médecin de profession : c'était un gentilhomme romain qui avait écrit une sorte d'encyclopédie de vulgarisation, dont son ouvrage « de re medica », n'était qu'un fragment, le seul d'ailleurs qui nous ait été conservé. Il est aujourd'hui tout à fait prouvé que Celse ne fut qu'un compilateur ou même un simple traducteur des auteurs hippocratiques, des médecins grecs d'Alexandrie et de leurs successeurs. Wellmann, qui a fait des sources de Celse une étude approfondie (1913), pense que cet auteur n'a probablement même fait que traduire tout simplement un ouvrage de vulgarisation grecque, peut-être celui qui aurait été composé par Cassius Félix, médecin de Tibère, avant l'an 26 après J.-C. Au point de vue chirurgical, en dehors des auteurs hippocratiques, Celse cite surtout le chirurgien grec Megès, élève d'Asclépiade de Bithynie.

La fortune de l'ouvrage de vulgarisation de Celse fut singulière : peu apprécié de ses contemporains et successeurs immédiats, puisque Quintilien dit, peu poliment, en parlant de lui « mediocri vir ingenio », il fut presque complètement ignoré pendant le Moyen Age ; mais en 1478, à Florence, son traité « de re medica » fut imprimé : ce fut un grand succès; on l'appela le Cicéron médical et pendant trois siècles il eut plus de cent éditions! Autrefois, on le considérait comme un grand médecin et un fameux chirurgien : on parlait avec éloge de l'opération de Celse pour l'hydrocèle, des autoplasties de Celse par glissement, etc. Aujourd'hui nous savons que son seul mérite est de nous avoir conservé et transmis la science anatomique, médicale et chirurgicale des Grecs d'Alexandrie et de leurs successeurs : sans lui, nous connaîtrions encore moins bien cette période si importante de l'histoire de la médecine ; nous devons donc être en somme reconnaissants au gentilhomme romain Celse d'avoir eu le goût des compilations, des traductions et de la rédaction des ouvrages de vulgarisation; mais appeler une opération rapportée par Celse dans son ouvrage, opération de Celse, c'est à peu près aussi raisonnable que si l'on donnait dans quelques siècles le nom de Larousse aux inventions qui sont décrites dans l'encyclopédie de cet éditeur.

Le livre septième du « de re medica » de Celse traite uniquement de la chirurgie : il nous permet de nous faire une idée nette de ce qu'elle pouvait être au début de l'ère chrétienne et aussi d'apprécier les progrès considérables que cette technique avait réalisés depuis les écrits hippocratiques, c'est-à-dire depuis plus de trois siècles et demi. Le livre huitième et dernier de l'ouvrage de Celse est consacré à l'étude des fractures et des luxations; il est tout entier inspiré des écrits hippocratiques sur le même sujet (v. p. 58) et ne contient rien de nouveau.

Voici une analyse de ce livre septième de l'encyclopédie médicale de Celse. L'auteur commence par une définition de la chirurgie, cette troisième partie de la médecine, « celle qui soigne avec la main » par opposition aux deux premières, la diététique et la médecine pharmaceutique. Celse note, qu'en chirurgie, il est beaucoup plus facile de prouver l'efficacité d'un traitement, à cause de son résultat évident dans nombre de cas (*estque ejus effectus inter omnes medicinæ partes evidentissimus*). Il trace ensuite un portrait resté célèbre du chirurgien.

« Le chirurgien doit être jeune (ou du moins encore très près de la jeunesse); sa main ferme, agit posément, ne tremble pas; sa main gauche est aussi habile que sa droite : son regard est aigu et pénétrant : il est intrépide et cependant humain; il cherche à guérir le malade; les cris ne le troublent pas, il ne doit pas se hâter ni couper moins qu'il ne faut, mais agir comme s'il n'entendait pas les gémissements de son patient ». Celse décrit ensuite les signes de l'inflammation et de la suppuration (rubor, tumor, dolor, calor), les caractères de la suppuration de bonne ou de mauvaise nature, les fistules, les extractions de projectiles, les tumeurs superficielles (kystes sébacés, ganglions suppurés, etc.). On trouve rapportée au chapitre II de la chirurgie de Celse, la méthode de traitement des abcès par l'incision, suivie de l'application d'une ventouse, qui sert à extraire le pus : il faut mettre des ventouses jusqu'à ce que toute la « matière corrompue » soit éliminée. Ce procédé de traitement des abcès par l'incision et la ventouse a été publié de nouveau il y a une quinzaine d'années par un chirurgien allemand connu et l'on en parla même à cette époque comme d'une grande découverte ! Le chapitre de la chirurgie oculaire est très complet ; on y trouve décrit le chalazion, l'œgilops, le staphylome, l'ectropion, les occlusions palpébrales cicatricielles, le trichiasis, etc. Mais plutôt que de faire en quelque sorte un catalogue de ce que rapporte Celse, je crois qu'il sera plus intéressant pour le lecteur de traduire plusieurs passages concernant des opérations chirurgicales importantes que l'on trouve dans cet auteur, par exemple les autoplasties (Ch. IX), les plaies pénétrantes d'abdomen

(Ch. XVI), les cures opératoires des hydrocèles et des hernies (Ch. XX et XXI), la taille vésicale (Ch. XXVI), l'extirpation des varices (Ch. XXXI).

Les autoplasties (Ch. IX) : en cas de perte de substance cutanée lorsque par exemple la lèvre inférieure a été détruite en partie, Celse recommande de tracer deux incisions horizontales à la partie inférieure de la perte de substance à laquelle on aura donné d'abord une forme quadrilatère, puis de mobiliser les deux lambeaux ainsi formés et de les rapprocher : si la tension de ces deux lambeaux est encore trop grande, on fera de chaque côté, à une certaine distance, deux incisions courbes qui permettront alors un glissement suffisant des lambeaux qui seront réunis par la suture : c'est le procédé d'autoplastie par glissement avec deux incisions libératrices à distance, qui est excellent et très fréquemment encore employé aujourd'hui en chirurgie réparatrice.

Dans les plaies pénétrantes de l'abdomen (Ch. XVI), Celse recommande de placer le blessé sur le dos, les cuisses élevées ; si la plaie est trop étroite, pour rentrer l'intestin hernié, il faut la débrider suffisamment, laver les intestins avec un peu d'eau et d'huile, s'ils sont d'aspect desséché. Il faut ensuite avec le doigt, ou mieux avec deux crochets, écarter les deux lèvres de la plaie pour rentrer l'intestin ; il est nécessaire de commencer par réduire les anses qui sont sorties les dernières (excellent conseil, souvent négligé par des opérateurs peu méthodiques même de nos jours) ; il faut ensuite vérifier l'épiploon ; s'il est noir et sphacélé, on le coupe avec des ciseaux, s'il est sain on le rentre doucement. Pour suturer la plaie abdominale, il faut prendre deux aiguilles armées de fils solides et coudre toute l'épaisseur de la paroi, en commençant par le péritoine et en faisant ressortir l'aiguille au dehors de façon à éviter la blessure de l'intestin ; on continue à suturer, en changeant les aiguilles de main; ainsi se trouve réalisée une suture solide de toute la paroi avec une seule suture continue, comprenant le péritoine, les plans musculaires et la peau. On met un pansement mollement serré. Si l'intestin grêle est blessé, Celse considère le cas comme désespéré; le gros intestin peut être quelquefois, mais rarement, suturé avec succès.

Les cures opératoires des hydrocèles et des hernies sont assez difficiles à identifier avec précision dans l'ouvrage de Celse à cause du manque de précision de la nomenclature anatomique qu'emploie cet auteur. On peut cependant comprendre en gros la nature de ces opérations : l'incision sera inguino-scrotale : la peau incisée, on écarte les deux lèvres de la plaie avec des crochets; puis on dissocie les « membranes »; si on rencontre des vaisseaux sanguins importants, il faut les *couper entre deux ligatures* de fil de lin de façon à éviter une perte notable de sang; on arrive ainsi sur la collection aqueuse dans l'hydrocèle et on l'évacue; on enlève ensuite la partie malade, en respectant le testicule et le cordon. Les fils de ligature sont laissés longs et s'éliminent facilement au bout de quelques jours. Dans le cas de hernie, il faut inciser de la même façon jusqu'à la membrane moyenne (mediam tunicam), c'est-à-dire très probablement le sac herniaire; disséquer complètement cette membrane, puis l'enlever, sans léser le testicule; c'est la résection totale du sac herniaire; l'intestin est refoulé ainsi dans le ventre après ligature du sac. Quand il y a de l'épiploon adhérent dans la hernie, il faut s'il n'y en a qu'une petite portion, le refouler dans l'abdomen; si la partie d'épiploon herniée est volumineuse, il faut ou la détruire par la cautérisation (adurentibus medicamentis) ou la lier avec plusieurs fils de lin. On termine par une suture de la plaie, si on a pu rentrer l'épiploon; si celui-ci a été lié ou cautérisé, il faut laisser la plaie partiellement ouverte pour l'élimination des fils ou des parties sphacélées.

La taille vésicale pour calcul est longuement décrite par Celse : il recommande de ne la faire que chez les enfants entre neuf et quatorze ans ; le malade étant placé dans la position de la taille, c'est-à-dire renversé sur le dos, les cuisses fléchies et légèrement écartées, deux doigts de la main gauche sont introduits dans l'anus pour refouler le plus possible le calcul vers le périnée : une incision semi-lunaire périnéale est faite alors jusqu'au col de la vessie : celui-ci est coupé transversalement dans l'étendue suffisante pour apercevoir le calcul : si ce dernier est petit, on peut l'enlever avec le doigt ; s'il est plus gros, il faut le faire basculer avec un crochet mousse et l'amener doucement au dehors : s'il est « épineux », c'est-à-dire recouvert d'aspérités, il faut redoubler d'attention pour ne pas léser la vessie en l'enlevant, ce qui pourrait amener des accidents mortels de sphacèle de cet organe ; si le calcul est trop gros pour qu'on puisse le faire sortir par l'ouverture périnéale, on peut recourir à la manœuvre d'Ammonius, manœuvre qui est une sorte de lithotritie, de broiement du calcul dans la plaie : le calcul est en effet soulevé avec un crochet mousse et écrasé : les fragments sont ensuite enlevés ; mais ce procédé n'est pas sans danger, car on risque beaucoup de blesser la vessie. Il est remarquable de signaler la très grande analogie qui existe entre l'opération de la taille vésicale telle que Celse la décrit d'après les auteurs grecs, et l'opération que Lindsay vit faire par un opérateur hindou et que j'ai déjà relatée plus haut (v. p. 48) ; il existe certainement une source commune, mais il paraît impossible de savoir si celle-ci est grecque ou hindoue.

L'extirpation des varices est très bien décrite : on

incise la peau sur la veine variqueuse; les lèvres de la plaie sont écartées avec des crochets : la veine est disséquée de tous côtés, puis soulevée avec un crochet mousse; on coupe ensuite la veine variqueuse et quand tout le paquet est ainsi disséqué de tous côtés et les veines liées, on termine en réunissant les bords de la plaie par un emplâtre agglutinatif ». Cette opération était faite assez souvent à l'époque gréco-romaine, puisque Plutarque rapporte que le général romain Marius, le vainqueur des Cimbres et des Teutons, supporta avec beaucoup de courage la douloureuse excision de ses varices. On voit quels progrès considérables la chirurgie a faits depuis les hippocratiques sous la vigoureuse impulsion des médecins grecs d'Alexandrie et d'Asie Mineure et quelles acquisitions capitales sont des opérations précises et anatomiquement bien réglées avec hémostase par ligature des vaisseaux sanguins, comme celles que nous venons de rapporter.

L'étude de l'ouvrage, si heureusement conservé pour nous, de Celse, nous a permis d'apprécier l'évolution de la chirurgie entre les œuvres hippocratiques et l'ère chrétienne. Les œuvres de Galien vont nous rendre possible de prolonger notre étude de la chirurgie grecque jusqu'à la fin du IIe siècle après J.-C.

Un mot d'abord sur Galien (131-201 après J.-C.), cet auteur fameux dont le nom évoque d'une façon réflexe, chez tout homme moderne quelque peu cultivé, l'idée du médecin par excellence et qui symbolisa longtemps, avec Hippocrate, la médecine ancienne tout entière : son buste, en plâtre ou en bronze, à côté de celui d'Hippocrate, n'ornait-il pas, hier encore, la cheminée de tout médecin sérieux ?

Fils d'un architecte de Pergame, où il fit ses études de philosophie et de médecine, Galien vécut surtout à Rome, il y exerça avec le plus grand succès (du moins si l'on veut bien le croire), non seulement la médecine mais aussi la chirurgie : il s'était exercé la main, dit-il, sur les gladiateurs de Pergame et il se vante à plusieurs reprises de son habileté opératoire. L'œuvre de Galien est très volumineuse : c'est le plus copieux de tous les auteurs anciens dont les ouvrages nous soient parvenus. Galien est un écrivain, voire même un styliste : il adore les grandes phrases et les développements oratoires ; pour celui qui cherche dans ses œuvres des précisions techniques, il est souvent désespérant par son bavardage grandiloquent. Il a écrit sur tous les sujets : on trouve dans ses œuvres des petits traités de philosophie, de logique, de grammaire, des ouvrages de polémique médicale et philosophique et des commentaires sur Hippocrate, qui est pour lui une sorte de Bible, où se trouve contenue la vérité et dont il importe en conséquence d'interpréter chaque mot. Galien est en somme le prototype du polygraphe.

Le volume de son œuvre impressionna si fort l'antiquité que ses écrits furent religieusement conservés par les Byzantins et c'est ce qui explique que Galien nous soit parvenu presque en entier. Il est très difficile d'apprécier exactement la valeur propre de Galien comme anatomiste et chirurgien ; il est tout de même extrêmement probable que la contribution personnelle qu'il apporta au développement de ces connaissances spéciales fut minime et qu'il a été avant tout le metteur en œuvre très habile des découvertes de ses devanciers, c'est-à-dire des médecins grecs d'Alexandrie et d'Asie Mineure. Longtemps on attribua à Galien des découvertes capitales en anatomie et en physiologie, telles les expériences sur la section partielle de la moelle épinière et sur le nerf récurrent; rien n'est moins sûr que sa part directe dans ces découvertes importantes : au contraire, il est plus que vraisemblable, d'après le ton général des écrits de cet homme vaniteux, qui prétend tout savoir et enseigner, qui n'est jamais embarrassé et trouve réponse à tout, que sa contribution personnelle à l'édification de la science anatomique et surtout de la chirurgie, a été en somme extrêmement minime. Mais Galien est un « homme représentatif » et les siècles nombreux pendant lesquels il fut considéré unanimement comme un oracle, l'ont élevé sur un piédestal si haut qu'il sera difficile de l'en faire descendre. D'ailleurs à notre point de vue, l'homme est très secondaire et ce qu'il importe d'étudier, c'est ce que son œuvre touffue peut nous réveler d'intéressant sur l'état de l'anatomie et de la chirurgie grecques à la fin du $\text{II}^e$ siècle après J.-C.

Au point de vue anatomique, nous trouvons dans les œuvres de Galien une description déjà très correcte du squelette, des articulations et des muscles des membres : l'anatomie des vaisseaux et des nerfs et surtout celle des viscères est au contraire plutôt médiocre; elle a été faite principalement, comme on le sait, d'après les dissections de singes macaques et de porcs. L'anatomie de l'encéphale, faite d'après les bœufs, mentionne le corps calleux, le troisième et le quatrième ventricule, le canal qui les réunit, les tubercules quadrijumeaux et l'hypophyse. Galien décrit sept paires de nerfs craniens et les ganglions du nerf grand sympathique.

Jusqu'à Vésale, l'anatomie galénique fut acceptée comme un dogme; nous verrons quelles difficultés les anatomistes de la Renaissance rencontrèrent pour faire admettre leurs descriptions de la structure du corps humain, quelle que fût l'évidence de ces descriptions, lorsqu'elles n'étaient pas conformes aux œuvres de Galien, considéré comme infaillible par tous ceux sur qui le principe d'autorité pesait alors comme un lourd carcan.

La physiologie, que Galien nous a transmise, était déjà sérieuse et comportait des expériences importantes (section partielle de la moelle épinière, section du nerf récurrent) : il y a tout lieu de penser que ces expériences ont été faites par les physiologistes de l'école d'Alexandrie, dont Galien ne serait que l'écho sonore. Cette physiologie galénique fut aussi considérée comme représentant la vérité jusqu'au début du xvii<sup>e</sup> siècle, jusqu'à Harvey. Galien admet la présence du sang dans les artères, en se basant sur les opérations d'anévrysmes qui ont été faites sur le vivant : il sait que ce sang artériel vient du cœur, car le pouls s'arrête au-dessous d'une ligature artérielle; le sang veineux qui vient du foie circule à part et revient au cœur; une partie de ce sang va se rafraîchir dans les poumons et l'autre passe dans le ventricule gauche par des pores imaginaires, qui existeraient au niveau de la cloison interventriculaire. Cette erreur de fait, vraiment incroyable, ne put être détruite que par Vésale et les anatomistes de la Renaissance. Du reste toute la théorie des mouvements du sang dans Galien est très obscure et malgré quelques expériences, semble surtout basée sur des raisonnements *a priori*.

Au point de vue chirurgical, les œuvres de Galien renferment un certain nombre de faits intéressants, bien qu'aucun des ouvrages galéniques ne traite spécialement de la chirurgie en particulier. Galien insiste, après Hippocrate, sur le grand intérêt que présente, pour celui qui veut s'occuper spécialement de la chirurgie, l'étude de l'anatomie et celle des plaies par armes blanches (plaies de guerre et plaies des gladiateurs) : il parle d'une résection du sternum et d'une résection sous périostée d'une côte qu'il aurait faites. Ses commentaires sur les traités hippocratiques des fractures, des luxations, des bandages

sont copieux, mais ne contiennent pas grand chose de
nouveau. La ligature des artères pour arrêter le sang
dans les opérations que nous avons vu déjà parfaitement décrite dans Celse (v. p. 94), est aussi rapportée par Galien comme un procédé courant : il nous
dit que cette ligature peut être réalisée soit avec de la
corde à boyau (c'est-à-dire du catgut), soit avec du fil
de lin : il indique même où l'on peut trouver à
Rome ce fil qui vient du pays des Celtes, dans une
boutique de la Voie sacrée ; Galien considère le fil de
lin, comme préférable à la corde à boyau, car celle-
ci « se pourrit trop facilement » ; il faudra attendre
en effet le catgut antiseptique de Lister pour que
l'usage de cet excellent matériel de suture devienne
d'une application pratique sûre et se généralise ; tant
que la suppuration des plaies fut une conséquence
presque nécessaire de toutes les opérations, il est
certain que le fil de lin ou la soie offraient plus de
garantie pour la ligature des vaisseaux sanguins,
malgré leur élimination nécessaire. Galien, dans son
traité de la méthode thérapeutique, parle de différents
sujets intéressant la chirurgie, tels que, la réunion
des plaies, après hémostase, l'opération de l'empyème,
les plaies de l'abdomen, les fractures compliquées, les
fistules, etc... Mais il est bien probable que l'infati-
gable écrivain n'est dans tout cela que l'écho des
chirurgiens grecs antérieurs et contemporains qu'il
cite peu ou prou ; la comparaison avec les passages
chirurgicaux d'Oribase où les noms des auteurs sont
toujours fidèlement rapportés (v. p. 120) permet en
tout cas de le croire.

Ce qu'il y a peut-être de plus remarquable à la
lecture des œuvres de Galien, c'est de voir la précision
que le langage de la pathologie avait atteint à cette
époque chez les Grecs. Dès ce moment un grand
nombre des termes qui servent à désigner les maladies
chirurgicales sont fixés ; ce sont ceux que nous utilisons

encore aujourd'hui : le curieux traité galénique des
« définitions médicales » (horoi iatricoi) est tout à fait
intéressant à cet égard : ces définitions précises pathologiques et anatomiques, valent infiniment mieux dans
leur brièveté que les longs discours pathogéniques de
l'intarissable philosophe médecin. J'en citerai quelques-unes ici à titre d'exemples : « Le tétanos est une
contracture des muscles et des tendons de tout le corps ;
les mâchoires et le cou sont contracturés ; les dents
serrées et la tête ne peut être fléchie ni en avant ni en
arrière : emprosthotonos, c'est quand la tête est fléchie
et contracturée en avant : opisthotonos, quand la tête
est fixée en arrière par la contracture (défin. 237)
« L'ischurie » ou rétention d'urine reconnaît plusieurs
causes ; l'inflammation, le cancer, des caillots de sang,
la paralysie vésicale, la lithiase vésicale, l'enclavement
d'un calcul, une maladie des reins » (286) « L'œdème
est un gonflement pâle, mou et indolent à la pression »
(386) ». Exomphale est une saillie anormale de
l'ombilic qui a plusieurs causes : épiploomphale,
quand c'est l'épiploon qui est dans la saillie; enté-
romphale, quand c'est l'intestin ; hydromphale, quand
c'est du liquide qui est accumulé dans la poche » (404-
407). « Les tumeurs contenues dans les bourses sont les
hydrocèles, ou accumulation de liquide ; l'entérocèle
est l'entrée progressive ou soudaine de l'intestin
dans le scrotum; elle peut être due à un effort, à un
coup ou à une distension progressive du péritoine;
épiplocèle est la descente de l'épiploon dans le scrotum; cirsocèle (nous disons aujourd'hui bien plus
mal, varicocèle) est la dilatation et l'augmentation de
volume des vaisseaux du testicule ; entéro-épiplocèle
est l'entrée dans le scrotum à la fois de l'intestin et de
l'épiploon (423-431). » Il est bien évident que des
définitions aussi précises ont pour base une étude
anatomique et clinique déjà très avancée de toutes
ces affections chirurgicales.

*
* *

Les progrès que l'œuvre de Galien nous permet d'entrevoir comme ayant été accompli en anatomie et en chirurgie depuis Celse sont certainement notables, cependant ils n'ont pas à beaucoup près la même importance que ceux que nous avons pu juger déjà réalisés, entre les écrits hippocratiques et Celse (v. p. 96). La chirurgie s'est encore enhardie : elle fait des résections osseuses, des ligatures vasculaires et des opérations d'anévrismes. Une partie de l'arsenal instrumental de cette époque nous a été conservée heureusement dans les ruines de Pompéï et d'Herculanum : ce sont des documents très précieux pour nous que ces sondes, trocarts, spéculums, pinces, ciseaux, daviers et lancettes de formes variées qui existent dans la collection du musée de Naples. Ces instruments sont pour la plupart en bronze, ce qui ne veut pas dire qu'il n'y eût pas d'instruments en acier chez les anciens : nous savons que les Grecs connaissaient l'acier et d'ailleurs avec des minerais de fer très riches, comme ceux dont se servaient les anciens métallurgistes, et le charbon de bois, employé comme combustible, on obtient aussi facilement de l'acier que du fer; de nos jours encore des primitifs d'Afrique fabriquent d'excellents aciers, dans ces conditions : mais tous les instruments construits en acier ont été détruits pour la plupart et c'est ce qui explique que nous ne possédions guère que des outils chirurgicaux en bronze, alliage métallique bien plus résistant aux injures du temps. Ces instruments gréco-romains conservés sont très bien construits et souvent même très ingénieux : tels ces spéculums trivalves, avec une vis qui permettait un écartement puissant des trois branches et qui témoignent d'une technique déjà très avancée ; tels aussi ces trocarts et ces sondes uréthrales dont la courbure est bien calculée et rappelle la sonde métallique de J.-L. Petit (xviiie siècle). Il importe du reste de remarquer que les instruments fondamentaux de l'arsenal chirurgical, y compris même le trépan dont j'ai déjà parlé plus haut, sont très anciennement connus : on a retrouvé les plus essentiels dès l'âge de bronze dans les fouilles : par exemple les ciseaux, de toute taille, coupant soit directement sans croisement des lames, soit comme nos vrais ciseaux modernes avec des lames entrecroisées : les pinces du genre pince à disséquer (en latin, volsella) qui pouvaient servir de pince à épiler quand elles étaient fines ; (il en existe plusieurs modèles dans la collection de Pompéï) ; les pinces à traction (forceps) ayant soit la forme de nos pincettes à feu, soit la forme définitive du davier et de tous les instruments du même ordre à mors croisés, comme la pince du forgeron, faite pour saisir solidement et maintenir le fer rouge sur l'enclume ; les crochets (uncus) instruments

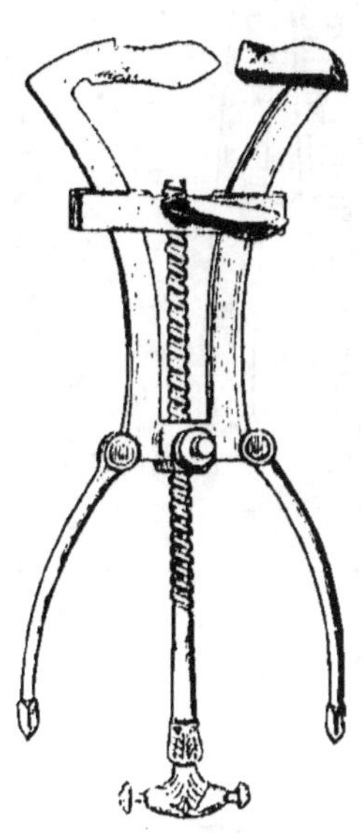

Fig. 4. — Spéculum trivalve en bronze, gréco-romain, trouvé à Pompéï.

terminés par un bec recourbé, mousse ou pointu suivant les cas, qui peut agir soit comme écarteur, soit comme tracteur. La seringue avec corps de pompe et piston, permettant d'aspirer et de refouler un liquide était connue depuis Héron d'Alexandrie (iie siècle avant J.-C.). Tous ces instruments en bronze que nous retrouvons à Pompéï, ceux aussi qui ont été trouvés à Paris en 1880 (trousse d'un chirurgien gallo-romain du iiie siècle après J.-C.) sont certainement les outils auxquels font allusion les

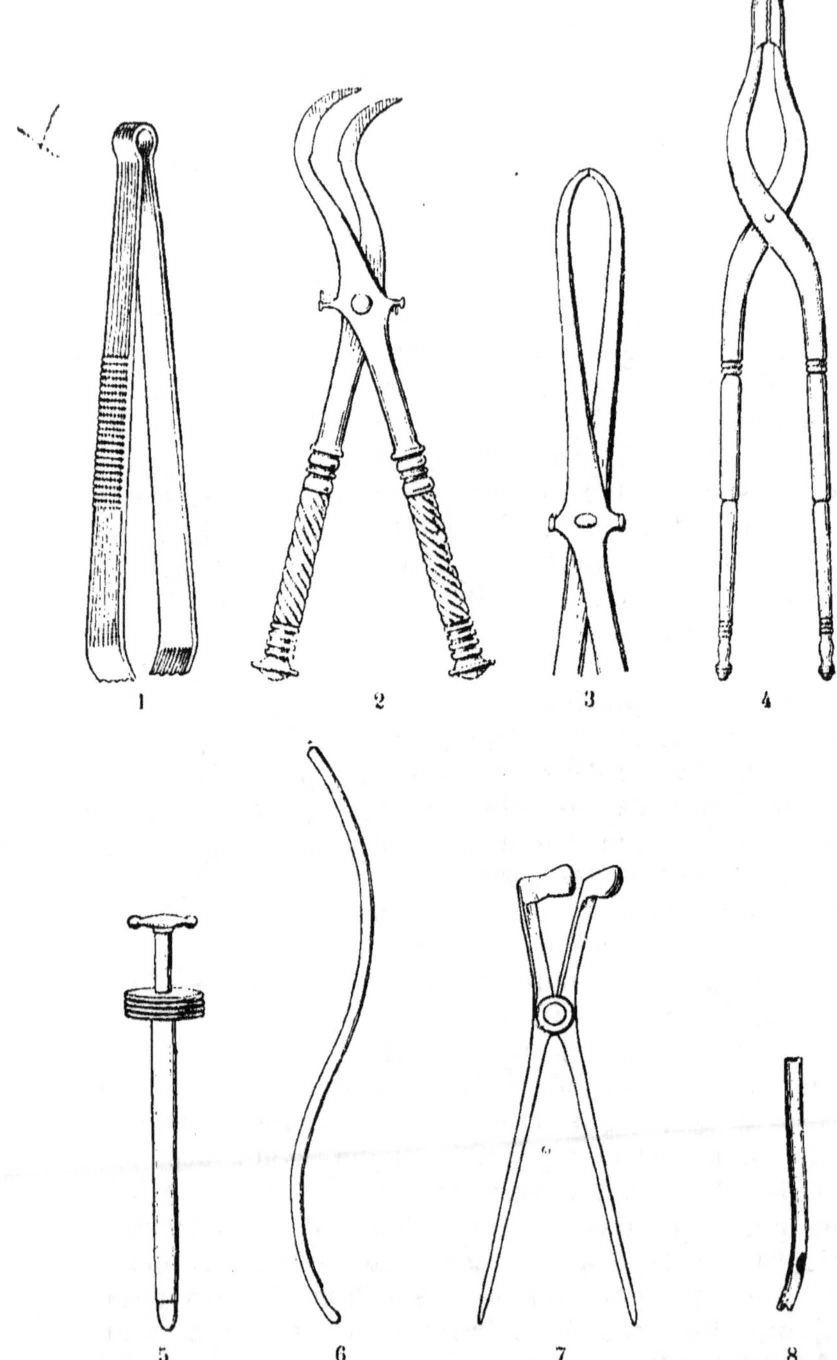



Fig. 5 à 12. — Instruments chirurgicaux gréco-romains trouvés à Pompéi et conservés au musée de Naples. — On remarquera l'identité foncière de ces instruments et des instruments modernes correspondants représentés sur la figure 13 à 20.

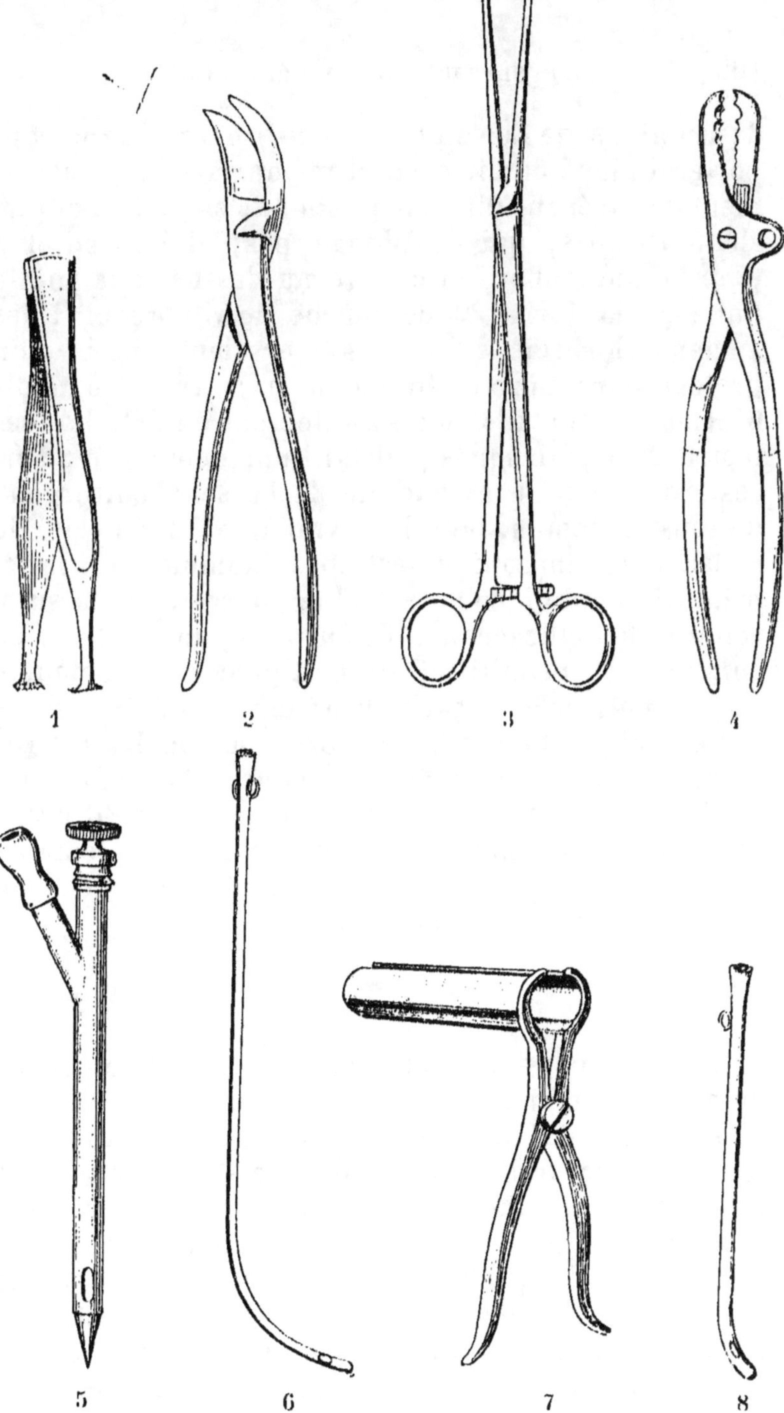



Fig. 13 à 20. — Instruments modernes correspondants à ceux de la figure 5 à 12 (1, pince à disséquer ; 2, cisaille ; 3, pince à traction ; 4, davier ; 5, trocart à ponction ; 6, sonde uréthrale pour homme ; 7, spéculum dilatateur ; 8, sonde uréthrale pour femme).

descriptions de Celse et celles d'Oribase, que je rapporterai plus loin; il existait même parmi ces instruments un trépan, dit « abaptista », c'est-à-dire qui ne s'enfonce pas, qui ne plonge pas; il était en effet pourvu d'un rebord circulaire au-dessus de la pointe qui avait la forme d'une mèche de vilebrequin; les anciens chirurgiens grecs se servaient aussi d'un protège dure-mère (méningophylax)! Avec des modifications de détails (mais seulement de détails), ces instruments, fabriqués plus tard uniquement en acier, resteront la base essentielle de l'arsenal chirurgical de tous les temps; tant il est vrai que l'ingéniosité de construction mécanique est chez l'homme un instinct primitif; l'intelligence réfléchie pourra dans la suite rendre plus efficaces les découvertes de l'instinct de combinaison primitif et en multiplier énormément le rendement, cela va sans dire; mais les idées essentielles qui ont déterminé la forme même des instruments sont extrêmement anciennes et ceux-ci sont si bien construits pour remplir leur but qu'il n'y a presque jamais intérêt à les modifier radicalement; il faut savoir simplement les adapter de mieux en mieux aux besoins nouveaux.

Entre l'époque de Celse et celle de Galien, trois noms seulement de chirurgiens peuvent être cités : ce sont ceux d'Héliodore, d'Archigènes et d'Antyllus, tous grecs naturellement. Héliodore et Archigène sont mentionnés par Juvénal, comme ayant à Rome une grande réputation; Héliodore est même accusé par cet auteur de pratiquer certaines castrations de complaisance (Satire VI, vers 373); mais il est bien certain qu'il ne faut attacher qu'une importance tout à fait secondaire à ce que dit le satirique virulent et déclamateur. Autant que nous pouvons le savoir par

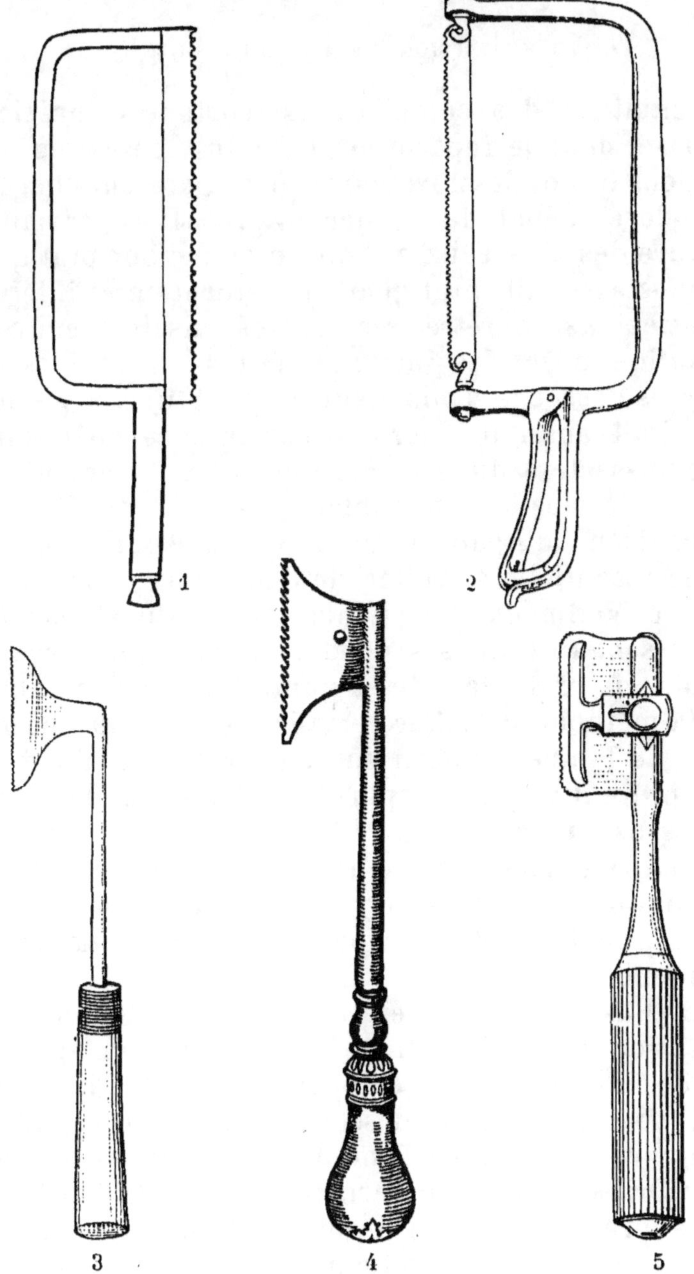

Fɪɢ. 21 à 25.

1. Scie à amputation (d'après Albucasis, xiie siècle).
2. Scie à amputation de Farabeuf (1895).
3. Scie dont se servent les Kabyles pour pratiquer la trépanation.
4. Scie pour la trépanation (Ambroise Paré, 1573).
5. Scie pour la trépanation (Doyen, 1895).

On remarquera l'identité de principe de tous ces instruments.

les citations des compilateurs (surtout le précieux Oribase, dont je reparlerai plus loin), ces trois chirurgiens furent des novateurs et des opérateurs hardis. Héliodore (début du 1er siècle après J.-C.) faisait la ligature des vaisseaux et leur torsion pour pratiquer l'hémostase : il pratiquait l'uréthrotomie interne, dans les cas de rétrécissement et faisait ensuite la dilatation avec des bougies faites en feuilles de papyrus desséché, collées sur un petit tube de plomb ; il traitait aussi les hernies par la cure opératoire, avec dissection du sac péritonéal et résection de celui-ci le plus haut possible.

Archigène d'Apamée (qui a servi de source chirurgicale essentielle à Arétée de Cappadoce, comme l'a montré Wellmann) faisait aussi la ligature des vaisseaux sanguins divisés pendant l'opération, avec de la soie ; il pratiquait des amputations des membres par la méthode circulaire et aussi en employant une sorte de lambeau postérieur : il pratiquait l'hémostase préventive par l'application d'une bande serrée au-dessus du point où devrait avoir lieu l'amputation ; du reste Archigène considérait comme très graves les amputations au-dessus du genou ou du coude : l'indication principale de ces opérations était la gangrène du membre.

Antyllus faisait l'opération de la cataracte par extraction (procédé qui ne reverra le jour qu'avec Daviel au xviiie siècle) et opérait les anévrismes en liant au-dessus et au-dessous du sac. L'opération d'Antyllus, pour anévrisme telle qu'elle est décrite dans Oribase, nous montre quel degré de hardiesse et de précision la chirurgie avait atteint à la fin du iie siècle de l'ère chrétienne ; pour qu'on puisse en juger je tiens à donner ici la traduction du passage d'Oribase qui décrit cette opération, d'après Antyllus. « Il y a deux sortes d'anévrismes : dans la première l'artère a subi une ectasie locale, dans la seconde, l'artère est déchirée et « vomit » le sang dans les chairs voisines. Les anévrismes par dilatation sont plutôt allongés ; ceux par rupture arrondis ; ceux qui sont dus à une dilatation sont recouverts par une couche plus épaisse de tissus ; en comprimant avec les doigts ceux qui sont dus à une déchirure de l'artère, on entend comme une sorte de crépitation (crépitation sanguine) ce qui n'existe pas dans les autres. Refuser d'opérer tous les anévrismes comme le faisaient les anciens chirurgiens, est stupide : mais il est dangereux aussi de vouloir les opérer tous : c'est ainsi que nous refusons d'opérer ceux qui sont dans l'aisselle, dans l'aine et au cou, à cause de la taille des vaisseaux et du danger de les isoler et de les lier ; nous refusons aussi de toucher aux anévrismes très grands, quel que soit leur siège ; nous opérons ceux qui siègent au niveau des extrémités, des membres et de la tête. S'il s'agit d'un anévrisme par dilatation, nous ferons une incision droite à travers la peau, dans le sens de la longueur du vaisseau ; ensuite, ayant écarté les lèvres de la plaie avec des crochets, nous couperons avec prudence les membranes qui séparent la peau de l'artère ; avec des crochets mousses, nous isolerons la veine satellite de l'artère et nous dégagerons toute la partie dilatée de l'artère ; nous introduirons sous l'artère une sonde boutonnée, puis nous passerons le long de la sonde une aiguille armée d'un fil double ; les fils coupés avec des ciseaux sont glissés de chaque côté, au-dessus et au-dessous de la dilatation anévrismale et liés ; ainsi l'anévrisme est tout entier compris entre les deux ligatures ; nous ouvrons enfin l'anévrisme en son milieu par une petite incision ; ce qu'il contient est ainsi évacué et il n'y a pas de danger d'hémorragie ; lier comme nous avons dit l'artère des deux côtés et enlever la partie dilatée est dangereux, car souvent la violence et la tension du « pneuma » artériel peut faire sauter les

ligatures. » Voilà certes de la chirurgie hardie et qui montre combien la technique opératoire, anatomiquement réglée, était arrivée à un haut degré de perfection au IIe siècle de l'ère chrétienne.

Signalons encore deux auteurs de second ordre de cette époque : Rufus d'Ephèse qui vivait sous Trajan et Soranus également d'Ephèse (ce qui nous montre de nouveau l'importance de ces écoles d'Asie Mineure dans l'évolution de la chirurgie antique), et qui vivait à peu près à la même époque. Rufus nous a laissé une très bonne nomenclature anatomique, fort intéressante pour l'histoire de l'anatomie, et des écrits chirurgicaux qui paraissent être de seconde main, concernant surtout les affections des voies urinaires (rein, vessie) mais qui n'en sont pas moins très intéressants. Voici, à titre d'exemple, une description des symptômes des calculs vésicaux donnée par cet auteur : « Il arrive que les malades (atteints de calcul) dans la position debout ne puissent pas uriner, à cause de l'abaissement du calcul qui bouche l'urèthre ; les douleurs aiguës amènent les malades à se tirer sur la verge, ce qui les soulage quelquefois, en déplaçant le calcul : comme chez beaucoup de malades, le calcul ulcère la paroi de la vessie, les urines sont sanglantes, purulentes et muqueuses : dans ces cas, les malades souffrent toujours davantage. Pour examiner le malade : il faut le faire coucher sur le dos, les cuisses fléchies et les écarter le plus possible : on pratique ensuite un toucher rectal aussi profond que possible pendant qu'un aide déprime la paroi abdominale au-dessus du pubis, jusqu'à ce que l'on ait pu sentir le calcul ». On voit que cette description des symptômes de la lithiase vésicale et de l'examen clinique d'un malade ayant une pierre dans la vessie est déjà très remarquable.

Soranus a écrit sur la gynécologie et l'obstétrique : il décrit dans son ouvrage la chaise obstétricale et la

version. Soranus dit en parlant du prolapsus utérin
ulcéré que s'il y a sphacèle de la partie de l'utérus
qui fait saillie au dehors, on peut la reséquer avec
l'instrument tranchant ; et même « si la totalité de
l'utérus est sphacélée, on pourrait enlever celui-ci en
totalité ». Ce serait là, l'hystérectomie vaginale pour
prolapsus que nous trouverions décrite il y a vingt
siècles : mais il n'y a pas dans le texte de détails suffi-
sants pour que l'on puisse affirmer que l'opération a
été réellement faite, ni surtout que l'utérus ait été
vraiment enlevé tout entier, dans ces opérations, si
tant est qu'elles aient été exécutées sur le vivant.

Cette étude forcément sommaire de l'état de la
chirurgie sous l'Empire romain telle que nous avons
pu l'extraire des sources un peu confuses ou elle se
trouve enfouie, nous montre en tout cas avec une
grande évidence combien la technique était déjà
avancée à cette époque. Si nous ajoutons que d'après
Dioscoride, le célèbre auteur du traité de matière
médicale qui fit autorité pendant tant de siècles, et
qui était lui-même chirurgien militaire dans l'armée
de Néron (milieu du 1er siècle après J.-C.), on
employait, comme anesthésique, le vin de mandragore
(atropa mandragora) avant les opérations chirurgicales
et les cautérisations, nous voyons que la pratique
chirurgicale avait atteint déjà à cette époque un haut
degré de perfection.

Ce progrès va s'arrêter bientôt, avant même la
ruine complète de l'Empire romain. L'ère des novateurs et des créateurs semble close vers le début du
IIIe siècle après J.-C. ; par contre celle des compilateurs qui se copieront entre eux ou copieront leurs
prédécesseurs, va commencer et durera pendant tout
l'Empire byzantin, comme nous le verrons dans le
chapitre suivant. Il semble d'ailleurs que ce soit là un
fait fréquemment observé dans l'histoire de la civilisation ; aux époques de grande activité créatrice suc-

cèdent des périodes, souvent fort longues, où l'érudition, le commentaire des textes anciens et leur paraphrase interminable, occupent toute l'intelligence et toute l'attention de ceux qui, peut-être, auraient fait œuvre originale, si ce poids mort des œuvres du passé que l'on considérait comme absolument nécessaire d'absorber et de digérer plus ou moins péniblement, n'avait en quelque sorte attaché au sol leur imagination créatrice, l'empêchant ainsi de prendre son vol.

*<br>* *

Chez les Romains, où tout ce qui touchait à l'armée, était organisé avec un soin particulier, nous savons, par de nombreux textes, qu'il existait des médecins militaires de profession : « medici cohortis et legionis » ; il y avait aussi un « valetudinarium » (hôpital) dans le camp romain, d'après Hyginus ; le service de cet hôpital était assuré par des « capsarii », ou infirmiers (de capsa, caisse à pansements et à instruments). Les empereurs romains avaient, attachés à leur personne, des « Archiatri » qui ne les quittaient pas et les suivaient dans leurs expéditions militaires les plus lointaines. Les médecins militaires ne paraissent pas d'ailleurs avoir joui d'un bien grand crédit chez les Romains : leur rôle devait se borner à faire quelques pansements et à distribuer aux soldats des médicaments simples.

On sait que la colonne Trajane nous a conservé la représentation d'un pansement sur le champ de bataille. Il ne semble pas qu'il y ait eu, au début de l'époque impériale, d'ambulances volantes, accompagnant les troupes pendant l'action ; c'est seulement à la fin du vi<sup>e</sup> siècle, sous l'empereur Maurice, que l'on voit signalés des corps de cavaliers qui étaient chargés d'aller chercher les blessés et de les ramener en arrière. Ces cavaliers recevaient une prime quand ils sauvaient un blessé.

La condition des médecins et des chirurgiens sous
l'Empire romain est également assez bien connue
par des textes et des inscriptions. A Rome, il existait
des médecins publics, créés par Auguste et rattachés
à l'administration des vigiles ou pompiers; les incen-
dies à Rome étaient très fréquents, comme on sait,
et les médecins se transportaient avec les vigiles,
pour donner leurs soins aux blessés : il y avait d'après
une inscription, quatre médecins par chaque cohorte
de mille vigiles; c'est le quadruple du chiffre de
l'armée régulière. A partir de l'époque de César les
médecins publics, qui avaient été introduits chez les
Romains à l'imitation des Grecs, non sans difficultés
d'ailleurs, se trouvèrent jouir d'avantages particuliers,
en outre de l'immunité fiscale; leur nombre était
limité et l'on sait par des inscriptions et des textes
que les villes de l'Empire avaient le droit d'entretenir
aux frais de la municipalité, cinq médecins, trois
« sophistes » (ou professeurs de philosophie) et trois
« grammairiens ».

Si les médecins et les chirurgiens de marque sont,
comme chez les Grecs, des hommes de condition
libre et peuvent, par conséquent, avoir un rang social
élevé, tels par exemple Asclépiade, Héliodore, Archigène, par contre les médecins et chirurgiens de
second ordre sont surtout, chez les Romains, des
esclaves grecs ou tout au plus des affranchis; ils sont
fort peu considérés et du reste il est permis de penser
qu'ils ne savaient pas grand'chose et qu'ils étaient
surtout de simples manœuvres, des poseurs de ventouses, des masseurs (tractatores) comme ceux dont
parle Martial. On sait d'ailleurs que la médecine et
a chirurgie grecques ne s'étaient pas implantées à
Rome sans de très vives résistances de la part des
Romains de la vieille roche, Caton l'ancien par
exemple. A l'époque de Pline l'Ancien, c'est-à-dire
pendant la première moitié du premier siècle après

J.-C., cet auteur pouvait encore écrire : *Solam hanc artium græcarum nondum exercet romana gravitas, in tanto fructu* : c'est-à-dire « la médecine est le seul des arts grecs que la gravité romaine n'exerce pas encore, quelque lucratif qu'il soit ». Était-ce bien la « gravité » des Romains qui les empêchait vraiment d'exercer la médecine? C'est ce qui ne me parait pas bien démontré; je croirais plus volontiers qu'une certaine pesanteur d'esprit qui les caractérisait, leur interdisait les finesses du diagnostic et par conséquent du succès en médecine. Certains médecins et chirurgiens grecs de grande réputation se firent à Rome de véritables fortunes ; c'est ainsi que Galien toucha quatre cents pièces d'or (au moins quinze mille francs) pour les soins donnés à la femme du consul Boëthus. Mais à côté de ces grands seigneurs de la médecine, il y avait certainement chez les Romains, dans les grandes villes, un prolétariat médical, dont Martial nous atteste l'existence : il nous dit, par exemple (1,30) que beaucoup de médecins et chirurgiens de son temps font de si mauvaises affaires qu'ils quittent leur profession pour devenir gladiateurs ou porteurs de cadavres (vespillo); le poète ajoute ironiquement que, ce faisant, ils ne changent pas de métier.

Les pauvres et les riches étaient soignés surtout à leur domicile, semble-t-il, chez les Romains comme chez les Grecs ; mais cependant dans les grandes propriétés foncières, nous savons qu'il existait un « valetudinarium », un hôpital comme dans le camp de la légion. Les soins étaient donnés dans ce « valetudinarium » par des esclaves-infirmiers (Caton, Columelle). Ces « valetudinaria » rendus nécessaires par le grand nombre des esclaves que possédaient certains grands propriétaires romains (jusqu'à plusieurs milliers) sont évidemment l'origine des « hôpitaux ». Lorsque l'esclavage disparut peu à peu, et que la structure économique du monde antique se transforma complètement, le nombre des prolétaires et des pauvres gens dont personne ne s'occupait plus quand ils étaient malades, devint certainement de plus en plus grand ; c'est ainsi que, la charité chrétienne aidant, « les hôpitaux » tels que nous les comprenons, c'est-à-dire des établissements publics destinés à soigner les « indigents » malades ou estropiés, firent leur apparition. On considère trop souvent, à mon sens, cette création des hôpitaux comme due simplement à la charité chrétienne et à la modification profonde que le christianisme aurait apportée dans les conceptions « morales » du monde antique. Je crois que présenter les choses sous cette forme simpliste ne doit pas correspondre entièrement à la vérité historique ; le facteur économique a dû contribuer d'une façon très importante, quand on y réfléchit, à rendre nécessaire l'institution des hôpitaux. L'esclavage, disparaissant peu à peu, le nombre des indigents augmenta progressivement ; comme personne ne s'occupait plus de ces malheureux, quand ils étaient malades (comme on l'avait fait pour les esclaves dans les valetudinaria des grands propriétaires), il devenait politiquement prudent de les recueillir et de les soigner. Que la charité chrétienne ait été pour quelque chose dans l'établissement des premiers hôpitaux, je pense bien que cela n'est pas contestable, mais ce facteur, pris isolément, est insuffisant à tout expliquer. D'après saint Jérôme, c'est Fabiola, qui à la fin du ɪᴠᵉ siècle après J.-C., vers 380, aurait fondé pour la première fois à Rome un « nosocomium » où elle recueillit les malades absolument indigents. Nous verrons, dans le chapitre suivant, les créations d'hôpitaux se multiplier beaucoup, à Byzance surtout (v. p. 119).

Il semble que chez les Romains, comme chez les Grecs, la responsabilité civile des médecins et des chirurgiens n'existait pas : Pline l'Ancien (Histoire naturelle, livre 29) s'en plaint vivement. « Les médecins apprennent à nos risques et périls; ils expérimentent en tuant avec une impunité souveraine : il n'y a aucune loi qui châtie l'ignorance, aucun exemple de punition capitale. » Pline, on le voit, est sévère pour les médecins et s'il l'avait connu, il aurait certainement applaudi aux terribles dispositions pénales du Code d'Hammourabi. Cependant l'avortement et la castration faite dans un but non thérapeutique semblent avoir été poursuivis chez les Romains par une action de « damnum injuria datum » (Jacquey).

La profession médicale était entièrement libre à Rome comme chez les Grecs et l'antiquité n'a pas connu les « diplômes » médicaux; le pouvoir central ne se chargeait pas de conférer à certains individus qui avaient fait des études spéciales et satisfait à des examens, le droit d'exercer la médecine. Il n'existait donc pas d'enseignement officiel de la médecine : comme chez les Grecs, on devenait médecin en suivant, comme apprenti, un maître déjà réputé dans l'exercice de son art et en s'établissant ensuite à son compte. Une inscription intéressante, mais malheureusement non datée, montre qu'il y avait à Rome, non pas une école de médecine officielle, comparable à nos facultés de médecine, mais un groupe de médecins librement associés pour enseigner leur art. Si les médecins ont été souvent vilipendés par les auteurs classiques, en particulier par les satiriques comme Juvénal et Martial, par contre Sénèque a fait d'eux, dans un de ses ouvrages, un magnifique éloge (*de Beneficiis*, livre VI) où il dit en substance : « On doit plus que des honoraires à son médecin, car il donne non seulement sa peine, mais aussi son affection; il a droit au respect et à l'amitié, comme le maître de philosophie; c'est un ami et non un mercenaire ».

Arrivé au terme de notre étude de la chirurgie de l'époque grecque et gréco-romaine, nous pouvons

résumer en quelques mots ce que nous avons appris·
Tout d'abord, il est bon de répéter que ce sont les
Grecs seuls qui ont créé la science chirurgicale de
l'antiquité classique : grâce à leurs facultés naturelles
d'observation qui apparaissent dès leur première
œuvre écrite, c'est-à-dire dès les poèmes homériques,
grâce aussi à leur curiosité inlassable, à leur amour
de la connaissance pour elle-même (n'ont-ils pas
créé le mot de « philomathès » !), grâce à leur rationalisme qui écartant tout mysticisme, les conduisait
à systématiser les données acquises sur un sujet
déterminé, pour en faire une « technê », un manuel
de l'art, ils ont les premiers introduit dans tous les
ordres de connaissances, le besoin d'ordre, de clarté,
de comparaison, d'explication des faits particuliers
par des lois générales qui sont les conditions mêmes
de toute science.

Appliquant ces rares qualités à l'étude de l'homme
malade, ils ont su constituer les premiers une science
médicale et chirurgicale qui mérite réellement ce
nom, malgré ses lacunes et son insuffisance. Transmise aux Romains, cette science médicale grecque
nous a été conservée par les savants de l'Empire
Byzantin : c'est en effet grâce à leur zèle pieux pour
tout ce qui était écrit en langue grecque, que les
monuments écrits de cette science médicale grecque
n'ont pas entièrement péri lorsque le monde ancien,
déjà gravement miné, s'effondra définitivement sous
la poussée des barbares ; c'est elle aussi qui influença
de la façon la plus heureuse les médecins arabes qui
la rendirent en partie à l'Occident, dès le début du
Moyen Age. Ainsi nous voyons que de tous les côtés,
c'est cette vieille médecine grecque qui, transmise
indirectement et incomplètement d'abord, puis
retrouvée intégralement au moment de la Renaissance, contribua à donner aux grands créateurs des
temps modernes, les bases nécessaires pour recons-

truire une science médicale nouvelle; que celle-ci ait été rapidement plus solide et plus sûre, en bien des points, que l'ancienne médecine des Grecs, cela n'est pas douteux, mais il ne faut cependant pas oublier que la science moderne est bâtie tout entière sur les solides assises de la science grecque.

# CHAPITRE V

## CHIRURGIE BYZANTINE, ARABE ET MÉDIÉVALE

Comme je l'ai fait pressentir dans le chapitre précédent, l'époque byzantine ne nous apportera presque aucun fait nouveau important pour l'étude de l'évolution de la chirurgie. Le principal intérêt que présente pour nous les Byzantins, c'est d'avoir empêché la destruction complète des œuvres grecques antérieures. Pendant les dix siècles de son existence (395-1453), l'Empire byzantin a été, comme l'a très bien dit Clifford Allbutt, « une sorte de bibliothèque où furent conservés les grands monuments de la pensée antique, jusqu'au moment où l'Europe Occidentale fut devenue capable de les comprendre et de les utiliser ».

Dans une histoire de la chirurgie, il faut aussi porter à l'actif des Byzantins, la création de nombreux hôpitaux. Hélène, la mère de l'Empereur Constantin, prit une part active à ces fondations conseillées à la fois par la piété religieuse et la prudence politique. Pendant l'époque byzantine on sait que de nombreux hôpitaux existaient à Constantinople, bâtis et dotés par les Empereurs ou les grands : dans cette ville maritime et cosmopolite où la plèbe mal contente pouvait devenir si dangereuse, il y avait des « nosocomia », hôpitaux généraux pour les malades, et un grand nombre d'hôpitaux spéciaux : par exemple des

« ptôchia » pour les estropiés, des « gérontochia », asiles de vieillards, des « xénodochia » pour les pèlerins, des « treptotrophia », crèches pour les nourrissons. L'Hôtel-Dieu de Paris, le plus ancien de nos hôpitaux, fut fondé par l'évêque saint Landry à la fin du VIIe siècle : pendant tout le Moyen Age, mais surtout après la vigoureuse impulsion donnée par le pape Innocent III (en 1198), dans toutes les grandes villes d'Europe ce fut l'ambition d'un riche seigneur de fonder un hôpital pour les pauvres et les infirmes ; mais que faisait-on dans ces hôpitaux au point de vue médical proprement dit? pas grand'chose, très probablement, en ce qui concerne la clinique et la thérapeutique : ces hôpitaux étaient surtout des asiles de charité et il faudra attendre bien longtemps encore avant de les voir devenir des centres de recherches et d'instruction médicales vraiment sérieux et importants.

Trois compilateurs notoires, c'est tout ce que nous trouvons à retenir d'intéressant pour notre sujet spécial, chez les Byzantins : ce sont Oribase, Aétius et Paul d'Egine.

Oribase, médecin de l'empereur Julien, dit l'Apostat, a laissé une vaste compilation qui est pour nous très précieuse; en effet, chose tout à fait exceptionnelle chez ses pareils dans l'antiquité, il cite toujours les sources qu'il met en œuvre : grâce à lui, d'importants fragments des chirurgiens Archigènes, Héliodore et Antyllus (v. p. 106), dont j'ai déjà parlé au chapitre précédent, nous ont été conservés. L'édition d'Oribase, par Daremberg (en 6 vol. 1851-76) permet à ceux que ces questions intéressent de lire l'œuvre, très remarquable par reflet, de ce compilateur consciencieux.

Aétius, médecin de Justinien, vécut au VIe siècle : il nous a laissé, lui aussi, une compilation où sont conservés des passages intéressants des chirurgiens grecs anciens, par exemple d'Archigènes (v. p. 106).

On trouve dans Aétius des descriptions remarquables d'opérations d'hémorroïdes par la ligature et l'excision, d'ablation des amygdales, et d'uréthrotomie en cas de rétrécissement de l'urèthre. Il rapporte dans son ouvrage une ligature de l'artère humérale, faite au-dessus d'un sac anévrismal : ce procédé ne fut repris que bien plus tard par le chirurgien français Guillemeau, élève d'Ambroise Paré (1594), et Anel (1710); dans les ouvrages modernes, on appelle souvent cette ligature simple de l'artère au-dessus du sac anévrismal, entre celui-ci et le cœur par conséquent, méthode d'Anel : elle est en réalité antérieure de plus de quinze ou dix-huit siècles. C'est là un exemple que l'on peut signaler en passant, de cette mauvaise habitude, malheureusement très répandue chez les auteurs d'ouvrages de médecine, de donner un nom d'homme à une méthode ou à un procédé; neuf fois sur dix, recherches faites, cette dénomination consacre une erreur d'attribution.

Paul d'Egine, qui vécut au vii<sup>e</sup> siècle, est le dernier auteur grec qui écrivit un « Epitome » de la science médicale en sept livres; il a au moins le mérite de déclarer, sans ambages, que les anciens ayant dit tout ce qu'il y avait à dire sur les sujets de médecine et de chirurgie qu'il traite, il se contentera du rôle de copiste. Néanmoins, il est intéressant pour notre sujet, car il semble bien avoir été lui-même un opérateur et ce qu'il dit de la chirurgie révèle l'homme qui en possède une expérience personnelle. Le sixième livre de son Epitome a été pour le Moyen Age, soit directement, soit indirectement par l'intermédiaire de l'auteur arabe Albucasis, un véritable bréviaire chirurgical. Paul d'Egine décrit avec soin la lithotomie, la trépanation, l'ablation des amygdales, l'amputation du sein, la ponction de l'abdomen : mais il déconseille, d'ouvrir le thorax dans les pleurésies purulentes. Il pratiquait la cure opératoire des hernies, mais recommandait d'y adjoindre la castration; ce procédé barbare fut, à sa suite, employé pendant tout le Moyen Age, jusqu'à l'époque d'Ambroise Paré et de Franco. Paul d'Egine donne aussi de nombreux détails sur les opérations oculaires et sur la médecine militaire. L'ablation des flèches enfoncées dans les tissus est traitée avec beaucoup de soin : lorsque la flèche a pénétré dans le thorax, Paul d'Egine conseille de débrider largement et même de reséquer la côte, avant d'essayer d'extraire le projectile : si la flèche est restée fixée dans une région où il y a de gros vaisseaux, le cou par exemple, il est nécessaire, dit Paul d'Egine, avant d'essayer de la retirer, de mettre à nu ces vaisseaux et d'en faire une ligature double, de chaque côté du projectile. Ces conseils sont excellents et prouvent, encore une fois, à quel degré de précision était parvenue la chirurgie grecque. Tous ces excellents préceptes seront oubliés pendant des siècles et il faudra attendre la Renaissance pour les voir redécouverts ou retrouvés directement dans les textes anciens.

C'est aux Byzantins que nous devons également d'avoir conservé des manuscrits médicaux grecs, illustrés de figures : l'un de ceux-ci est célèbre : c'est le manuscrit du commentaire d'Apollonius de Kition (qui vivait au premier siècle de l'ère chrétienne), sur le traité hippocratique des luxations qui se trouve à la bibliothèque laurentienne, à Florence. Il semble que les figures qui ornent ce manuscrit ont été copiées sur des figures très anciennes qui, d'après Sudhoff, remonteraient même au premier siècle avant J.-C. Elles donnent toutes les attitudes à prendre pour la réduction des luxations et aussi pour les confections de bandages. Des copies très libres, de ces figures du manuscrit byzantin ont été faites, au moment de la Renaissance, probablement par le Primatice : elles ont été reproduites plusieurs fois depuis, entre autres par Guido Guidi, pour illustrer sa « Collection des chirurgiens anciens » parue à Paris en 1544.

Ces figures nous prouvent avec quel soin étaient faits les livres scientifiques grecs, ceux de médecine en particulier ; rien n'était négligé pour que le lecteur

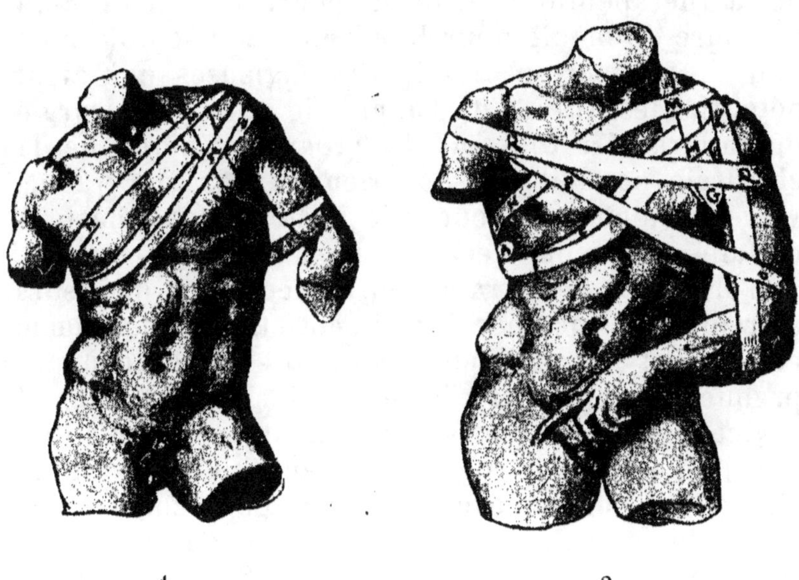



Fig. 26 et 27. — Pansements pour maintenir une fracture de la clavicule, d'après les dessins du Primatice qui illustrent la collection des chirurgiens grecs de Guido Guidi (1544).

Ce sont des copies très libres des figures des manuscrits grecs qui remontent probablement à Apollonius de Kition (Ier siècle après J.-C.).

pût mieux comprendre le texte et suivre la description : on sait que l'idée d'accompagner un texte de dessins plus ou moins schématiques, de « diagraphai », remonte à Aristote ; on aurait pu du reste deviner, n'en eût-on pas la preuve formelle, qu'un peuple aussi artiste que l'étaient les Grecs, devait avoir eu l'idée d'illustrer de figures ou de schémas ses livres de science.

*
* *

Si la médecine arabe ancienne, telle que nous pouvons la connaître par les documents écrits, est à certains égards remarquable, surtout au point de vue de la thérapeutique et de la pharmacie, il est loin d'en être de même pour la chirurgie. Il semble bien que ce soit surtout les idées religieuses qui aient détourné les Arabes de l'anatomie et de la chirurgie opératoire. En tout cas le progrès général de la chirurgie ne doit presque rien aux Arabes : nous verrons même que leur rôle a été plutôt néfaste à certains points de vue.

L'originalité des Arabes en médecine est d'ailleurs extrèmement médiocre, sauf peut-être en pharmacie et chimie ; ils semblent bien avoir été en effet les premiers à préparer l'acide sulfurique et l'alcool (Avicenne), ce qui est évidemment une acquisition essentielle pour le développement ultérieur de la chimie. Ils ont emprunté presque toute leur science médicale aux Grecs ; on sait avec quel zèle les Abassides, qui régnèrent à Bagdad de 750 à 1258, firent traduire les ouvrages scientifiques grecs : le chrétien Jean Damascène, au viiie siècle et le nestorien Honaïn au ixe siècle furent les principaux traducteurs d'Hippocrate, Galien, Oribase et Paul d'Egine : ces auteurs grecs, plus ou moins fidèlement traduits, devinrent les vrais éducateurs des Arabes au point de vue médical et chirurgical.

Le seul auteur que nous ayons à retenir pour notre étude spéciale, c'est Albucasis, né à Cordoue, et qui vécut au xie siècle. Il composa un grand traité médico-chirurgical appelé Altasrif, c'est-à-dire la Collection. C'est une œuvre composée surtout d'emprunts faits à Paul d'Egine, le compilateur byzantin dont nous avons déjà parlé plus haut (voir p. 121).

Albucasis décrit, d'après lui, les fractures et les luxations, les opérations de lithotomie et de lithotritie, des amputations pour gangrène et le traitement des plaies. L'emploi du feu, sous forme de fer rouge, est très recommandé par Albucasis qui le préfère de beaucoup à celui de l'instrument tranchant : on retrouve ici, très probablement, une trace de cette horreur de verser le sang, qui semble si fréquente chez les races sémitiques. En tout cas cet usage intempérant du cautère en chirurgie a été bien néfaste et a contribué certainement à retarder le progrès de la chirurgie au Moyen Age : c'est qu'en effet les auteurs arabes, et Albucasis en particulier, exercèrent la plus grande influence sur la chirurgie occidentale à cette époque et lui communiquèrent leur fâcheuse prédilection pour le fer rouge, comme agent thérapeutique universel.

L'art dentaire est traité avec un soin particulier par Albucasis et il donne des figures de daviers en tous points semblables à ceux dont nous nous servons aujourd'hui et que l'on appelle souvent daviers « américains », avec la courbure exacte des mors et l'inclinaison latérale du manche, en une courbe gracieuse, pour assurer une meilleure prise. Ces curieux daviers sont dessinés dans les manuscrits et ont été reproduits par Sudhoff.

Le rôle des Arabes a été, comme on le voit, très minime dans l'évolution de la chirurgie : il a même, à tout prendre, été plutôt néfaste à cause de cet usage excessif du fer rouge qu'ils imposèrent à la chirurgie médiévale.

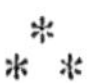

L'histoire de la chirurgie occidentale au Moyen Age peut être jalonnée par plusieurs noms d'hommes, qu'il importe de situer chronologiquement. Ce sont les deux chirurgiens italiens de l'Ecole de Salerne, Roger (de Palerme) et Roland (de Parme), vers la fin du xiie siècle ; puis les deux maîtres italiens Guillaume de Salicet (1201-1277) et Lanfranchi (de Milan) (mort en 1315), enfin les deux chirurgiens français Henri de Mondeville (1260-1320) et Guy de Chauliac (1300-1370).

Ces hommes n'ont pas, par eux-mêmes, une très grande importance puisqu'ils n'ont à peu près rien créé de vraiment nouveau et qu'ils n'ont guère fait que recueillir directement sur les manuscrits conservés ou indirectement, par l'intermédiaire des Arabes, les notions de théorie et de pratique que les Grecs avaient laissées ; mais ils sont représentatifs de leur époque et assurent, dans une certaine mesure, la continuité entre la Renaissance et la chirurgie grecque ancienne : c'est à ce titre qu'ils méritent d'être cités, comme de rares lueurs qui éclairent une route à cette époque si sombre, au point de vue scientifique du moins.

En effet, si par bien d'autres côtés, le Moyen Age mérite d'être relevé du discrédit où il a été longtemps tenu par les historiens, s'il faut certainement faire justice de clichés comme celui de « la nuit du Moyen Age » et si, à certains égards, on peut considérer le xiie et le xiiie siècles comme des époques de civilisation avancée et de développement artistique splendide, il n'en reste pas moins certain que la tradition scientifique de l'antiquité est alors en grande partie perdue et qu'à ce point de vue spécial, le Moyen Age est une époque bien pauvre. L'homme auquel Pascal a comparé l'humanité, n'apprendra pas grand'chose d'utile au point de vue spécial des sciences, pendant plusieurs siècles ; il va même oublier en grande partie ce qu'il avait acquis pendant toute l'antiquité classique et il lui faudra recréer, non sans peine, la plupart des techniques et les sciences proprement dites en attendant la grande illumination de la Renaissance.

Il faut cependant remarquer que les principales techniques des arts essentiels (architecture, métallurgie) héritées de l'antiquité, ne se sont jamais complètement perdues au début du Moyen Age ; elles se transmettaient en effet par les corporations ; les maçons, par exemple, qui construisirent les cathédrales, étaient certainement en filiation plus ou moins directe avec les collèges d'ouvriers romains et avaient hérité d'une partie de leur technique : ils surent d'ailleurs très bien modifier et adapter aux besoins nouveaux ces techniques anciennes (A. Choisy).

Au Moyen Age, l'anatomie, la médecine et la chirurgie retombèrent en enfance : l'esprit médiéval, ingénieux, subtil, souvent même très pénétrant et vigoureux, est orienté vers de tout autres directions que celles de la science expérimentale ou même de la simple observation attentive de la nature : il semble que le génie des hommes supérieurs, à cette époque, se soit consumé en dialectique, généralement assez vaine, et en subtilités métaphysiques ou théologiques, ce qui est du reste au fond la même chose. Le principe d'autorité règne en maître et comme les moyens de coercition dont disposent ses détenteurs, sont aussi puissants et sans réplique que facilement appliqués aux récalcitrants, on comprend que l'heure soit alors bien peu favorable à la création ou même à la simple observation précise, dans le domaine de la science expérimentale. On vit même se produire, à cette époque, une véritable sélection dans la tradition ancienne ; c'est ainsi que Hippocrate, dont l'œuvre contient des traités où s'affiche une pensée rationaliste et très libre (tel par exemple le traité de la maladie sacrée) (v. p. 67) devient rapidement suspect aux docteurs de l'époque médiévale et son œuvre tombe en discrédit ; il sera en somme très peu lu pendant le Moyen Age. Au contraire Galien triomphe, à cause de son monothéisme et de sa téléologie intempérante qui s'allie si bien avec la foi catholique et ses dogmes essentiels. Et encore, est-ce un Galien bien fragmentaire et mutilé qu'utilisent les écoles du Moyen Age : Pline l'Ancien et sa vaste compilation, son « Histoire naturelle », qui est bien le mélange le plus incohérent d'anecdotes bizarres ou absurdes et d'observations parfois exactes que l'on puisse imaginer, sera considéré comme l'évangile en fait d'histoire naturelle et de médecine; l'anatomie fantastique du Timée de Platon sera très admirée et regardée comme incontestable, sans aucun essai de vérification. L'attitude d'esprit des docteurs, de cette époque qui, comme le dit très bien Clifford Allbutt, admettaient sans conteste que ce « qui est dialectiquement irréfutable est la vérité », se trouve exactement à l'antipode du respect de l'observation et de l'expérience qui doit être le premier acte de foi de celui qui veut étudier les sciences biologiques et à plus forte raison les faire progresser.

Pour le sujet spécial qui nous intéresse, on a dit avec raison (et Guy de Chauliac le déplorait déjà) que l'erreur fondamentale qui entrava le plus le développement des sciences médicales au Moyen Age, ce fut le divorce de plus en plus marqué de la médecine et de la chirurgie. La chirurgie devient alors une sœur pauvre et même une véritable servante de la médecine : on pourrait dire avec raison, en transposant un aphorisme célèbre, *chirurgia ancilla humillima medicinae*. On reconnaît là l'influence de la médecine arabe qui, elle aussi, méprisait l'acte chirurgical; n'oublions pas que les Arabes tiennent pour vérité religieuse qu'il est sacrilège de porter les mains sur le corps humain pour en faire couler le sang ou le mutiler, hormis naturellement certaines circonstances particulières, comme la guerre.

L'Eglise au Moyen Age repoussera également la chirurgie comme une pratique barbare; au Concile de Tours, en 1163, on proclama que « *Ecclesia abhorret a sanguine* », et cette déclaration solennelle nuisit certainement beaucoup à la pratique chirurgicale proprement dite.

Les conséquences de cet état d'esprit des médecins (qui sont à cette époque tous clercs ou même gens d'église) furent fatales à la chirurgie et sa décadence ne tarda pas à être complète. Le peu de pratique chirurgicale qui survécut, redevint de la chirurgie primitive, celle que nous avons vu exercée d'instinct par l'homme, si rudimentaire que soit l'état de sa civilisation. Les barbiers-chirurgiens seuls pratiquaient alors, sous les ordres et le contrôle des médecins, la petite chirurgie courante que la vie quotidienne rend toujours nécessaire, surtout à une époque où presque tous les hommes portaient des armes en permanence; ils rasaient et coupaient les cheveux, ouvraient les abcès superficiels, saignaient et mettaient des ventouses, appliquaient des cautères et pansaient également les plaies faites par l'arme blanche (couteau, épée, flèche ou lance); enfin ils soignaient les fractures et les luxations à la façon des « rebouteux » de village. On n'exagère donc rien en disant que, pendant plusieurs siècles, la chirurgie retomba en enfance, en dehors de quelques centres d'instruction médicale qui persistèrent, en Italie surtout, comme nous allons le voir.

*<br>* *

L'Ecole de médecine de Salerne, près de Naples, si célèbre par son *Regimen Sanitatis*, écrit en vers latins déplorables, mais plein de conseils hygiéniques souvent remarquables, fut au XI° et au XII° siècles, une véritable *civitas hippocratica*, en relation directe par sa situation géographique avec la Sicile, le Levant, Byzance et l'Espagne, où Tolède était alors le grand centre de l'érudition arabe. Les médecins salernitains jouèrent un rôle fort important dans la conservation de la tradition antique, représentée alors surtout par Galien lui-même ou par les Arabes, tout imprégnés de son enseignement. Pendant deux siècles environ, jusqu'à l'époque du sac de la ville par Henri VI en 1194, on peut dire que l'Ecole de Salerne fut une lumière bien faible sans doute, mais tout de même assez brillante qui éclaire la médecine médiévale.

Deux chirurgiens Roger (de Palerme) et Roland (de Parme) se rattachent à l'Ecole de Salerne. La « Practica » de Roger, écrite vers 1180, fut rééditée par Roland vers 1250 et plus tard commentée par les « Quatre maîtres » (*Glossulæ qualuor magistrorum*). La Practica de Roger de Palerme fut le livre de chirurgie par excellence de l'Ecole de Salerne, où il avait été étudiant et professeur. La chirurgie de Roger n'a rien d'original et son recueil n'a d'autre valeur que de nous prouver que, malgré l'abaissement extrême du niveau de la chirurgie à cette époque, il existait encore quelques liens avec la tradition antique : on trouve mentionnées dans le livre de Roger, la suture intestinale sur un tube creux, la ligature des vaisseaux pour arrêter les hémorragies et aussi l'usage des pommades aux sels de mercure dans le traitement des maladies de peau et des affections parasitaires; ce dernier fait est intéressant, car il nous explique pourquoi au moment de l'apparition de la syphilis en Italie à la fin du xv⁰ siècle, les médecins italiens qui connaissaient très bien les vieilles prescriptions de pommades mercurielles des Salernitains, les appliquèrent d'emblée et avec bonheur, au traitement des éruptions et des accidents syphilitiques. Il semble aussi que ce soit aux chirurgiens de l'Ecole de Salerne que l'on doive l'introduction dans la pratique chirurgicale de « l'éponge soporifique » qui servait à endormir (?) les malades avant les interventions douloureuses : on trouve une description de la préparation de cette éponge dans « l'Antidotarium » de Nicolas de Salerne, composé vraisemblablement au xiᵉ siècle. L'éponge était placée dans un mélange d'opium, de jusquiame, de jus de mûres et de laitue, de mandragore et de lierre; on laissait sécher l'éponge et au moment de s'en servir on l'humectait et la plaçait sous le nez du malade. Guy de Chauliac parle aussi de cette inhalation narcotique, comme étant recommandée par Théodoricus, chirurgien italien; mais il ne dit pas clairement qu'il l'ait employée; je crois qu'il faut considérer comme plus que douteux que les substances contenues dans cette mixture aient pu avoir une action quelconque si elles étaient employées en inhalation : ingérées, elles auraient pu être actives; du reste cette recette qui tient plus de la magie que de la médecine, n'a pas survécu (probablement à cause de son peu d'efficacité); on ne la trouve citée par aucun chirurgien ultérieur, en dehors de Guy de Chauliac.

Les deux chirurgiens italiens les plus notables du xiiiᵉ siècle furent Guillaume Salicetti (ou de Salicet, 1201-1277) et Lanfranchi (de Milan) son élève, mort à Paris en 1315. Guillaume de Salicet publia en 1275 une « Cyrurgia » qui n'est pas sans valeur, surtout par les idées générales qu'elle contient : Salicet dit qu'il ne faut pas séparer le diagnostic chirurgical du diagnostic des maladies internes et qu'il est nécessaire de prendre avec soin les observations des malades ou blessés que l'on soigne : de plus, il lutte contre l'influence arabe et préfère l'emploi de l'instrument tranchant à celui du fer rouge; il signale aussi qu'il a suturé un tronc nerveux qui était divisé dans une plaie. Son élève Lanfranchi, exilé par suite de sa participation à la querelle des Guelfes et des

Gibelins, vint à Lyon (où il publia sa « Chirurgia parva »), puis à Paris. Arrivé à Paris vers 1295, Lanfranchi qui était marié, ne put enseigner à l'Université : il s'associa avec le Collège de Saint-Côme que Jean Pitard, chirurgien du roi saint Louis, venait de fonder, probablement à cette époque. Le succès de Lanfranchi fut grand à ce collège et comme professeur et comme clinicien : il eut ainsi une part très importante dans l'établissement à Paris de ce centre d'enseignement de la chirurgie que devait être plus tard le fameux collège Saint-Côme. C'était alors une simple confrérie de chirurgiens jurés parisiens, en quelque sorte le syndicat des chirurgiens de la Seine, placée sous l'invocation de saint Côme et de saint Damien; l'armoirie était un écusson portant trois boîtes d'onguent. J'aurai l'occasion de reparler plus tard de ce Collège de Saint-Côme et de ses rudes querelles avec la Faculté de médecine (v. p. 180). Dans sa « Chirurgia magna » publiée en 1296 et dédiée à Philippe Bel, Lanfranchi lutta vigoureusement contre le schisme si fâcheux qui séparait à cette époque médecine et chirurgie; il affirme que le chirurgien doit aussi être médecin. A la façon du temps, il se sert d'un syllogisme pour l'établir, *Omnis praticus est theoricus; omnis cyrurgicus est praticus : ergo omnis cyrurgicus est theoricus*. Lanfranchi fut certainement un chirurgien de valeur et de bon sens : dans les fractures du crâne, il ne considère la trépanation comme indiquée que s'il y a enfoncement des fragments, ce qui pour l'époque est fort sage : il indique des différences cliniques entre le cancer du sein et la simple hypertrophie de cet organe : il parle de l'intubation de l'œsophage et de la suture des nerfs coupés; il recommande de faire l'opération de l'empyème et la suture intestinale : malheureusement, et contrairement à son maître G. de Salicet, il préfère l'emploi du fer rouge à celui du bistouri.

On voit quel rôle essentiel les chirurgiens italiens de cette époque jouèrent dans la conservation des connaissances chirurgicales de l'antiquité et comment ils contribuèrent à les transmettre à la France directement ou par leurs ouvrages : on peut suivre, en quelque sorte à la trace, la marche de la tradition chirurgicale classique conservée, depuis Salerne, ville cosmopolite soumise à des influences complexes, byzantines, arabes, siciliennes, jusqu'au nord de l'Italie, puis enfin son arrivée en France. A Montpellier, dont l'Université existait depuis le début du xiii⁰ siècle, à Paris à la fin du xiii⁰ siècle avec Lanfranchi, les notions chirurgicales classiques furent introduites directement par des médecins italiens.

Mais à côté de ces chirurgiens italiens officiels et titrés, auteurs de livres didactiques et instruits, il est important aussi, quand on étudie l'évolution de la chirurgie, de signaler la présence en Italie de chirurgiens ambulants, « d'opérateurs » qui faisaient surtout l'opération des hernies et celle de la taille et de la cataracte ; c'est ainsi que l'on connaît deux familles, celle des Preciani et celle des Norsini, qui donnèrent des générations successives « d'opérateurs » ambulants qui s'en allaient pratiquant les deux ou trois opérations qu'ils avaient appris à faire, par tradition de famille, conservant jalousement le secret qui leur en était transmis en même temps que les instruments spéciaux nécessaires pour l'exécution de ces opérations.

C'était une profession souvent lucrative, mais aussi pleine d'aléa que celle de chirurgien ambulant, de « circulator » au Moyen Age : j'aurai l'occasion plus loin de le montrer ; mais ces « opérateurs » représentent un élément incontestable de progrès à cette époque et nous verrons que, plus tard, ce sont eux qui donneront à la chirurgie des hommes de la valeur de Pierre Franco (v. p. 174).

Les deux grands noms de la chirurgie française au Moyen Age sont ceux d'Henri de Mondeville et de Guy de Chauliac. Henri de Mondeville (1260-1320) né en Normandie, élève de Théodoricus (de Bologne), fut chirurgien de Philippe le Bel et donna des leçons d'anatomie à l'Université de Montpellier (1304). Son ouvrage de chirurgie, commencé en 1306 et inachevé, est naturellement écrit en latin : Nicaise en 1893 en a donné une excellente édition française. Mondeville est surtout remarquable par sa lutte, qui ne fut d'ailleurs pas couronnée de succès, contre le dogme galénique, alors tout puissant et si fâcheux dans ses conséquences actuelles et lointaines, de la « suppuration louable », considérée comme nécessaire à la guérison des plaies, accidentelles ou chirurgicales; il s'élève également avec force contre les pommades, les onguents, les baumes que les Arabes et les galénistes à leur suite, considéraient comme absolument nécessaires au pansement des plaies. Contrairement à ces dogmes fâcheux, Mondeville affirme que « les plaies se cicatrisent bien mieux avant la suppuration qu'après elle » : il ajoute ironiquement que l'on trouve bien plus de chirurgiens qui savent causer la suppuration que guérir une plaie. Mondeville croit à l'efficacité de la « nature médicatrice »; c'est elle qui combat contre les causes morbides et qui tend à réparer les désordres que celles-ci causent dans l'organisme; le médecin doit l'aider, la diriger, mais ne jamais la combattre. « La nature, dit-il, est comme le joueur de viole dont la musique conduit et règle les danseurs; nous, médecins et chirurgiens, nous sommes les danseurs et nous devons danser en mesure, quand la nature joue de la viole. »

Il combat également avec force l'usage de la diète chez les blessés et recommande de leur faire prendre de la nourriture et du vin, pour entretenir leurs forces. Mondeville considère la ligature des artères comme une pratique courante dans les amputations et il recommande de ne jamais la négliger. Il ne craint pas de donner des conseils humoristiques sur la pratique de la chirurgie; exposées avec un cynisme assez spirituel, ces recommandations ne sont pas sans saveur; en voici une qui témoigne d'une grande expérience de la vie : « Ne dîne jamais chez un de tes malades, s'il te doit quelque chose, mais va plutôt dîner à l'auberge, sans cela le malade déduira son hospitalité de ta note d'honoraires ». Les Salernitains conseillaient aussi, avec plus de brutalité, de ne jamais différer l'envoi de la note d'honoraires : « Dum dolet, accipe », « pendant que le malade souffre, prends tes honoraires », disaient-ils cyniquement. Ces conseils de prudence ont été certainement écoutés par les contemporains; l'habitude de se faire payer les honoraires d'avance a été longtemps en usage chez les chirurgiens du xix° siècle (et je ne suis pas certain qu'elle ne soit pas suivie quelquefois encore aujourd'hui); en tout cas, on voit que cette façon de procéder, qui est évidemment un peu cavalière et souvent désobligeante pour le client, remonte bien loin dans le passé.

Guy de Chauliac (1300-1370), né dans le Gévaudan, étudia à Toulouse, à Montpellier, à Paris, ainsi qu'à Bologne où il apprit l'anatomie d'un certain Bertruccio, élève de Mondino, dont je reparlerai un peu plus tard. Il était maître en médecine de l'Université de Montpellier; Guy de Chauliac fut certainement le chirurgien le plus érudit du xiv° siècle; il vécut longtemps à Avignon, où il était attaché à la personne des papes Clément VI, Innocent VI et Urbain V. Il écrivit un « Inventorium » ou « Chirurgia Magna » en 1363. Cet ouvrage fut traduit en français en 1478 et parut à Lyon sous le nom de « La pratique en chirurgie du maistre Guidon de Chauliac »; réimprimé souvent, abrégé sous le nom de « Les fleurs du grand Guidon » ou le « Guidon de Chirurgie » (par calembour, guidon signifiant alors guide, directeur); l'ouvrage de Guy de Chauliac (dont Nicaise a donné également une belle édition en 1890) eut une vogue universelle jusqu'à l'apparition du livre d'Ambroise Paré et servit longtemps de bréviaire aux apprentis chirurgiens.

Comme chirurgien, Guy de Chauliac attachait une grande importance à l'anatomie; il fut l'un des premiers à reprendre aux opérateurs ambulants, les opérations de hernie et de cataracte : mais, détail intéressant et qui prouve l'humble niveau auquel était descendue la chirurgie à cette époque, même chez ses plus illustres représentants, Guy de Chauliac ne faisait qu'exceptionnellement et avec timidité l'opération de la taille que seuls les opérateurs ambulants, les « coureurs » comme les appelle Guy de Chauliac, continuaient à pratiquer. Du reste Guy de Chauliac recommandait la castration dans la cure de la hernie. Guy de Chauliac donne aussi le conseil de traiter les fractures par la suspension du membre dans une sorte de hamac et dans les cas de fracture du fémur d'ajouter à cette suspension l'extension continue au moyen d'une poulie et de poids. Ce procédé excellent fut oublié pendant cinq siècles et revint en France, par la voie détournée de l'Amérique du Nord, vers le milieu du xix<sup>e</sup> siècle. Malheureusement Guy de Chauliac fut un réactionnaire, à propos de la question si importante de la suppuration nécessaire des plaies. Alors que Mondeville, comme nous l'avons vu, affirmait que la suppuration et la réunion par seconde intention, n'étaient nullement indispensables pour obtenir une bonne cicatrisation des plaies accidentelles ou opératoires et que même cette suppuration était nuisible, Guy de Chauliac est d'un avis contraire : aussi, comme les Arabes et les galénisants, il préconise les baumes, les pommades et aussi les pansements fréquents : son autorité qui fut grande et durable, consolida cette pratique détestable qui régna en maîtresse, pour le plus grand malheur des blessés, jusqu'à la révolution chirurgicale du XIX<sup>e</sup> siècle.

Je pourrais encore citer le chirurgien anglais John of Arderne (né en 1306) qui fut certainement un praticien remarquable; il a laissé un traité de la « fistule à l'anus » (1376) qui a été réédité, il y a quelques années, par sir d'Arcy Power. A lire ce traité remarquable, accompagné d'amusantes figures, on voit qu'Aderne savait bien pratiquer cette opération et la faisait en somme d'une façon très correcte : malade en position de la taille, incision au bistouri de la fistule en suivant hardiment tous ses trajets jusqu'à leur extrémité : arrêt du sang en comprimant avec une éponge : enfin pansement à plat, en évitant les substances irritantes et les pommades; c'est en somme ce que nous faisons encore aujourd'hui dans la plupart de ces cas et tous les conseils d'Arderne sont excellents.

Dans les Pays-Bas, le chirurgien marquant du XIV<sup>e</sup> siècle fut Jean Yperman (1295-1351), qui avait été élève de Lanfranchi à Paris. Il publia une « Chirurgie » qui fit autorité dans les Flandres pendant de longues années; on retrouve dans ce livre, qui fut réédité en 1863 par Broeckx, l'enseignement chirurgical classique de Lanfranchi et des maîtres italiens, de bonnes descriptions de la trépanation du crâne, de l'opération du bec de lièvre, par avivement et suture, du traitement des plaies causées par les flèches.

*<br>* *

L'étude préalable de l'anatomie devant être toujours associée à la pratique d'une chirurgie digne de ce nom, il nous faut décrire sommairement quel était l'état de l'enseignement de l'anatomie humaine au Moyen Age. Notons tout d'abord, que la dissection fut sévèrement interdite jusqu'en 1240, date mémorable dans l'histoire de l'anatomie, car elle commémore la publication d'un édit de l'empereur Frédéric II par lequel fut autorisée la dissection du cadavre humain. Jusqu'à cette date, l'anatomie enseignée est plus ou moins celle de Galien : les exercices de dissection, à Salerne par exemple, se font sur des animaux, surtout le porc. Le premier anatomiste du Moyen Age qui ait fait des dissections humaines et dont le nom soit resté, c'est Mondino de Luzzi (fin du xiii⁰ siècle) qui enseigna à Bologne, où il laissa des élèves, dont ce Bertuccio qui fut le maître de Guy de Chauliac (v. p. 135). L' « Anathomia » de Mondino, en latin, parut en 1316 ; elle eut plus de trente éditions et traductions et resta classique jusqu'au début du xvi⁰ siècle. Bien que remplie d'erreurs grossières, cette anatomie marque cependant un grand progrès sur les ouvrages précédents qui ne sont que des copies plus ou moins informes de Galien et des Arabes. Depuis Mondino jusqu'à la fin de la Renaissance, l'Italie du nord restera la terre classique de l'anatomie ; c'est là que Vésale, venu des Flandres, disséquera et professera ; c'est là que tout le xvi⁰ siècle apprendra l'anatomie : il ne faut pas oublier de le rappeler, car c'est un des plus beaux titres de gloire de l'Italie, en ce qui concerne les sciences naturelles et la médecine.

D'après Mondino, la dissection du cadavre doit commencer par l'abdomen, qui renferme les organes qui s'altèrent vite : en décrivant l'ouverture de l'abdomen, Mondino parle de la structure de la paroi de l'abdomen, des opérations de hernie et de celle de la taille ; c'est là en germe, on le voit, notre anatomie chirurgicale ou topographique moderne, qui ne reçut de sérieux développements, que bien plus tard

(Lieutaud, fin de xviii° siècle). Mondino décrit les viscères abdominaux et thoraciques, le cœur surtout et termine par l'ouverture du crâne et l'étude de son contenu. Citons un trait bien caractéristique de l'époque et qui à ce titre mérite d'être rapporté. Mondino dit, en parlant de l'anatomie de l'oreille, que l'os « temporal » serait mieux compris, si on le dépouillait complètement de ses parties molles en le faisant bouillir (procédé excellent et qui est même le seul commode pour bien préparer les squelettes); mais comme c'est là une pratique sacrilège, il ne faut pas le faire (*sed propter peccatum, dimittere consuevi*). Rien ne peut mieux montrer que cette réflexion naïve de l'anatomiste italien du xiv° siècle, combien les superstitions religieuses avaient marqué d'une empreinte profonde l'esprit des hommes de ce temps.

Notons aussi, en passant, que c'est au début du xiv° siècle que nous trouvons signalée la première autopsie, faite en 1302 à Bologne par Guillaume de Varignana, dans un cas où l'on soupçonnait l'action du poison. C'est du reste cette idée fixe de trouver les traces du poison dans l'intérieur du corps d'un individu mort d'une façon suspecte qui fit pratiquer si souvent les autopsies pendant tout le xvi° et le xvii° siècle; on comprend d'ailleurs facilement que ces autopsies du passé, à une époque où l'anatomie normale était à peine ébauchée, devaient avoir à peu près la même valeur que celles faites à la suite des ordalies, chez les sauvages, dont j'ai déjà parlé plus haut. Mais l'idée de vérifier la cause de la mort par une dissection du cadavre était tout de même une bonne idée et quatre siècles plus tard, c'est en multipliant les dissections *post mortem* et en les comparant à l'histoire clinique des malades que l'illustre Morgagni établira la méthode anatomo-clinique et avec elle l'une des bases les plus sûres de la médecine scientifique moderne. Ces autopsies judiciaires furent pratiquées souvent à Sienne à partir de 1384 et à Montpellier à partir de 1376 ; dans cette célèbre école, des dissections publiques étaient déjà faites plusieurs fois par an dès cette époque : à Paris, ces mêmes dissections en public ne furent régulièrement instituées qu'un peu plus tard, à partir de la fin du xv<sup>e</sup> siècle (1478) ; mais, comme le remarque très judicieusement Neuburger, ces dissections publiques, si rares et faites devant une assistance nombreuse qui regardait de loin et ne devait par conséquent pas voir grand'chose, n'avaient en somme qu'une valeur didactique des plus médiocres : elles n'étaient guère qu'un ornement surajouté aux études médicales qui restaient et resteront bien longtemps encore presque uniquement théoriques et dogmatiques.

Il est très important pour notre sujet de signaler la création à Paris, probablement aux environs de 1268, de la confrérie de Saint-Côme par l'élite de la corporation des chirurgiens-jurés de cette ville. Ceux-ci se trouvèrent ainsi divisés en barbiers-chirurgiens, ayant la cléricature, encore appelés chirurgiens de robe longue et en barbiers-chirurgiens laïques ou chirurgiens de robe courte : ceux-ci sont de simples ouvriers généralement illettrés, qui se contentent de raser, de faire des saignées et de soigner les « clous, anthrax, bosses et charbons » ; leur enseigne est un écusson avec trois plats à barbe, tandis que les premiers ont comme armoiries trois boîtes à onguent : la différence est notable, comme on voit. Cette scission des chirurgiens en deux classes qui ne vont cesser de se quereller pendant des siècles, fut certainement très fâcheuse au point de vue du progrès de la chirurgie. Au xiv<sup>e</sup> siècle, des décrets royaux (1311-1352-1364) rendus évidemment sous la pression des clercs et des docteurs de l'Université de Paris, interdisaient aux chirurgiens laïques ou de robe courte, l'exercice de la chirurgie, à moins qu'ils n'aient passé un examen

devant le jury composé de chirurgiens de robe longue.
En 1372, Charles V cependant redonna aux barbiers-
chirurgiens laïques l'autorisation de traiter les plaies
sans être inquiétés par les chirurgiens de robe longue ;
ce décret, semble-t-il, fut rendu en faveur du barbier
du roi, qui était chirurgien de robe courte.

On voit là le début des luttes qui devinrent plus
tard si âpres entre médecins et chirurgiens, au
XVIIe siècle surtout, et sur lesquelles j'aurai l'occasion
de revenir un peu plus longuement à propos de la
fondation de l'Académie royale de chirurgie en 1731
(v. p. 203).

En 1140, Roger de Sicile publia un édit qui interdisait, dans ses états, la pratique de la médecine et
de la chirurgie à quiconque n'aurait pas satisfait à
certains examens. Son petit-fils, le grand et libéral
Frédéric II, en 1224, rendit une ordonnance qui pré-
cisait et renforçait l'édit de son grand-père. Cet édit
de Frédéric II montre une organisation très complète
des examens, tels qu'ils se passaient à l'École de
Salerne ; pour obtenir le droit d'exercer la médecine
et la chirurgie, le candidat devait avoir, pendant trois
ans, étudié la logique, pendant cinq ans, la médecine
et la chirurgie, et pendant un an pratiqué sous les
ordres d'un médecin instruit : si le candidat désirait
une licence spéciale pour la chirurgie, il devait faire
la preuve qu'il avait étudié, au moins pendant un an,
la chirurgie et l'anatomie : car, dit le décret, s'inspi-
rant d'un passage de Galien « sans l'anatomie, une
incision ne peut être faite avec sécurité, ni une fracture bien réduite ». Les gradués de l'École de Salerne,
qui avaient satisfait à ces examens rigoureux, étaient
partout très estimés au Moyen Age et il semble que
le terme de « docteur en médecine » leur ait été pour
la première fois appliqué par Gilles de Corbeil.

Nous voyons ici apparaître dans l'histoire la réglementation de l'exercice de la médecine et de la chi-

rurgie par le pouvoir central, avec contrôle exercé sur la délivrance des diplômes : c'est un fait intéressant à signaler dans l'histoire de la médecine et de la chirurgie au Moyen Age. Nous avons vu déjà qu'il ne semble pas que quelque chose d'analogue ait existé dans l'antiquité classique ; du moins nous ne possédons aucun document qui l'établisse.

Si cette réglementation eut ses avantages, elle eut aussi ses inconvénients qu'il importe de signaler : elle a certainement relevé le prestige du médecin, qui était nécessairement un homme instruit après avoir satisfait à ces examens ; mais elle a eu aussi une influence en somme plutôt fâcheuse sur le développement de la science médicale et chirurgicale proprement dite. En effet, les examens et les études préalables étaient alors presque uniquement théoriques ; ce que l'on apprenait, ce n'était guère qu'un fatras assez indigeste de débris d'Hippocrate, de Galien et des Arabes, c'est-à-dire à tout prendre assez peu de chose. Comme d'autre part, les études étaient chères et longues, il est évident que bien des hommes de talent ont été ainsi écartés des hautes situations médicales qui restaient l'apanage de docteurs traditionalistes, fidèles à la science classique.

Il en sera ainsi jusqu'à l'époque de la Renaissance et même alors nous verrons un praticien de la valeur d'Ambroise Paré avoir à soutenir des luttes pénibles pour être reconnu des médecins et chirurgiens diplômés parce qu'il n'avait pas d'instruction théorique et ignorait le latin. Pendant tout le Moyen Age, la chirurgie était considérée comme un art manuel et le chirurgien par conséquent comme un simple artisan : au contraire la médecine était un art libéral et la profession de médecin était noble ; *le chirurgien devait être subordonné au médecin dans tous ses actes* et n'agissait que par son ordre et sous son contrôle ; nous verrons combien il fallut de temps pour que cette conception du rôle du chirurgien fût enfin reconnue comme fausse et contraire à l'intérêt des malades.

Nous possédons dans les miniatures des manuscrits du Moyen Age, des documents curieux, sinon très instructifs dans le détail, sur la pratique de la chirurgie au Moyen Age. Une remarquable collection de ces miniatures a été publiée en 1914 par Sudhoff. On voit représentés, sur ces miniatures qui sont souvent charmantes d'exécution, des chirurgiens faisant des opérations d'hémorroïdes, de fistule anale, de polypes du nez, de trépanation, d'ablation des projectiles, posant des ventouses et des cautères, pratiquant des saignées. Ces dernières sont très en honneur et très souvent figurées dans les manuscrits médiévaux : on faisait la saignée suivant le pronostic « zodiacal » : on devait saigner telle ou telle veine suivant qu'on se trouvait dans tel ou tel mois de l'année : ces schémas de saignées zodiacales nous permettent de nous rendre compte de la puérilité solennelle et burlesque de la médecine de cette époque qui est d'ailleurs en filiation directe avec celle de Molière et au fond n'en diffère que fort peu.

La profession de chirurgien ne laissait pas d'ailleurs que d'être assez dangereuse à exercer, au Moyen Age. Cela était vrai surtout pour les chirurgiens ambulants dont l'audace était souvent supérieure à la science : ils risquaient d'être mis à mort en cas d'insuccès, comme le chirurgien oculiste qui en 1337 échoua dans le traitement d'une affection oculaire du roi Jean de Bohème et fut, sans plus de façons, jeté dans l'Oder. Par contre, les honoraires chirurgicaux étaient souvent élevés quand il s'agissait de chirurgiens éminents : c'est ainsi que d'après d'Arcy Power, John of Arderne (dont j'ai déjà parlé plus haut) demandait cent shillings comme prix minimum pour une opération de fistule anale (ce qui représente au moins deux mille cinq cents francs de nos jours), et quarante livres sterling, soit de vingt à vingt-cinq mille francs, quand il s'agissait de gens riches.

***

On voit que nous n'exagérions rien, en disant, au début de ce chapitre, que la chirurgie du Moyen Age est bien médiocre et comme retombée en enfance. Les conditions matérielles où elle s'exerçait n'étaient d'ailleurs pas faites pour lui permettre de se développer ni de progresser beaucoup. Dans les grandes villes, les chirurgiens de robe longue, étaient instruits théoriquement, si l'on entend du moins par instruction, la connaissance d'un amas assez informe de notions empruntées à des textes anciens, souvent mal traduits et encore plus mal compris; ils avaient quelques vagues notions d'anatomie toujours assez fantaisistes et tout à fait exceptionnellement acquises par la dissection du cadavre humain; ces chirurgiens, clercs et dogmatiques, étaient relativement peu nombreux et en général fort timorés; ils redoutaient l'acte opératoire parce qu'ils étaient clercs et craignaient beaucoup de compromettre leur réputation par un échec, lorsqu'ils étaient appelés à soigner des malades d'une haute situation sociale.

A côté de ces chirurgiens clercs, ou de robe longue, les barbiers chirurgiens de robe courte, qui sont d'une ignorance presque complète, du moins au point de vue de la science du temps, font toute la chirurgie courante, les saignées, les cautérisations, le traitement des plaies et des fractures : ils sont généralement méprisés et plus ou moins gênés dans l'exercice de leur profession par les chirurgiens « savants » qui les jalousent et les surveillent.

Il existe enfin une classe de chirurgiens, certainement les plus remarquables de tous au point de vue technique; ce sont les opérateurs ambulants, les « coureurs » qui vont de ville en ville, de château en château, comme l'arracheur de dents de nos foires autrefois; ils exercent, à leurs risques et périls, un métier qui est parfois lucratif, mais qui, en revanche, peut être aussi très dangereux; en cas d'échec, ces vagabonds que ne protège aucun diplôme, aucun statut corporatif comme celui des chirurgiens jurés des grandes villes, sont parfois fort lestement pendus ou jetés à la rivière par un seigneur mécontent de leurs soins. Et cependant, ce sont ces chirurgiens ambulants qui sont de beaucoup les plus hardis et les meilleurs opérateurs du temps : ce sont eux en effet, qui, à cette époque, pratiquent encore la « grande » chirurgie, c'est-à-dire alors la lithotomie, la cataracte et les opérations de hernies. Ils ont des méthodes secrètes, transmises de père en fils, comme ces chirurgiens italiens dont j'ai parlé plus haut (v. p. 133); ils ont de bons outils et la main sûre : quand ils réussissent, ils peuvent arrondir joliment leur bourse, mais gare aux échecs, car ceux-ci peuvent coûter très cher. Quand on y réfléchit, on comprend que ce sont pourtant ces chirurgiens ambulants qui sont dans les meilleures conditions pour réaliser des progrès : le risque extrême fait que l'homme déploie toutes ses qualités d'ingéniosité et d'adresse; au contraire les ânes savants et titrés des grandes villes vivent dans une stérile routine. Il faudra un changement complet dans l'organisation des études pour que les chirurgiens de robe longue deviennent à leur tour des opérateurs d'une valeur égale à celle de ces chirurgiens ambulants qui ont conservé directement, par la pratique, les traditions de la grande chirurgie de l'antiquité : c'est ainsi que nous verrons Pierre Franco et Ambroise Paré, au xvi° siècle, être bien plus des descendants de ces opérateurs ambulants que des chirurgiens de robe longue.

CHAPITRE VI

# LA CHIRURGIE A L'ÉPOQUE DE LA RENAISSANCE ET AU XVII<sup>e</sup> SIÈCLE

A l'époque de la Renaissance et pendant le xvii<sup>e</sup> siècle, la chirurgie se releva progressivement de l'etat de déchéance où elle était tombée durant le Moyen Age et reprit une place très honorable dans l'ensemble des sciences médicales : voyons quels ont été les principaux facteurs de cette régénération.

Deux faits importants doivent être tout d'abord mis en relief, car ils influèrent certainement beaucoup sur l'évolution favorable et les progrès incontestables de la chirurgie pendant ces deux siècles : ce fut, d'abord, la création au xvi<sup>e</sup> siècle, de l'anatomie humaine comme science vraiment sérieuse, puis les débuts de l'édification d'une physiologie expérimentale, au commencement du xvii<sup>e</sup> siècle. On peut symboliser ces deux acquisitions dont les conséquences furent capitales pour le développement des sciences médicales, par deux noms, ceux de Vésale et d'Harvey, avec les réserves expresses que comporte toujours cette schématisation forcément excessive qui consiste à isoler deux grands noms parmi tant d'autres également très honorables. En second lieu, la période qui s'étend du début de la Renaissance à la fin du xvii<sup>e</sup> siècle est encore remarquable par une connaissance bien meilleure des écrivains médicaux de l'antiquité, qui furent désormais consultés aux sources et connus de première main, et aussi par l'apparition de ces esprits libres, révolutionnaires, remueurs d'idées, dont Paracelse est le type; enfin, une meilleure organisation des écoles de médecine et de l'enseignement qui s'y donnait ne fut pas sans influencer d'une façon très heureuse les progrès de la chirurgie.

Commençons par étudier d'un peu près la constitution de l'anatomie humaine, comme science, et les débuts de la physiologie expérimentale. Nous avons vu dans le chapitre précédent que la dissection du cadavre humain avait été pratiquée dans quelques écoles de médecine (dans l'Italie du nord surtout) dès la fin du xıı⁰ siècle, puis que cette pratique des dissections cadavériques s'était peu à peu répandue dans le reste de l'Occident civilisé. Mais d'autre part le livre d'anatomie de Mondino nous a montré combien cette description du corps humain était encore puérile et lourdement chargée du poids de la doctrine galénique; bien loin de la discuter, les anatomistes n'essayaient même pas de la vérifier dans leurs dissections. Sudhoff a fait une étude approfondie et intéressante des dessins anatomiques qui illustrent (?) les nombreux ouvrages d'anatomie parus pendant le xv⁰ siècle et au début du xvı⁰; ces recherches ont montré à l'évidence *qu'aucun de ces dessins n'avait été fait d'après une dissection :* ce sont tous des copies traditionnelles des miniatures que l'on peut trouver dans les manuscrits du Moyen Age; or il est facile de voir que ces miniatures, soi-disant anatomiques, sont absolument fantaisistes et sans aucune valeur documentaire quelconque. Ce sont des dessins scientifiquement ridicules et de plus sans aucune valeur artistique; ils représentent l'homme aux saignées (Aderlassmann), l'homme au zodiaque (Tierkreiszeichenmann), l'homme aux maladies (Krankheitsmann), etc.; tirés à un grand nombre d'exemplaires, comme les almanachs du temps et répandus à profusion, dans toute l'Europe, pendant le xv^e siècle surtout, ces dessins absurdes montrent bien quelle était la nullité des sciences d'observation à la fin du Moyen Age : on se contentait alors de reproduire telle quelle, les descriptions et les images des devanciers, sans aucun sens critique, sans désir de vérification; ainsi les erreurs les plus évidentes, pour celui qui se serait donné la peine de contrôler, se transmettaient de génération en génération, sans provoquer la moindre protestation.

L'esprit de libre examen, le désir ardent et sans cesse renouvelé de l'observation précise et de l'expérience, unis à une faculté unique de pouvoir reproduire par le dessin ce qu'il avait vu, font de Léonard de Vinci (1452-1519) le plus grand anatomiste du début de la Renaissance; ses magnifiques dessins d'anatomie (aujourd'hui tous publiés en fac-similé) sont admirables d'exactitude dans le détail anatomique et de perfection dans l'exécution; on ne les louera jamais assez; mais au point de vue historique, il est essentiel de ne pas oublier qu'ils restèrent enfouis dans des cartons pendant près de trois siècles et que par conséquent, ils n'ont pu exercer, malheureusement, aucune influence directe sur les progrès de l'anatomie au début du xvi^e siècle : Léonard fut, au point de vue scientifique, un génie presque complètement méconnu de son temps.

Le nom de Vésale mérite au contraire d'être cité comme celui du véritable créateur de l'anatomie moderne : né en 1514, originaire des Flandres, il fut d'abord à Paris l'élève de Jacob Sylvius (Dubois), galéniste impénitent; puis il se rendit en Italie à Padoue, où pendant cinq ans, il fit des dissections publiques; en 1543, il fit paraître à Bâle, son ouvrage célèbre « De corporis humani fabrica » illustré de très belles planches sur bois exécutées par Jean Calcar, l'élève du Titien. Ces dessins qui reproduisent les dissections, à la fois scientifiquement exacts et surtout très artistiquement rendus, eurent la plus heureuse

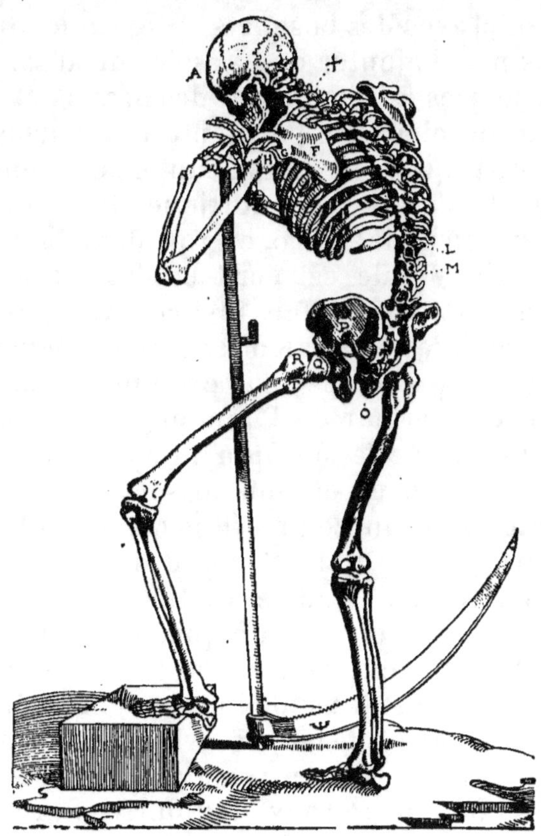


Fig. 28. — Squelette, d'après le livre d'anatomie d'Ambroise Paré (1573), emprunté à Vésale. — La tradition de ces figures d'anatomie, aux expressions pathétiques, se conservera jusqu'à la fin du xviiie siècle.

influence sur la rapide diffusion du livre de Vésale ; ces planches anatomiques frappèrent beaucoup certainement les contemporains et les successeurs de Vésale ; elles devinrent en effet le modèle du genre et jusqu'à la fin du xviiie siècle, tous les grands traités d'ana-

tomie seront ornés de belles planches à la manière de
Calcar, où l'on voit un squelette aux attitudes pathétiques ou bien un écorché qui se dissèque lui-même
de désespoir, le tout se détachant sur un paysage
conventionnel avec des bosquets et des ruines antiques.
N'oublions pas d'ajouter que Vésale fut aussi chirurgien à ses heures : il était l'ami des grands et il opéra
avec succès de pleurésie purulente Don Carlos d'Ara-
gon; on sait qu'il fit aussi, un des premiers, le
diagnostic de l'anévrysme aortique; il mourut dans
un naufrage, en pleine force, en revenant de Palestine.

Le livre de Vésale est écrit en latin : le ton de
l'auteur est violent; il fait justice avec âpreté des
erreurs galéniques qui étaient encore enseignées dans
l'anatomie de son temps; par exemple il montre que
le maxillaire inférieur de l'homme est un os simple
et non double, que le sternum humain est formé de
trois pièces osseuses et non de sept, que la cloison
interventriculaire du cœur est parfaitement étanche
et non perforée (ce qui est une des erreurs les plus
énormes de Galien), que le cartilage aryténoïde du
larynx est double et non unique, etc... L'anatomie
humaine basée uniquement sur la dissection du
cadavre humain est ainsi définitivement libérée de la
tradition ancienne qui lui a servi de base, mais qui
contient nombre d'erreurs; malgré les résistances
inévitables que l'on retrouve toujours en présence de
toute innovation aussi radicale, celles en particulier
du bon Jacques Dubois, qui est tout effrayé de
l'audace de son élève ; en quelques années l'anatomie
« Vésalienne » fut admise comme la seule véritable
et ses descriptions furent vérifiées de tous côtés.
L'élan était donné et la bonne méthode découverte;
il suffisait dorénavant de disséquer avec soin, de
bien regarder et de reproduire exactement ce que
l'on avait vu; aussi presque chaque année, à partir
de 1550 environ, l'anatomie humaine va s'enrichir de

découvertes de détails importants ; citons, sans avoir le temps de nous attarder davantage à retracer cette histoire, pourtant si intéressante, de l'anatomie, les noms de Fallope, successeur de Vésale à Padoue, d'Eustachi, professeur à Rome, de Servet, la victime du redoutable sectaire Calvin ; ce malheureux Michel Servet semble bien avoir été l'un des premiers à comprendre toute la signification de la circulation pulmonaire (1553) et son œuvre qui porte le nom bizarre de « Christianismi restitutio » influença certainement le grand Harvey ; Colombo, à qui l'on attribue la même découverte, mais dont l'ouvrage ne parut qu'en 1559 ; Fabrice d'Aquapendente (1537-1619) qui mérite de rester célèbre par ses études sur les valvules des veines jusque-là très mal décrites et non comprises et aussi parce qu'il fut le maître d'anatomie de Harvey : Aselli de Crémone (mort en 1628), qui décrivit le premier avec netteté les vaisseaux chylifères ; Pecquet (de Dieppe) (1622-1674) qui donna une bonne description d'ensemble de tout le système lymphatique intestinal (systema chyli) et du canal thoracique qui le draine ; enfin Wirsung qui enseignait à Padoue à la fin du XVII° siècle ; on sait qu'il découvrit le canal excréteur du pancréas et donna la première description satisfaisante de cette glande digestive jusque-là très mal décrite, probablement à cause de son altération rapide sur des cadavres non injectés de substances destinées à les conserver.

Au XVII° siècle, trois noms doivent être détachés de la masse des anatomistes notoires, ce sont ceux de Malpighi, de Leeuwenhoek et de Ruysch. L'illustre Malpighi (1628-1694) professa à Bologne et à Pise : il fut l'un des premiers à se servir correctement d'un microscope ; aussi doit-il être considéré avec Leeuwenhoek, comme le créateur de l'anatomie microscopique. C'est Malpighi qui montra en 1660, d'une façon certaine, l'existence des vaisseaux capillaires sanguins et le passage du sang des artères dans les veines à travers ce fin réseau ; Malpighi donnait ainsi la démonstration complète de la circulation sanguine que les expériences de Harvey avaient rendue logiquement certaine ; mais il ne faut pas oublier que le grand physiologiste anglais n'avait pas pu démontrer d'une façon irréfutable comment le sang passait des artérioles dans les petites veines. Malpighi fit un grand nombre d'autres découvertes (structure de la peau, du foie, du rein, des poumons) qui font de son nom l'un des plus grands de l'histoire de l'anatomie. Le hollandais Leeuwenhoek (né à Delft, 1632-1723) porta l'étude microscopique des liquides organiques et des organes eux-mêmes à un très haut degré de perfection : il avait une fortune personnelle qui lui permettait de se procurer les instruments nécessaires ; c'est ainsi qu'il posséda, dit-on, jusqu'à deux cents microscopes. Il parachevait lui-même la taille des lentilles de ses instruments : on sait, d'ailleurs, que la taille et le polissage des verres d'optique comme celle des diamants, étaient presque un monopole de la Hollande à cette époque ; c'est ainsi que le philosophe Spinoza vécut solitaire à Amsterdam des ressources de son métier de polisseur de verres d'optique. Nous trouvons là un très bel exemple de la répercussion de l'état matériel des techniques et du fini des instruments sur l'avancement des méthodes d'observation et par conséquent des sciences : la meilleure preuve de ce fait, c'est qu'après Leeuwenhoek, qui conserva secret ses procédés de fabrication des lentilles optiques, l'observation au microscope subit un temps d'arrêt de près d'un siècle ; elle tomba même en un complet discrédit parce que les bons observateurs, qui n'avaient à leur disposition que des microscopes généralement de qualité très médiocre, furent dégoûtés de l'insuffisance de leurs observations : c'est pourquoi le célèbre anatomiste Bichat, qui vécut tout à fait à la fin du XVIII<sup>e</sup> siècle, n'avait qu'une confiance très restreinte dans les résultats de l'observation microscopique et que toute son anatomie générale a été faite sans le secours du microscope.

Les microscopes de Leeuwenhoek au contraire étaient excellents; ils permettaient d'obtenir des grossissements considérables pour l'époque, tout en conservant une grande clarté. Ils permirent à Leeuwenhoek de découvrir les globules rouges du sang, les spermatozoïdes (déjà entrevus par Ham), la striation des fibres musculaires des muscles des membres : il fut aussi le premier à observer des infusoires et à décrire des vibrions et des spirilles dans le tartre dentaire, découvertes capitales qui devaient avoir un siècle plus tard une si grande portée; enfin il donna une description encore plus complète que Malpighi de la circulation capillaire. Il est intéressant de noter que Leeuwenhoek n'était pas médecin; c'était un amateur génial qui avait la passion de l'histoire naturelle et des recherches microscopiques auxquelles il consacra son existence et sa fortune.

Le hollandais Ruysch (1638-1731) découvrit des techniques d'injection des vaisseaux sanguins qui lui permirent de faire des préparations merveilleuses; il employait surtout le procédé dit par corrosion, procédé dans lequel l'organe dont les vaisseaux ont été injectés préalablement avec des masses colorées, composées de substances très résistantes, est ensuite détruit par un acide fort qui dissout, « corrode » tout, sauf les arborisations des vaisseaux injectés : ceux-ci apparaissent ainsi plus finement disséqués sur la pièce que par n'importe quelle autre méthode. La collection anatomique de Ruysch à Leyde était célèbre dans le monde entier : elle fut en partie achetée par le tzar Pierre le Grand, en 1717, pour la somme de trente mille florins (environ deux millions) : elle existait encore à Saint-Pétersbourg à l'Académie des sciences en 1914. Il semble bien que Ruysch a utilisé des masses colorées d'une composition secrète, car on n'a jamais réussi par la suite à faire d'aussi belles injections et préparations anatomiques des vaisseaux sanguins que celles qu'il avait su réaliser.

*
* *

La physiologie expérimentale, qui avait déjà été certainement pratiquée dans l'antiquité par les grands médecins d'Alexandrie (v. p. 89) dont nous pouvons encore retrouver les traces dans l'œuvre de Galien et peut-être aussi par Galien lui-même, ressuscite au début du XVII$^e$ siècle en la personne de W. Harvey, un des plus grands noms de l'histoire de la biologie. Pour être tout à fait exact, il convient de rappeler que Vésale avait certainement, lui aussi, expérimenté sur les animaux ; l'édition de 1555, de sa « Fabrica » se termine en effet par un chapitre de vivisection où il dit avoir refait les expériences de section partielle de la moelle et de section du nerf récurrent, qui se trouvent rapportées dans Galien ; Vésale montra aussi que la respiration artificielle au moyen d'un soufflet peut maintenir en vie un animal, alors que son thorax est ouvert et que le cœur ne bat plus que faiblement. Mais l'importance de l'œuvre anatomique de Vésale est si grande que l'on oublie facilement qu'il fut aussi un pionnier en physiologie expérimentale.

William Harvey (1578-1657), né à Folkestone, étudia l'anatomie à Padoue ; son grand ouvrage « de motu cordis » est un véritable chef-d'œuvre d'expérimentation précise ; il parut en 1628 à Francfort, ville qui était alors le centre le plus important du commerce des livres en Europe. L'apparition de ce petit volume (car il n'a pas plus d'une centaine de pages) est une date mémorable dans l'histoire des sciences biologiques. Harvey démontrait par de nombreuses expériences et des raisonnements rigoureux que le cœur est une pompe qui entretient le mouvement circulaire continuel du sang dans l'organisme ; que le sang veineux passe du ventricule droit dans l'artère pulmonaire, et revient au cœur gauche par les veines pulmonaires ; la signification des valvules veineuses, déjà bien vues par Fabrice d'Aquapendente, le maître d'Harvey, mais dont la disposition était absolument incompréhensible avec l'interprétation galénique de la circulation sanguine, est désormais très clairement expliquée. Il ne restait plus, pour que la démonstration de la circulation sanguine fut complète, qu'à prouver l'existence des vaisseaux capillaires (v. p. 151) Il faut cependant ajouter que quand on pénètre dans le détail des œuvres de Harvey, on voit combien cet illustre physiologiste, qui fut le médecin et l'ami du chancelier Bacon, était encore cependant imprégné de l'esprit philosophique du Moyen Age : par exemple, Harvey, place le siège de l'âme dans le sang : ce liquide représente pour lui la « chaleur innée » et la « chaleur psychique primordiale » ; la circulation du sang est considérée comme l'analogue du « mouvement circulaire des corps célestes ». Ces spéculations de Harvey qui ont perdu pour nous non seulement toute valeur, mais même toute signification, prouvent, une fois de plus, qu'un homme si grand qu'il soit, reste cependant toujours et nécessairement, par quelque côté, l'esclave des idées de son temps.

On sait les luttes mémorables qui commencèrent autour du livre de Harvey dès son apparition : si de nombreux anatomistes tels que Bartholin, Pecquet, Sylvius de la Boë et le philosophe Descartes, se déclarèrent aussitôt convaincus, il y eut par contre de nombreux dissidents ; tel ce ridicule pédant de Riolan, le philosophe Gassendi, Worms et l'homme d'esprit que fut, déguisé en médecin, Guy Patin ; ce dernier mourut impénitent et « anticirculateur » en 1672. Comme le mot « circulator » signifiait dans le latin barbare du Moyen Age, le charlatan, l'ambulant, on voit d'ici tout le parti que Guy Patin tira de cette source de calembours et combien il était fier de se ranger parmi les « anticirculatores » : ce qui prouve qu'en tout temps on peut avoir l'esprit de salon et être dépourvu du moindre esprit scientifique. Au lieu de contrôler des expériences très simples et bien faciles à vérifier, beaucoup de gens préféraient encore discuter et se livrer à des joutes dialectiques, comme au xiii^e siècle. L'esprit médiéval était encore très vivant dans la plupart de ces cerveaux ; il faudra attendre encore bien des années pour que la critique, basée sur l'observation et l'expérience, devienne la règle fondamentale et incontestée de toute investigation biologique. Harvey écrivit aussi un traité « de generatione animalium » (paru en 1651), qui intéresse surtout l'histoire de l'embryologie et qui est fort remarquable à certains égards : par exemple la thèse de l'épigénèse, c'est-à-dire de la formation de l'embryon par l'apparition successive d'organes qui n'existaient pas pendant les premiers stades de la vie embryonnaire, y est soutenue comme la seule satisfaisante et opposée à la « préformation » pour expliquer le développement de l'embryon à partir de l'œuf : mais, chose curieuse, cette « épigénèse » est démontrée comme nécessaire uniquement par des arguments dialectiques et *a priori* : il n'y a pas d'observations précises et d'ailleurs l'état des recherches microscopiques à cette époque n'aurait pas permis de vérifier le développement continu et progressif de l'embryon à partir de l'œuf.

A côté du grand Harvey, il faut encore citer deux autres physiologistes anglais Richard Lower (1631-1691) et John Mayow (1634-1679). Lower, en 1665, paraît avoir été le premier à réaliser une transfusion sanguine chez l'animal : l'opération fut répétée chez l'homme, l'année suivante (1666) à Paris par Denys ; en 1667, Lower la reprit, chez l'homme également, en présence de la Société royale à Londres : on sait que cette opération si intéressante, tomba bientôt en discrédit à cause des accidents qu'elle déterminait souvent ; on ignorait alors, et on devait ignorer pendant plus de deux siècles encore, les facteurs essentiels qui conditionnent le succès ou l'échec de l'expérience (animaux d'espèces différentes, d'où hémolyse et action toxique, coagulation rapide du sang en l'absence de précautions particulières minutieuses, etc.). Lower montra aussi, à peu près en même temps que l'anatomiste allemand Schneider (1660), que les sécrétions nasales proviennent d'une muqueuse qui tapisse toutes les fosses nasales et que l'hypophyse ou corps pituitaire n'a rien à voir avec ces sécrétions, comme on l'enseignait depuis Galien : le terme populaire de « rhume de cerveau » se trouve être ainsi l'écho de l'anatomie fantaisiste du médecin grec. Mayow par ses recherches très précises sur l'état du sang à son entrée et à sa sortie des poumons, prouva que le sang dans son passage à travers les capillaires alvéolaires prenait dans l'air atmosphérique une substance gazeuse qu'il appela « partie nitro-aérienne de l'air » ; il vit donc parfaitement que l'acte essentiel de la respiration pulmonaire est un échange gazeux entre l'air et le sang : mais il fallait attendre un siècle encore pour que ce phénomène capital de la respiration pulmonaire fut expliqué (découverte par Priestley et Lavoisier de l'oxygène).

Enfin la physiologie oculaire devint en quelques années de (1620 à 1650) une partie très précise des sciences naturelles, au moins au point de vue de la dioptrique, grâce aux études de Képler, de Descartes, de Mariotte et de Scheiner : la réfraction fut parfaitement interprétée au point de vue physique par les deux premiers ; Képler montra l'importance de la rétine pour la vision, Mariotte l'existence du « point aveugle » de cette même rétine et Scheiner étudia l'accommodation et le changement de courbure du cristallin qui l'accompagne.

Nous voyons ainsi l'anatomie humaine se constituer bien vite, après l'élan que lui a donné Vésale, en une science d'observation précise et la physiologie expérimentale s'ébaucher et se développer, bien plus lentement sans doute ; mais qui pourrait s'en étonner, lorsqu'on sait la difficulté extrême du sujet? En tout cas, la physiologie a désormais trouvé sa voie et sa méthode : l'exemple de la création, en moins de trente ans, d'une physiologie oculaire déjà très complète, prouve que quand il s'agit de phénomènes purement mécaniques, que l'on peut assimiler à ceux que la science physique de l'époque permet d'interpréter rigoureusement, il est relativement facile de trouver une théorie correcte du fonctionnement des organes, même lorsqu'ils sont aussi complexes que celui de la vision. La physiologie dans l'avenir, et avec elle toute la partie théorique et scientifique de la médecine, suivra un développement parallèle à celui de la physique et de la chimie. A mesure que ces deux sciences fondamentales deviendront de plus en plus rigoureuses, de plus en plus pénétrantes et efficaces dans leurs méthodes de recherches, en même temps aussi la physiologie et la pathologie générale qui en dérivent deviendront elles-mêmes des sciences véritables ; c'est ce que nous aurons souvent l'occasion de vérifier dans la suite.

Il serait injuste de ne pas citer aussi un médecin italien professeur à Padoue, Santorio, plus connu

sous le nom de Sanctorius (1561-1636); il eut en effet
le premier l'idée de se servir d'un « pulsilogium », ou
horloge pour compter le pouls et d'un thermomètre
pour prendre la température du corps humain. Ces
instruments tombèrent d'ailleurs aussitôt dans l'oubli;
on sait que si le pouls fut compté avec la montre
quand l'usage de cet instrument fut généralisé, c'est-
à-dire à partir de la fin du xviiᵉ siècle, il fallut au
contraire attendre jusqu'au milieu du xixᵉ siècle pour
voir l'emploi du thermomètre se généraliser en médecine; à ses débuts l'usage de cet instrument si précieux rencontra d'ailleurs de très vives oppositions :
les vieux médecins préféraient s'en tenir à l'estima-
tion de la fièvre par la palpation du pouls et l'appréciation à la main de la chaleur cutanée; il fallut au
moins deux générations (de 1830 à 1870) pour que le
thermomètre fut admis définitivement comme nécessaire à la pratique quotidienne : ce fait prouve une
fois de plus combien furent lents à se réaliser certains
progrès essentiels et combien sont récentes certaines
acquisitions qui nous paraissent tellement nécessaires
chaque jour que l'on se demande parfois comment
pouvaient bien faire autrefois ceux qui ne les possédaient pas. Sanctorius eut aussi le mérite de comprendre le premier l'importance de la pesée pour
l'étude expérimentale des échanges organiques; une
figure amusante qui se trouve en tête de son « Ars
de statica medicina », montre l'auteur lui-même assis
sur une chaise suspendue à une grosse balance, en
train de se peser après un repas, dont les reliefs
sont encore devant lui, sur la table.

*<br>* *

Sans doute, il est banal de répéter que l'époque de
la Renaissance fut une véritable découverte des
œuvres écrites des anciens, enfin connues pour la

première fois, dans l'intégralité de leurs textes ; mais il faut tout de même bien le dire, car ce fait eut certainement quelque importance dans l'évolution des sciences médicales. Pendant tout le Moyen Age, on avait vécu sur des textes médicaux anciens toujours altérés, souvent même incompréhensibles comme ceux qui avaient été traduits du grec en syriaque ou en arabe et de l'arabe en latin.

Aussi les excellentes traductions latines de certaines parties de Galien par Thomas Linacre (1460-1524), médecin du roi d'Angleterre Henri VIII, les critiques de Léoniceno (mort en 1524), professeur à Padoue, qui montra les erreurs botaniques que Pline l'Ancien, réputé jusque-là infaillible, avait commises dans son œuvre, les traductions partielles d'Hippocrate, celle par exemple des Aphorismes, donné par Rabelais (Lyon 1532) et les explications directes des textes grecs qu'il fit lorsqu'il professait à Montpellier, enfin la publication de l'œuvre intégrale d'Hippocrate par Foës en 1595, avec une bonne traduction latine, furent des événements certainement très importants pour la connaissance directe de la médecine ancienne. Il est curieux de constater que c'est par la voie détournée de la philologie et de l'étude directe des textes anciens que l'esprit critique s'introduisit d'abord en médecine à cette époque : les médecins de la Renaissance admettront encore comme vérités incontestables des erreurs anatomiques et surtout physiologiques presque incroyables, que déjà ils discuteront les variantes d'un texte, en repousseront certaines comme absurdes et les vérifieront sur des manuscrits variés, pour arriver à trouver la plus satisfaisante ; tout l'essentiel de la méthode critique est là en germe : il ne s'agissait plus que de l'appliquer partout et dans tous les domaines. Ce sera l'œuvre de plusieurs siècles.

Les œuvres de tous les chirurgiens connus de l'antiquité furent publiées à Venise, en traduction latine, à la fin du xvᵉ siècle et à Bâle par Gesner en 1555 (de chirurgia scriptores optimi). Il était désormais possible de lire dans la traduction latine ces œuvres chirurgicales dont certaines sont très remarquables, comme nous l'avons déjà montré; si on ajoute que le développement rapide de l'imprimerie entre 1490 et 1540, assura la diffusion de ces livres dans toute l'Europe, on comprendra facilement que les circonstances furent à partir du milieu du xviᵉ siècle bien plus favorables, pour tous ceux qui désiraient s'instruire dans les livres, qu'elles ne l'avaient été pendant tout le Moyen Age. Mais cependant je crois qu'il ne faut pas exagérer, comme on l'a fait quelquefois, l'importance de cette instruction livresque, du moins dans la Renaissance des sciences et surtout des techniques médicales, car les novateurs les plus originaux en chirurgie à cette époque ne furent pas du tout des érudits, mais seulement des hommes de métier, qui en connaissaient à fond la pratique ; cependant l'étude des sources gréco-latines médicales n'est tout de même pas sans avoir eu quelque influence heureuse, ne serait-ce, comme je l'ai dit déjà, que parce qu'elle montra les contradictions fréquentes qui existaient entre les différents textes des auteurs anciens et fit ainsi naître le doute méthodique et la critique philologique.

Il est impossible de parler de la médecine et de la chirurgie de la Renaissance sans citer l'un des hommes le plus originaux de cette époque, c'est-à-dire Paracelse. De son vrai nom A. Théophraste Bombast von Hohenheim (1493-1541), il naquit près de Zurich et était fils d'un médecin. Il étudia à Ferrare sous Léoniceno, puis se perfectionna en « chimie » avec un certain Függer qui possédait des mines dans le Tyrol; il est certain que ces études spéciales eurent une grande influence sur l'ensemble de l'œuvre de Paracelse. Il erra dans presque toute l'Europe, acquit une grande expérience des hommes et des choses et arriva précédé d'une réputation bruyante de praticien heureux à Bâle où il fut en 1527 nommé professeur de médecine et aussi médecin de la ville. Grand admirateur d'Hippocrate, il commença par faire brûler, avec une pompe solennelle, les œuvres de Galien et d'Avicenne. Mais en 1528, au bout d'un an, il se brouilla, pour une discussion au sujet de ses honoraires, avec la municipalité de Bâle et fut forcé de partir de cette ville. Il reprit sa vie de praticien errant et mourut de mort violente, après une rixe, dans une taverne, à Salzbourg, en 1541. Paracelse rejetait complètement la doctrine galénique des quatre humeurs ; il veut que les médecins se servent surtout de médicaments préparés chimiquement ; il enseigne que la pathologie n'est que le « désordre des fonctions physiologiques », que la médecine et la chirurgie sont une seule et même science, que « la nature guérit mieux les plaies que les chirurgiens qui viennent les tripoter constamment ». Il fut aussi l'un des premiers à analyser chimiquement, avec les moyens évidemment assez primitifs dont il disposait, les eaux minérales, et à recommander leur emploi : il semble également avoir noté, l'un des premiers, les rapports du goitre et du crétinisme. Paracelse est évidemment un homme complexe ; charlatan indiscutable et théoricien souvent fumeux, il ne faut pas oublier qu'il fut aussi un novateur, un créateur en chimie et en pharmacie, un « remueur d'idées » et surtout un iconoclaste. Galien, sa bête noire, ne se relèvera pas des coups mortels qu'il lui aura portés avec fureur au début du XVI° siècle.

*
* *

Mais j'ai hâte d'arriver à celui qui symbolise pour

nous et à juste titre, la chirurgie de la Renaissance, c'est-à-dire à Ambroise Paré (1510-1590).

Né à Laval, fils d'un « coffretier », il fut d'abord apprenti d'un barbier de campagne, peut-être à Angers, puis il vint à Paris en 1533, où il entra à l'Hôtel-Dieu comme élève. Ce séjour à l'Hôtel-Dieu fut pour Paré d'une très grande importance; il le dit lui-même : « faut sçavoir que pendant trois ans, ay résidé à l'Hôtel-Dieu de Paris où j'ay eu le moyen de voir et connoistre (eu égard à la grande diversité de malades y gisans ordinairement) tout ce qui peut être d'altérations et maladies au corps humain, et ensemble y apprendre sur une infinité de corps morts tout ce qui se peut dire et considérer sur l'anatomie, ainsi que souvent j'en ai fait preuve très suffisante et cela pratiquement aux escoles de médecine ». Il fut reçu maître barbier chirurgien et fit campagne en Italie avec le maréchal de Montejean (1536-1539). Il se maria à Paris en 1541 ; en 1543 parut son livre fameux « sur les plaies par hacquebutes » qui fit sa réputation; en 1552, nous retrouvons Paré au siège de Metz où il fut fait prisonnier, mais recouvra bientôt la liberté. Cependant la doctrine de Paré sur le traitement des plaies par armes à feu, opposée à la pratique courante jusque-là, se diffusait en Italie et en Allemagne et le rendait célèbre. En 1561, il fut nommé premier chirurgien du roi Charles IX; en 1573, parut la première édition in-folio de ses œuvres complètes et il mourut en 1590 chargé d'ans et de gloire.

Ambroise Paré écrivit son livre en langue française; c'est là un fait capital qui eut la plus grande importance pour l'évolution ultérieure de la chirurgie en France; de plus, il adjoignit à son œuvre un résumé de l'anatomie de Vésale, également en langue française avec de nombreuses figures. La publication du livre d'Ambroise Paré ne laissa pas d'ailleurs que de provoquer de vives protestations, comme bien on pense; il fut bafoué par les chirurgiens-jurés du Collège Saint-Côme parce qu'il ignorait le latin, et d'autre part la Faculté de Médecine lui reprocha avec pédanterie d'avoir osé parler des fièvres dans son ouvrage. Comme Vésale et Paracelse, il combattait l'ignorance et la superstition, tout au moins lorsqu'il s'agissait de choses qu'il connaissait bien et par expérience personnelle; en effet son œuvre (si du moins on appelle ainsi l'in-folio compact qui parut en 1573 sous le nom d' « Œuvres complètes d'Ambroise Paré ») contient bien du fatras dont le brave Paré n'est certainement que très partiellement responsable; ce sont les collaborateurs qui lisaient et traduisaient pour lui les œuvres des chirurgiens anciens qui sans doute ont introduit dans ses traités une foule de détails sans intérêt et souvent même des assertions entièrement inexactes, mais copiées dans les auteurs anciens.

Il est donc essentiel de distinguer dans l'œuvre d'Ambroise Paré les traités qu'il a sûrement composés lui-même, comme par exemple celui des plaies par arquebusade, qui contient des descriptions cliniques et des remarques thérapeutiques excellentes, des traités qui furent compilés par ses collaborateurs et qui n'ont qu'une bien faible valeur, sinon celle d'être écrits en langue française. Par exemple il est évident que le traité des luxations est copié tout entier dans les textes classiques de la tradition gréco-latine : on y retrouve en effet la description des « luxations du genou » telle qu'on peut la trouver déjà dans le traité des articulations de la collection hippocratique et dans Celse; c'est ainsi qu'on peut y lire que les luxations du genou doivent être considérées comme fréquentes (alors qu'elles sont en réalité infiniment rares) et les quatre sortes de déplacement admis par les anciens sont fidèlement rapportés, tandis qu'ils

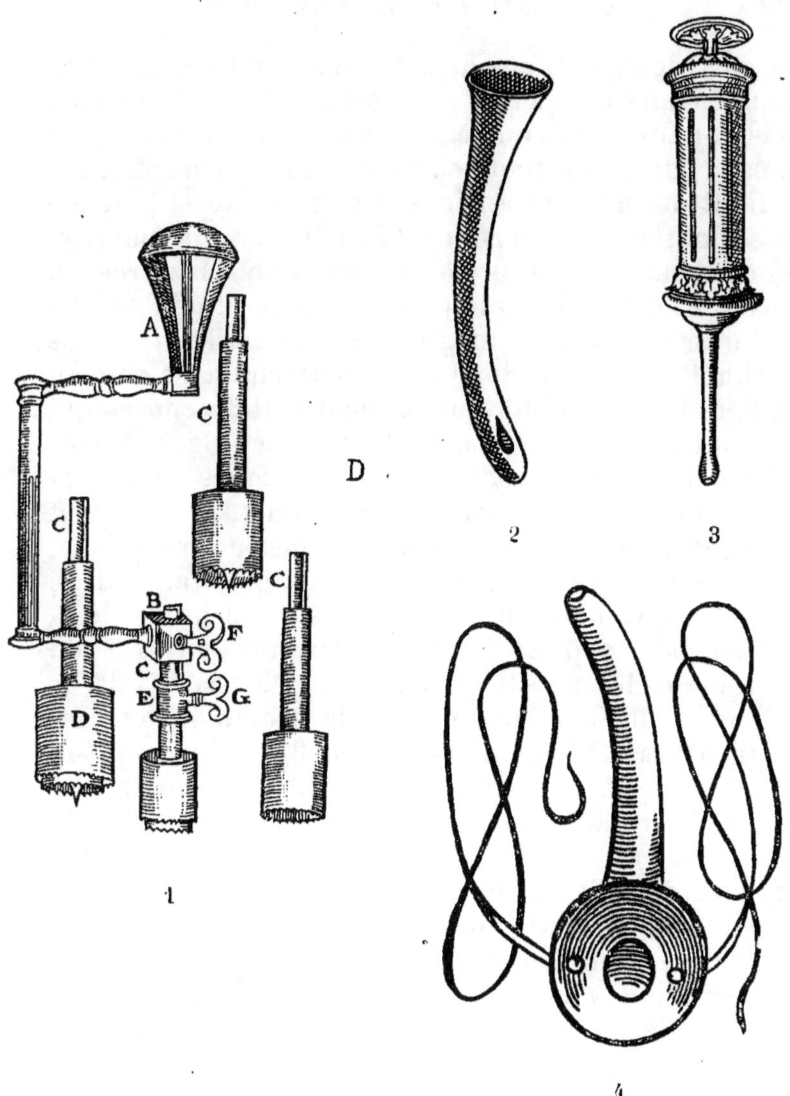



FIG. 29 à 32.

1. Trépan complet à couronne d'Ambroise Paré (1573).
    (Cet instrument est resté en usage jusqu'à l'invention de celui de Doyen (1895).
2 et 3. Canule et seringue pour injections (Ambroise Paré, 1573).
4. Canule pour drainer la plèvre (Ambroise Paré, 1573).
    Cet instrument est essentiellement le même que celui dont on se sert encore pour la trachéotomie (modifié par l'adjonction d'une canule interne).

ne correspondent pas du tout aux luxations traumatiques vraies du genou, mais à tous les déplacements tels que tumeur blanche ancienne, genu valgum, etc. ; il est évident que tout cela n'est pas de Paré et a été traduit des auteurs anciens. De même aussi le traité des monstres qui termine l'in-folio est un ouvrage sans aucune valeur, rempli d'anecdotes bizarres ou absurdes empruntées le plus souvent à Pline l'Ancien et orné de figures imaginaires extraordinaires. Le véritable Paré doit donc être recherché avec soin au milieu de cet in-folio qui contient tant de choses qui ne sont certainement pas de lui : on peut le retrouver sûrement dans les observations cliniques qu'il rapporte avec plus ou moins de détails et qui sont presque toujours intéressantes et instructives; celle, par exemple, de M. le duc d'Arscot, qui était couché depuis sept mois au lit pour une plaie grave de la cuisse par coup de feu avec fracture ouverte du fémur au-dessus du genou : le blessé avait le « cropion ulcéré » large comme la paume de la main, de la fièvre et de la diarrhée rebelle; on jugeait son cas désespéré. Paré le vit, entreprit de le soigner et le guérit en faisant de fréquentes irrigations dans la plaie avec du vin, de l'eau de vie, du vitriol calciné (sulfate de cuivre) en solution; grâce à cette antisepsie avant la lettre, le noble seigneur put s'en tirer avec une simple ankylose du genou. De même encore l'observation du « maistre tailleur d'habits Jean Bourlier demeurant rue Saint-Honoré », auquel Paré ouvrit une « apostème acqueuse » du genou (hydarthrose), « en laquelle trouvay une pierre de la grosseur d'une amande, fort blanche, dure et polie » (corps étranger articulaire); le malade guérit fort bien et survécut longtemps à cette opération hardie. Il faudra attendre trois siècles pour que les chirurgiens osent de nouveau ouvrir une grande articulation pour en retirer un corps étranger articulaire, cette fois sous le couvert de l'antisepsie. C'est là qu'est le vrai Paré et non dans les traités remplis de descriptions bizarres ou souvent même incompréhensibles, tels ceux des fièvres ou des monstres. Il est certain que Bernard Palissy, contemporain de Paré, dont on le rapproche souvent, non sans quelque raison, nous a laissé une œuvre bien plus personnelle et bien plus remarquable parce qu'il ne décrit jamais que ce qu'il a vu et contrôlé lui-même.

Comme pour tous les « hommes représentatifs »,

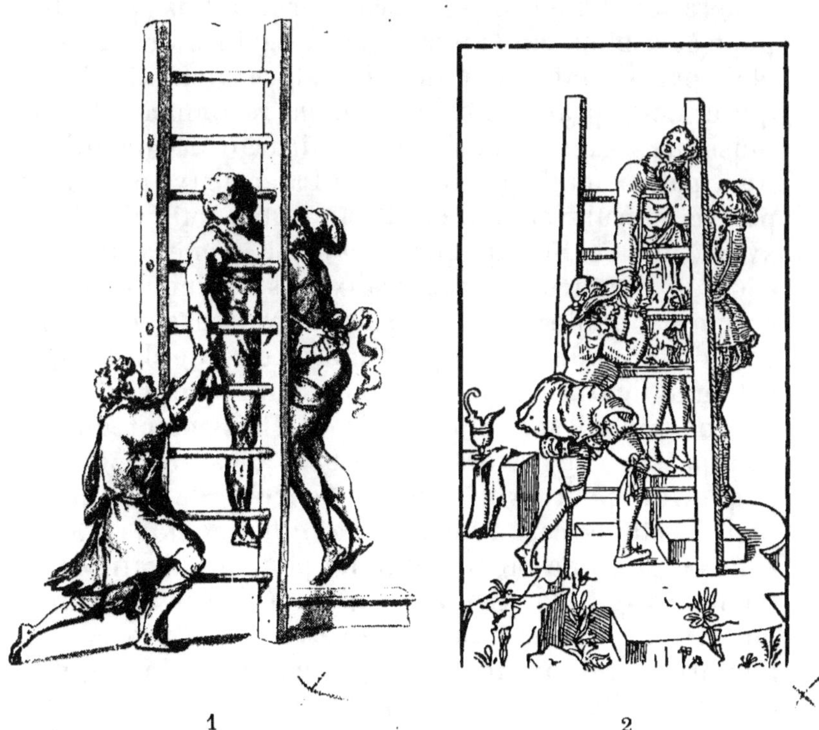

1                                        2

Fig. 33 et 34.

1. Réduction d'une luxation de l'épaule par le procédé de l'échelle (d'après le dessin attribué au Primatice, dans la collection des chirurgiens grecs de Guido Guidi (1544).
2. Même manœuvre (d'après Ambroise Paré, 1573).

Ces dessins sont en liaison directe avec ceux qui illustrent les manuscrits byzantins et remontent probablement à Appolonius de Kition (Iᵉʳ siècle après J.-C.).

une légende s'est formée autour d'Ambroise Paré. On lui attribue souvent par exemple la découverte de la ligature des artères, pour arrêter le sang dans les cas de blessure accidentelle ou opératoire de ces vaisseaux. Rien n'est plus inexact, si l'on présente les faits de cette façon schématique et sommaire. La ligature des vaisseaux, divisés pendant une opération, est décrite, comme une pratique courante, par les chirurgiens grecs dont Celse est le compilateur (v. p. 94); il suffit de se reporter aussi à l'opération d'anévrisme décrite par Antyllus (v. p. 108) pour être bien convaincu que la ligature des artères était parfaitement connue des chirurgiens de l'antiquité. Cette pratique est également recommandée par plusieurs auteurs d'ouvrages chirurgicaux du Moyen Age, par exemple par Roger de Palerme (v. p. 130) et par le chirurgien italien Bertapaglia qui vivait au xv<sup>e</sup> siècle. Ce Bertapaglia recourait même à un procédé de ligature des vaisseaux très ingénieux et très recommandable; il traversait le vaisseau une fois dénudé avec une aiguille et faisait ensuite de chaque côté une ligature; l'ensemble de cette ligature double ne pouvait glisser, puisque le fil était maintenu par son passage à travers les tissus. C'est un procédé auquel on peut avoir recours encore de nos jours dans certains cas d'hémostase difficile; nous l'utilisons aussi d'une façon courante pour les ligatures de pédicules vasculaires un peu épais ou de sac herniaire; on attribue souvent la découverte de ce procédé de ligature à tel ou tel auteur moderne, alors qu'un chirurgien italien mort en 1463, le décrit déjà exactement et le recommande !

Il est donc absolument certain qu'Ambroise Paré n'a pas « découvert » la ligature des artères pour assurer l'hémostase : mais il faut reconnaître qu'à son époque, cette pratique était en somme peu employée, surtout dans les amputations que les chirurgiens d'armée étaient à peu près les seuls à pratiquer : le mérite d'Ambroise Paré reste donc très grand d'avoir su montrer, par son expérience personnelle, que les moignons d'amputation guérissaient tout aussi bien, sinon mieux, quand on liait les vaisseaux coupés sur le moignon que si l'on employait le fer rouge ou des caustiques chimiques pour arrêter le sang, ce qui était alors la pratique presque universelle des chirurgiens d'armée.

De même dans le traitement des plaies par « arquebusade », Paré supprima l'un des premiers les pratiques barbares de ses devanciers qui se croyaient obligés de cautériser profondément les plaies par le fer rouge ou l'huile bouillante. Rien ne peut mieux montrer la supériorité d'Ambroise Paré que de décrire sommairement quelle était la manière habituelle de traiter ces plaies à son époque. Le livre « Buch der Wund-Artzney », de Brunschwig, paru à Strasbourg en 1499 (et notons-le, déjà écrit lui aussi en langue allemande), semble contenir les premières descriptions publiées de plaies par arme à feu : l'auteur considère que ces plaies sont *empoisonnées* ; en conséquence il recommandait de faire évacuer le poison par la cautérisation au fer rouge, qui provoquait une suppuration abondante, avec laquelle le « poison » s'éliminait. Remarquons que cette idée de considérer les plaies par arme à feu comme empoisonnées, si elle est inexacte au point de vue de la science actuelle, n'est pas du tout absurde, comme on l'a dit quelquefois, sans réflexion suffisante. Ce que traduisait évidemment l'expression incorrecte de « poison », pour les chirurgiens de cette époque, c'était l'évolution grave de ces plaies par arme à feu comparée à la simplicité relative de la guérison que l'on observait dans la plupart des cas de plaies par arme blanche : je ne parle ici naturellement que des plaies des membres, les seules intéressantes dans l'espèce, puisque les plaies pénétrantes des cavités viscérales (thorax ou abdomen) étaient alors presque toutes mortelles, qu'elles fussent produites par une arme blanche ou un projectile d'arquebuse. Il n'est pas contestable, quand on connaît par expérience la gravité des plaies des membres causées par des gros projectiles très traumatisants (comme l'étaient justement ceux que l'on employait au xv<sup>e</sup> et au xvi<sup>e</sup> siècles), que la surprise des chirurgiens habitués à soigner des plaies par coups d'épées et de lance, dut être grande en voyant les complications d'infection à type gangréneux qui se produisent si souvent dans ce cas : il est donc tout à fait naturel qu'ils aient attribué ces accidents à un « empoisonnement » de la plaie. Leur erreur de traitement consistait à ajouter à la gravité de la plaie, l'action destructive d'une brûlure par le fer rouge ou l'huile bouillante; le très grand mérite de Paré fut justement de bien observer et de voir que, sans recourir à cette cautérisation profonde, inutile et douloureuse, on pouvait, en débridant au bistouri, en enlevant le projectile avec des pinces tire-balles et en mettant une « tente » (c'est-à-dire une mèche), dans la plaie pour la drainer, on pouvait obtenir des résultats au moins aussi bons qu'avec le traitement classique que nous voyons préconisé par Gersdorff, dans son « Feldtbuch der Wund-Artzney », paru en 1517 à Strasbourg.

Ambroise Paré rejeta aussi, comme une pratique inutilement mutilante, la castration considérée comme nécessaire par la plupart des « herniotomistes » ambulants du Moyen Age et par Guy de Chauliac, lui-même. Il montra que l'on pouvait très bien opérer les hernies, sans recourir à la suppression du testicule, en ménageant le cordon spermatique. Dans ce cas encore il fit preuve de bon sens clinique et n'hésita pas à repousser une pratique inutile et barbare, bien qu'elle fût unanimement admise par ses contemporains et ses prédécesseurs. Paré inventa aussi et surtout perfectionna plusieurs instruments, surtout les pinces tire-balles et les daviers et vulgarisa l'usage des bandages pour contenir les hernies volumineuses : on trouve également dans son ouvrage la description de plusieurs appareils de prothèse pour les amputés ou mutilés (après des sections nerveuses

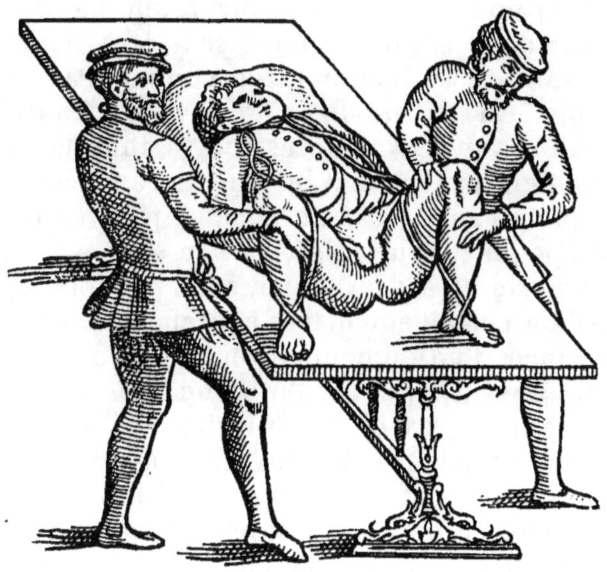

Fig. 35. — Malade en position de la taille, lié et maintenu par deux aides (d'après Ambroise Paré, 1573).

par exemple) qui montrent que la chirurgie orthopédique était bien plus avancée à cette époque (milieu du XVIe siècle) qu'on ne pourrait le croire. D'ailleurs la main de fer de Götz de Berlichingen, qui date de la même époque (1504), est bien connue, et Pline, dans son histoire naturelle, raconte que l'aïeul de Catilina qui avait perdu une main pendant la seconde guerre punique, s'en était fait faire une en fer : ces « prothèses » n'étaient donc pas une nouveauté, mais elles étaient fort rarement employées et leur prix élevé n'en permettait l'acquisition qu'aux grands seigneurs.

Le mérite d'Ambroise Paré fut donc certainement considérable et son influence, de son temps et dans la suite, des plus heureuses sur l'évolution de la chirurgie. Tout d'abord, par sa haute valeur morale, il donna un très bel exemple de dignité et d'honnêteté professionnelles à ses contemporains ; il montra que l'on pouvait être un chirurgien habile et très heureux dans ses opérations, sans être pour cela un charlatan ou un thaumaturge comme Paracelse, par exemple. En second lieu, il écrivit en français, rendant ainsi son œuvre accessible à tous ceux qui ne possédaient pas ou mal les langues anciennes, ce qui était justement le cas de beaucoup de chirurgiens à cette époque ; il vulgarisa, dans le sens élevé du mot, la chirurgie et son exemple, suivi par tous après lui, contribua certainement très heureusement à répandre en France, l'enseignement écrit de la chirurgie. Il montra aussi, par son solide bon sens et son succès qu'un simple barbier-chirurgien, sans instruction livresque étendue, ignorant des langues anciennes et pourvu seulement du bagage traditionnel qu'il avait recueilli au cours de ses années d'apprentissage studieux et de son « internat » à l'Hôtel-Dieu de Paris, pouvait parvenir à la plus haute situation chirurgicale de son temps, grâce à son mérite personnel et parce qu'il avait consciencieusement appris son métier à la seule école où l'on puisse vraiment l'apprendre, c'est-à-dire par la pratique. Il prouva enfin par son exemple que la tradition des prédécesseurs immédiats et l'autorité des anciens étaient loin d'être infaillibles, qu'il fallait prendre ce qu'il y avait de bon chez eux (c'est-à-dire ce que l'expérience personnelle et l'observation longtemps suivie prouvaient être réellement bon), mais qu'il ne fallait pas hésiter à rejeter leurs préceptes quand l'expérience les montrait en défaut.

Si « le grand Hippocrate » avait dit, par exemple, dans un aphorisme célèbre, que « ce que le fer ne peut guérir, le feu le guérira », il fallait savoir regarder ce précepte, qui avait eu longtemps force de loi, comme tout à fait discutable et ne pas hésiter à le condamner si l'expérience démontrait qu'il était faux, au lieu de l'appliquer sans réflexion et à tout propos. De même, en faisant la ligature des vaisseaux sur la tranche du moignon, pour arrêter le sang après une amputation, Ambroise Paré retrouve la technique des chirurgiens grecs qui, quinze siècles avant lui, faisaient de la bonne et saine chirurgie, en recourant au moyen le plus simple, s'en s'embarrasser eux aussi d'idées préconçues sur la puissance curatrice du feu.

Mais à côté d'Ambroise Paré, il est indispensable de citer quelques autres chirurgiens remarquables du xvie siècle : Béranger de Carpi, anatomiste et chirurgien, qui pratiqua en 1517 une hystérectomie vaginale pour prolapsus, Mariano Santo di Barletta chirurgien napolitain qui semble avoir eu le premier l'idée de faire et fit avec succès la lithotomie par incision médiane du périnée (1535) et surtout Tagliacozzi (1546-1599), de Bologne, qui, en 1597, publia à Venise son célèbre traité sur les greffes et autoplasties (De curtorum chirurgia per insitionem). L'opération qui est depuis connue en chirurgie sous le nom de greffe par la « méthode italienne » et dans laquelle on emprunte le lambeau cutané qui va remplacer le nez coupé ou détruit, à la face antérieure de l'avant-bras est admirablement décrite dans l'ouvrage de Tagliacozzi, illustré de belles planches : on y voit en particulier le dessin d'une « jaquette de cuir rigide » qui permettait de maintenir en bonne position l'avant-bras rapproché du nez pendant le temps nécessaire à la prise de la greffe, c'est-à-dire quinze ou vingt jours au moins. Cette opération, très ingénieuse et qui est encore employée, non seulement pour le cas spécial de la réfection du nez, mais aussi pour beaucoup d'autres réparations autoplastiques, semble avoir été pendant les xve et xvie siècles une de ces opérations secrètes que des chirurgiens spécialistes pour la réfection des nez coupés (les Branca de Catane, par exemple) se transmettaient de père en fils : à cette époque une indication fréquente de ces opérations était fournie par les mutilations du nez que s'infligeaient les duellistes italiens souvent plus soucieux de se défigurer que de se tuer.

Tagliacozzi ne fut pas compris de ses contemporains ; des chirurgiens de valeur comme Fallope, par exemple, se moquèrent de lui ; le clergé s'en mêla, trouva l'opération attentatoire à la toute-puissance céleste, comme étant en quelque sorte une imitation du modelage de l'homme par Dieu, et les restes de Tagliacozzi furent exhumés et enterrés dans un lieu non consacré. La chirurgie autoplastique tomba dans le discrédit le plus complet jusqu'au début du xixe siècle où nous la verrons renaître avec Roux et Dieffenbach. Si les Branca étaient détenteurs de secrets concernant la chirurgie réparatrice de la face, les Norsini (v. p. 133) étaient spécialistes en herniotomie et en lithotomie. En France les Collot chirurgiens ambulants ne faisaient eux aussi que la taille ; un Collot pratiqua, dit-on, la taille devant le roi Louis XI sur un archer de Bagnolet ; mais cette histoire est bien suspecte, ne serait-ce qu'à cause du nom même de cet archer qui est, comme on sait, un personnage ridicule, une sorte de matamore, souvent cité dans les ouvrages de la fin du Moyen Age. En tout cas c'est à ces chirurgiens qui, depuis le Moyen Age, se transmettaient ainsi leurs secrets de famille pour les opérations les plus difficiles de l'époque et obtenaient de nombreux succès, que se rattache Pierre Franco, né à Turriers en Provence ; élève d'un opérateur pour hernies, il fut exilé en Suisse, peut être comme huguenot. Il a

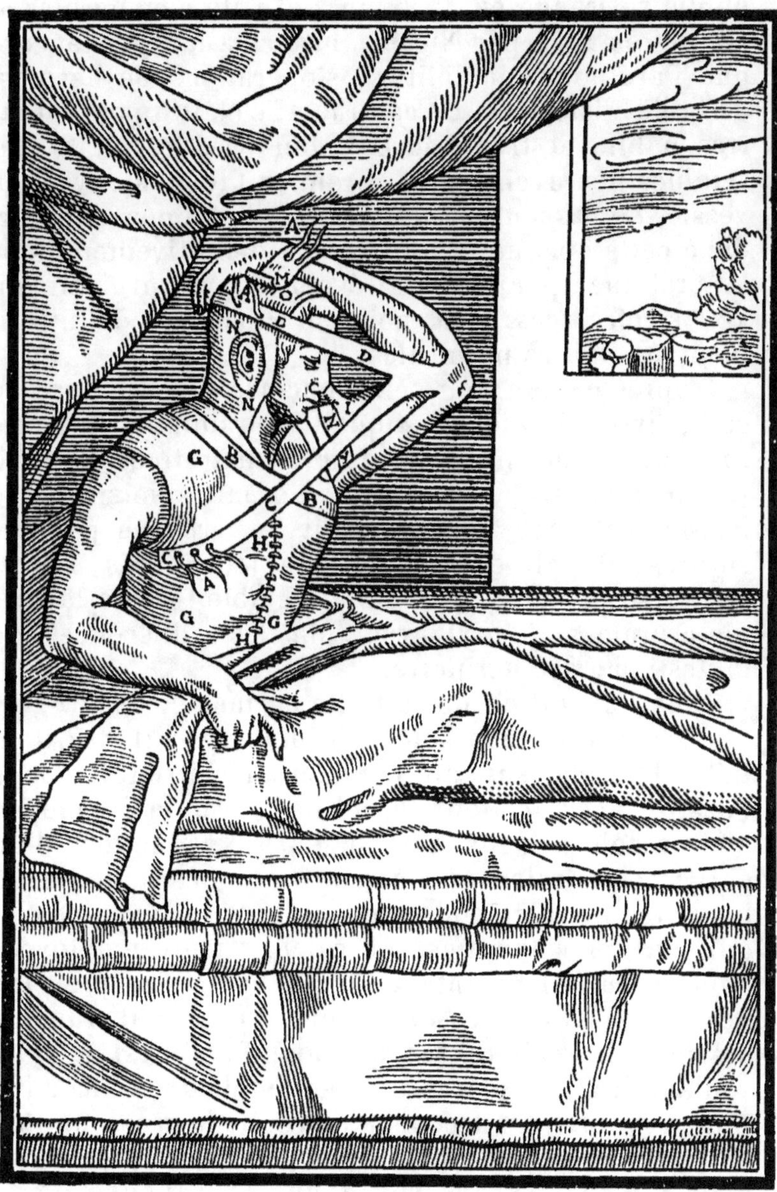


Fig. 36. — Disposition du corset de cuir, nécessaire pour maintenir en bonne
position la greffe, après l'opération de la rhinoplastie (d'après Tagliacozzi, 1597).

publié à Orange en 1556 un « Traité des hernies », réédité en 1895 par Nicaise. Franco a fait plus encore que Paré pour réhabiliter les opérations de hernies, de taille vésicale et de cataracte; c'était un opérateur très habile et très heureux dans ses résultats : il semble bien avoir eu le premier l'idée d'ouvrir la vessie, en passant au-dessus du pubis. opération hardie à cette époque et qui n'entra définitivement dans la pratique qu'après la Révolution chirurgicale du XIXᵉ siècle, vers 1880, pour se substituer définitivement aux tailles périnéales.

D'après ce que l'on peut conclure de la lecture de ses œuvres, Franco pratiquait couramment la cure radicale des hernies ; il conservait le testicule ; quand le sac était trop adhérent aux organes voisins, il le laissait en place, mais fermait le péritoine par des sutures; il liait et coupait l'épiploon après l'avoir cautérisé. Il parle, le premier semble-t-il, de la hernie crurale et décrit avec soin les adhérences de l'intestin au sac herniaire.

Dans l'opération de la taille périnéale, les progrès réalisés par Franco sont considérables ; il décrit la taille latérale sur un conducteur introduit dans l'urètre, avec section du col de la vessie au moyen d'un rasoir à deux tranchants, introduction d'un gorgeret et saisie du calcul avec des tenailles à branches doublement croisées qu'il a inventées et qui sont les « tenettes » à calcul encore employées aujourd'hui. Il inventa la taille hypogastrique dans des circonstances assez dramatiques qu'il raconte ainsi : « Je réciteray ce que une fois m'est advenu voulant tirer une pierre à un enfant de deux ans environ : auquel ayant trouvé la pierre de la grosseur d'un œuf de poule, à peu près, je fey tout ce que je peu pour la mener bas : et voyant que je ne pouvoye rien avancer par tous mes efforts, avec ce que le patient était merveilleusement tormenté, et aussi les parents désirant qu'il mourut plutot que de vivre en tel travail, joint aussi que je ne vouloye pas qu'il me fut reproché de ne l'avoir seu tirer (qui estoit à moi grande folie), je déliberay, avec l'importunité des pères, mères et amis, de couper le dit enfant par dessus l'os pubis, et fut coupé sur le pénil, un peu a côté et sur la pièrre, car je levois celle avec mes doigts qui estoyent au fondement ; et d'autre côté en la tenant subjette avec les mains d'un serviteur qui comprimoit le petit ventre au-dessus de la pièrre, dont elle fut tirée hors par ce moyen, et puis après le patient fut guary et la plaie consolidée ». Ce passage indique à merveille le sang-froid et l'ingéniosité du chirurgien créateur qui, au milieu d'une opération difficile et en présence de la famille qui l' « importune », sut se tirer d'affaire, en inventant un procédé opératoire entièrement nouveau. Franco est certainement un des grands noms de la chirurgie à l'époque de la Renaissance et il est à certains égards au moins l'égal d'Ambroise Paré.

Il faut encore mentionner le chirurgien suisse Würtz (1514-1575) né à Zurich ; il visita Padoue et Rome et se fixa dans sa ville natale. Il subit l'influence de Paracelse, son aîné de vingt ans, et publia en 1563 sa chirurgie, qui est écrite en allemand. Il s'élève vigoureusement dans son ouvrage, contre les chirurgiens de son temps qui saignent trop souvent les malades, qui sondent et tourmentent les plaies et surtout amputent trop souvent ; il recommande beaucoup aux chirurgiens l'étude de l'anatomie, « ignorée, dit-il, des chirurgiens allemands à son époque ». Son ouvrage qui eut une grande influence dans les pays de langue allemande, est rempli de conseils judicieux émanant d'un homme qui s'est instruit lui-même par la pratique, comme Paré et Franco, beaucoup plus (heureusement pour lui) que par l'étude des auteurs anciens, dont les opinions souvent contradictoires et fort peu explicites, ne pouvaient être d'un bien grand secours dans l'étude d'une technique pratique comme la chirurgie.

*
* *

La chirurgie du xvii" siècle nous semblera assez maigre en comparaison de celle du xvi°; nous ne trouvons en effet à cette époque aucun homme représentatif de l'envergure d'Ambroise Paré, ni de créateurs comme Franco. Notons cependant, en Italie, Zambeccari, un élève du grand naturaliste Redi (1624-1694) : on sait que Redi montra le premier par une expérience cruciale que les asticots ne se développent pas, comme tout le monde le pensait alors, en suivant Aristote, spontanément dans la viande en putréfaction, mais sont tout simplement des larves de mouches ; cependant il est amusant de remarquer que cette observation n'avait pas échappé à l'œil attentif et pénétrant des Grecs, puisque nous lisons dans l'Iliade, le remarquable passage suivant (Iliade ch. XIX v. 23 et s.). « Mais prends bien garde que les *mouches* ne viennent pas se poser sur les blessures du fils courageux de Menœtios, *et n'y engendrent des vers* et ne fassent pourrir le cadavre dont la vie s'est échappée ! » Zambeccari semble avoir été le créateur de la « chirurgie expérimentale », comme l'a remarqué Neuburger ; il pratiqua en effet avec succès, sur des chiens l'ablation de la rate, du rein, de la vésicule biliaire, d'un fragment de pancréas et de foie, et de segments d'intestin. Mais l'heure de cette chirurgie expérimentale n'était pas encore venue et l'exemple de Zambeccari ne fut suivi par personne. En Allemagne, Fabrice de Hilden (1560-1624) joua avec Würtz, un rôle considérable dans l'établissement d'une chirurgie sérieuse basée sur une anatomie et une clinique correctes : dans

son livre sur la gangrène et le sphacèle paru à
Cologne en 1593, il recommande l'amputation de
cuisse dans les cas de gangrène : il faisait l'hémostase préventive du membre par une ligature en
masse, serrée au moyen d'un morceau de bois, procédé qui contient en germe l'idée du tourniquet de
H. Petit. Il publia de nombreuses observations intéressantes, entre autres celle d'un éclat de fer retiré
de l'œil au moyen d'un aimant. De même Purmann
(1649-1711), chirurgien de l'armée de Brandebourg,
est considéré par les écrivains allemands, comme
l'un des créateurs chez eux, de la chirurgie scientifique ; il faisait le plus grand cas de l'anatomie,
comme base essentielle d'une bonne pratique chirurgicale ; c'était un opérateur hardi qui pratiquait la
trépanation, la ligature artérielle pour les anévrysmes
la bronchotomie. la suture des intestins. En Angleterre, Richard Wiseman (1622-76) semble avoir été
le chirurgien le plus marquant du xvii° siècle ; il
dénomma le premier « tumor albus », l'arthrite tuberculeuse du genou : il pratiqua des amputations à
lambeau et l'uréthrotomie externe pour un rétrécissement infranchissable de l'urètre.

En France, nous sommes embarrassés pour citer
des noms marquant en chirurgie au xvii° siècle. Le
frère Jacques (Jacques Beaulieu) (1651-1719) fut un
lithotomiste ambulant de grande réputation, il semble
avoir perfectionné la taille périnéale latérale (1697)
(déjà décrite par Franco) qui donnait de très bons
résultats, au moins entre les mains de ceux qui en
avaient une grande habitude. Le frère Jacques dont
les nombreux succès excitèrent fort la jalousie des
chirurgiens de Paris, fut obligé de quitter cette ville
et de s'exiler. L'accoucheur Mauriceau (1637-1709)
publia un traité des *Maladies des femmes grosses* qui
fit époque : illustré de belles planches, cet ouvrage
fut longtemps considéré comme une autorité, à très

juste titre : on y trouve une bonne description de l'accouchement normal, de la version et de la conduite à tenir en cas de « placenta prœvia ».

L'événement le plus important peut-être au xviiᵉ siècle, en France, pour l'évolution de la chirurgie, ce fut la célèbre opération de la fistule du grand Roi (1686); sans aller jusqu'à dire, avec Michelet, que le succès de cette opération fit plus pour la chirurgie française que toute l'œuvre d'Ambroise Paré, il est cependant juste de remarquer que l'heureuse opération faite au Roi attira une très grande considération sur les chirurgiens : ceux-ci en avaient alors grand besoin si l'on en croit le terrible railleur Guy Patin (mort en 1672) qui disait à leur sujet : « Ce sont des laquais bottés, une espèce d'extravagants petits-maîtres qui portent des moustaches et brandissent des rasoirs ».

Pendant tout le xviiᵉ siècle, les chirurgiens français se firent entre eux une guerre acharnée. Depuis l'établissement du collège Saint-Côme (v. p. 132) les chirurgiens de robe longue étaient plus ou moins assimilés aux médecins; ils se donnaient des airs d'importance et exigeaient que leurs élèves fussent gradués en grammaire pour pouvoir lire le latin : ils se séparaient de plus en plus des chirurgiens-barbiers dont ils prétendaient régenter et contrôler la pratique, souvent cependant bien supérieure à la leur.

Les pauvres barbiers-chirurgiens si peu considérés étaient en effet de beaucoup les meilleurs praticiens; en contact continuel avec la réalité, ils ne passaient pas leur temps à discourir en latin macaronique sur les opinions des auteurs anciens : nous avons vu que c'était de leurs rangs que des chirurgiens de la valeur d'Ambroise Paré et de Pierre Franco étaient sortis. Les médecins du siècle de Louis XIV, que Molière s'est chargé de présenter au public pour l'éternité, formaient une aristocratie très fermée, très jalouse de ses droits, de son érudition souvent absurde et de sa science purement verbale. Les chirurgiens au contraire, dont il est bon de le remarquer en passant, Molière ne s'est jamais moqué, avaient souvent une très bonne réputation dans le public; ils pratiquaient des opérations difficiles, comme la taille vésicale que l'on voit souvent rapportée dans les historiettes de Tallemant des Réaux, comme ayant été faite avec succès à des grands personnages du temps.

Les médecins jouèrent un jeu qu'ils crurent habile, avec les deux classes de chirurgiens, les chirurgiens de Saint-Côme et les barbiers-chirurgiens, comme l'ont très bien montré Nicaise et Forgue : tantôt ils se rapprochaient des barbiers-chirurgiens, se liguaient avec eux contre les chirurgiens de robe longue : tantôt ils favorisaient ceux-ci et reconnaissaient leur droit de préséance sur les barbiers. Le résultat de toutes ces intrigues fut qu'en 1660, un décret royal réunit en une seule corporation les barbiers et les chirurgiens; dès lors, les médecins furieux affectèrent de les mépriser complètement et n'eurent pas de sarcasmes assez violents pour les stigmatiser, comme ne se privait pas de le faire cette mauvaise langue de Guy Patin. Les chirurgiens redeviennent ainsi de simples artisans; ils n'ont plus le droit de porter de robe longue ni de bonnet, et les médecins triomphent.

L'opération de la fistule royale qui fut faite, en 1686, avec plein succès par le chirurgien Félix, releva le prestige des chirurgiens d'une façon inouïe, à la grande confusion des Diafoirus du temps. Félix fut royalement payé de son opération, trois cent mille livres, ce qui était, scandale inouï, le triple des honoraires du premier médecin du Roi: mais Louis XIV n'en faisait qu'à sa tête et il accorda toute sa confiance à Félix et à son successeur Mareschal; celui-ci, jusqu'à la mort du roi (1715) sut rester très bien en cour et nous verrons de quelle importance fut au xviii° siècle pour la chi-

rurgie française. la faveur dont les chirurgiens continuèrent à jouir auprès des grands.

* *
*

En résumé, le XVI° et le XVII° siècles ont notablement
contribué à faire évoluer la chirurgie vers un état
meilleur surtout le XVI° siècle évidemment). Grâce à
la création d'une anatomie humaine vraiment scientifique et à la pratique généralisée des dissections cadavériques, grâce à l'exemple d'Ambroise Paré et de
Pierre Franco qui montra que l'observation clinique
attentive et la connaissance parfaite de la technique
du métier apprise par l'expérience et non dans de
vieux textes plus ou moins difficiles à interpréter.
permettaient aux plus humbles et aux moins instruits
en lettres anciennes de s'élever au rang de premiers
chirurgiens de leur temps, grâce aussi à l'heureux
succès de l'opération de la fistule du roi, qui donna
aux chirurgiens une place d'honneur dans l'opinion
publique, la chirurgie en deux siècles a fait un grand
pas en avant : elle est définitivement relevée du discrédit où elle était tombée pendant le Moyen Age :
nous allons la voir au XVIII° siècle prendre une place
encore plus importante dans la hiérarchie médicale.

Il faut cependant reconnaître, en toute justice, qu'à
la fin du XVII° siècle, la chirurgie n'est pas très nettement supérieure à ce qu'elle avait été aux premiers
siècles de l'ère chrétienne, au temps des grands chirurgiens grecs dont nous avons pu apprécier les idées
et la pratique dans les monuments écrits conservés
(v. ch. III et IV). Il n'y a certainement pas eu
encore de progrès radical depuis quinze siècles, mais
seulement des acquisitions de détail et surtout une
meilleure connaissance de l'anatomie humaine. Il
faudra du reste encore attendre près de deux siècles
pour voir se produire la transformation complète de
la chirurgie, grâce à l'anesthésie et à l'antisepsie.

# CHAPITRE VII

## CHIRURGIE AU XVIII<sup>e</sup> SIÈCLE

Avant d'étudier l'évolution de la chirurgie proprement dite pendant le xvIII<sup>e</sup> siècle, il est dispensable de décrire d'abord rapidement les progrès importants réalisés par l'anatomie et surtout par la physiologie pendant ce siècle.

L'anatomie humaine descriptive se perfectionne au xvIII<sup>e</sup> siècle par quelques découvertes de détail ; cela n'a d'ailleurs rien de bien surprenant, car tout ce que l'on peut voir à l'œil nu, après simple dissection, avait été observé et décrit depuis l'époque de Vésale, c'est-à-dire depuis un siècle et demi. Il faut cependant signaler comme nouvelle l'étude des vaisseaux lymphatiques, réalisée grâce aux injections mercurielles ; l'anatomiste italien Mascagni, qui était passé maître dans ces délicates manipulations, publia en 1787 à Sienne, le résultat de ses recherches en un magnifique atlas (Vasorum lymphaticorum corporis humani historia et iconographia) : c'est un ouvrage capital qui a été depuis largement utilisé par les auteurs modernes, sans que ceux-ci l'aient toujours cité. Soemmering (1778, Göttingen) sur les nerfs craniens, Douglas (1730. Londres) sur le péritoine et ses replis publièrent des ouvrages remarquables, fort bien illustrés, qui sont restés classiques. Il est juste de citer aussi le français Vicq d'Azyr (1748-1794), longtemps secrétaire

perpétuel de l'Académie de médecine, et qui fut en
quelque sorte le fondateur de l'anatomie comparée.
Mais le fait le plus remarquable à signaler en anatomie
humaine au xviiie siècle, c'est la diffusion de cette
branche essentielle des sciences médicales et la meilleure organisation de son enseignement. Le danois
Jacques-Bénigne Winslow (1669-1760) vint étudier à
Paris sous Duverney et s'y fixa : après s'être converti
au catholicisme, grâce à Bossuet surtout (d'où ses
prénoms), il devint professeur d'anatomie au Jardin
du roi, où il enseigna longtemps et avec le plus grand
succès : il publia un livre clair et précis d'anatomie
descriptive (Exposition anatomique) qui eut de nombreuses éditions et resta pendant tout le xviiie siècle,
et même jusqu'a l'apparition de l'ouvrage de Bichat,
le livre classique. En même temps que l'anatomie
descriptive se perfectionnait, surtout dans ses méthodes d'exposition et d'enseignement, par exemple, par
la participation plus directe d'élèves toujours plus
nombreux à la dissection, l'anatomie chirurgicale se
développait avec Lieutaud et Desault en France, Scarpa
en Italie et avec les Monro et les frères Hunter en
Angleterre. Lieutaud (1703-1780) semble avoir été le
premier à concevoir et à enseigner comme une partie
spéciale, l'anatomie des régions, c'est-à-dire l'anatomie topographique ou médico-chirurgicale; tous ces
termes sont synonymes : c'est une anatomie synthé-
tique qui complète l'anatomie descriptive qui, elle, est
analytique par définition. Donner au chirurgien, une
description anatomique complète d'une région, en
procédant par dissection couche par couche, de la
superficie vers la profondeur, tel est le but que se
propose cette façon nouvelle de concevoir et d'enseigner l'anatomie aux futurs chirurgiens; c'était alors
un très grand progrès, et depuis lors le succès de cette
anatomie régionale ne s'est jamais démenti. Cette
anatomie chirurgicale fut surtout au xviiie siècle appli-

quée, comme on le pense bien, à l'étude des membres ;
en effet la chirurgie des cavités viscérales n'était pas
encore née à cette époque : l'anatomie topographique
des viscères abdominaux et thoracique ne verra le jour
qu'à la fin du XIXᵉ siècle seulement ; elle ne se développera sérieusement que quand elle sera devenue
nécessaire pour guider les audaces continuelles de la
chirurgie viscérale, rendues elles-mêmes possibles par
les progrès de la technique chirurgicale. Grâce à l'effort
des professeurs d'anatomie du XVIIIᵉ siècle, l'importance considérable de l'anatomie dans l'éducation du
chirurgien est désormais reconnue de tous ; pendant
toute la première partie du siècle, c'est Paris qui sera
la ville d'Europe où l'on poura le mieux apprendre
l'anatomie humaine ; mais vers la fin du siècle, Edimbourg et Londres deviendront des centres d'instruction anatomique également très prospères avec les
Monro et les Hunter.

En physiologie, le XVIIIᵉ siècle vit s'accomplir des
progrès infiniment supérieurs à ceux que l'anatomie
avait pu réaliser. Un homme dont la vie remplit
presque tout le siècle, Albert de Haller (1708-1777),
de Berne, peut servir à symboliser le physiologiste
au XVIIIᵉ siècle : d'une érudition universelle, ancien
élève à Leyde du célèbre médecin Boerhaave et de
l'anatomiste Albinus, il fut appelé à Göttingue, où il
enseigna pendant dix-sept ans : il revint ensuite à
Berne où il finit ses jours, gloire européenne à qui
l'on venait rendre visite, comme à un Voltaire de la
science. Haller fut à la fois anatomiste, botaniste,
physiologiste, poète et écrivain des plus féconds : il
écrivit une histoire générale de la médecine que l'on
peut consulter encore avec fruit, à cause de son
excellente bibliographie (*Bibliotheca chirurgica*, 1774,
*Bibliotheca medicinae praticae*, 1776). Haller fut certainement un grand savant : ce qu'il écrit est toujours
net, coordonné, systématique et très lisible encore

malgré une touche de pédantisme qui nous paraît aujourd'hui quelque peu suranné. Haller est déjà très moderne; on sait combien il prit de peine pour établir par de multiples expériences que « l'irritabilité » doit être considérée comme la propriété spécifique des tissus vivants; cette théorie très importante pour le développement ultérieur de la physiologie avait déjà été soutenue, avec des preuves du reste médiocres, par le grand médecin anglais Glisson au xvii<sup>e</sup> siècle. Mais Haller est surtout remarquable comme auteur de son grand traité d'ensemble sur la physiologie (*Elementa physiologiae corporis humani* 1759-1766), ouvrage qui eut une grande vogue très méritée pendant toute la fin du xviii<sup>e</sup> siècle; l'exposition des questions physiologiques est faite dans cet ouvrage d'une façon très heureusement didactique; c'est un livre d'enseignement intéressant où les problèmes ont le mérite d'être clairement posés; évidemment leur solution est le plus souvent insuffisante, mais c'était déjà un très grand mérite à cette époque que de les bien poser.

La physiologie expérimentale de la digestion fit de très sérieux progrès avec le gentilhomme amateur R. de Réaumur; par des expériences nombreuses, il montra la puissance dissolvante du suc gastrique sur certains aliments, faisant ainsi justice des coctions et autres putréfactions, autrefois admises sans aucune preuve expérimentale comme étant la cause de la digestion gastrique. L'abbé italien Spallanzani (1729-1779) continua les expériences de Réaumur, les varia et établit définitivement l'action du suc gastrique sur les aliments. L'ingénieux chercheur italien fut l'un des expérimentateurs les plus originaux et les plus féconds du xviii<sup>e</sup> siècle : il étudia en particulier avec beaucoup de précision la célèbre question de la « génération spontanée »; on sait qu'en 1748, un prêtre anglais Needham avait montré que dans du bouillon de viande enfermé dans des flacons cependant bien bouchés au mastic, il se développait des animalcules; leur origine, pensait-il, ne pouvait être attribuée qu'à une véritable « génération spontanée ». Spallanzani rendit patente l'erreur de Needham, en employant pour ses expériences des vases en verre, terminés par un col allongé; il plongeait dans l'eau bouillante ces vases avant de les remplir de bouillon et il fermait à la lampe le col effilé du vase une fois celui-ci rempli : dans les expériences ainsi conduites, le bouillon restait limpide et on ne trouvait pas par l'examen au microscope, trace des animalcules signalés par Needham.

Les expériences de Spallanzani sont excellentes et leur portée aurait pu être considérable, si elles avaient été bien comprises à ce moment, ou plutôt si quelqu'un avait eu l'idée d'en transposer dans un autre domaine les solides conclusions; mais à cette époque personne ne songea à faire de rapprochement entre cette putréfaction du bouillon et les accidents qui se développent au niveau des plaies infectées; aussi les expériences de Spallanzani n'eurent-elles que peu de retentissement. Il faudra attendre encore un siècle pour que Pasteur reprenne les expériences de Spallanzani avec une technique meilleure et un déterminisme expérimental encore plus rigoureux; Lister, par une idée géniale, tirera de ces expériences des déductions pratiques qui bouleverseront complètement la pratique chirurgicale; toute cette révolution était cependant déjà en germe dans les expériences si probantes de l'abbé Spallanzani.

Avec Réaumur, Trembley et Bonnet, Spallanzani peut être considéré aussi comme le créateur, au XVIII<sup>e</sup> siècle de la zoologie expérimentale; on connaît les expériences si remarquables de Trembley sur la régénération des hydres d'eau douce, coupées en morceaux, celles de Bonnet sur les vers et celle de

Spallanzani sur la régénération des membres et de la queue des têtards et des salamandres. Ces recherches ne furent guère considérées que comme de la physique amusante par les contemporains; ceux-ci étaient d'ailleurs, comme on sait, très amateurs des sciences naturelles et se plaisaient à répéter eux-mêmes des expériences dans leurs maisons de campagne, où le microscope et la machine pneumatique étaient alors sinon des instruments toujours très utilement employés, au moins des ornements très appréciés. Il faudra, ici encore, dans ce domaine de la zoologie expérimentale, qui se montra plus tard si fécond pour le développement de la biologie générale, attendre un siècle pour voir ces études reprises et sérieusement poursuivies par Roux, Driesch, Y. Delage, J. Loeb, etc.

L'étude physiologique expérimentale de la circulation sanguine et de la respiration accomplit de très grands progrès au xviie siècle. Un ecclésiastique anglais Hales (1677-1761) entreprit le premier d'étudier la pression sanguine dans son « Hacmo-dynamics » (1733) : Hales eut l'idée d'introduire et de fixer dans une artère de cheval, un long tube coudé en verre : grâce à ce manomètre, il put mesurer la valeur de la pression sanguine et dans une certaine mesure aussi la capacité du cœur et la vitesse du courant sanguin. Le phénomène essentiel de la respiration pulmonaire, c'est-à-dire l'interprétation exacte de la modification évidente d'aspect que le sang subit pendant son passage à travers les capillaires pulmonaires restait, malgré l'œuvre de Mayow (v. p. 415) une énigme à résoudre. Comme il s'agissait là au fond d'une question de chimie, il est évident qu'une solution scientifique de ce phénomène ne pouvait être proposée que lorsque la chimie serait elle-même assez avancée pour que l'on pût comprendre ce qu'est une oxydation. Cette explication de la transformation du sang veineux noir en sang artériel rouge fut l'œuvre collective de deux chimistes anglais J. Black (1728-1799) qui isola l'acide carbonique (1753) et J. Priestley (1733-1804) qui isola l'oxygène (1772), mais celui-ci embourbé encore dans la théorie du phlogistique de Stahl ne put mettre à profit sa découverte, et surtout du plus grand savant du xviii° siècle, le créateur de la chimie moderne Lavoisier (1743-1794). On peut dire en un certain sens que c'est Lavoisier qui découvrit réellement l'oxygène, car si Priestley et Scheele avaient déjà isolé ce gaz, ces grands chimistes manipulateurs ne purent rien tirer de leur découverte technique, car leur pensée restait embrumée par la conception malheureuse du phlogistique.

Lavoisier jeta simplement par-dessus bord cette théorie alors classique et en construisit une autre qui cadrait avec les faits expérimentaux : c'était la création de la chimie moderne avec une théorie correcte de la combustion par oxydation à la base. La théorie de Lavoisier reposait sur un certain nombre d'expériences précises que l'on pouvait aisément refaire et vérifier. On ne saurait exagérer le rôle capital qu'a joué Lavoisier dans l'édification de la science physiologique expérimentale moderne : il possédait les deux qualités primordiales que devra s'efforcer toujours de développer en lui ou d'acquérir le biologiste moderne : il était à la fois expérimentateur excellent, habile technicien et minutieux observateur, sachant découvrir les facteurs essentiels qui déterminent le résultat de chaque expérience, et en même temps son esprit était libéré du joug des théories; je ne dis pas de toute théorie, car ce serait absurde, étant donné que l'homme ne peut observer le phénomène le plus simple, sans en construire immédiatement une théorie s'il a du génie ou sans en accepter la théorie construite par d'autres, s'il est comme nous tous.

Sans cette systématisation immédiate et nécessaire, bien que très souvent insconsciente, l'homme n'observerait pas réellement : il recevrait seulement des impressions sensorielles confuses dont il ne pourrait rien tirer, même pour la satisfaction de ses besoins les plus simples, à plus forte raison pour tout ce qui touche à la connaissance scientifique. Lavoisier était donc théoricien, comme tout savant doit l'être nécessairement, mais il n'était l'esclave d'aucune théorie : c'est là ce qu'il y a de plus admirable en lui; car à son époque cette qualité est encore très rare, comme le prouve l'exemple de Scheele et de Priestley. Dès que Lavoisier constatait une discordance absolue entre des résultats expérimentaux bien constatés et la théorie, simple hypothèse de travail qu'il avait acceptée des autres ou construite lui-même, il n'hésitait pas à rejeter cette théorie et à en édifier une nouvelle qui cadrerait mieux avec les faits d'expérience. Cette attitude d'esprit absolument nécessaire dans toute recherche expérimentale sera exposée, théoriquement, dans son ouvrage célèbre sur l' « Introduction à la médecine expérimentale » et pratiquement appliquée dans toute son œuvre physiologique, par l'illustre Claude Bernard, au siècle suivant; c'est certainement là le plus grand exemple que le xviii<sup>e</sup> siècle finissant ait légué au xix<sup>e</sup> siècle, au point de vue des sciences expérimentales. Ajoutons que le xix<sup>e</sup> siècle mettra un certain temps à comprendre toute la valeur de ce magnifique héritage.

Un des faits essentiels de l'histoire des sciences au xviii<sup>e</sup> siècle se dégage de ce que je viens de rappeler en quelques mots de l'histoire de la physiologie; c'est *l'interpénétration progressive des différentes sciences les unes dans les autres* et les services réciproques qu'elles vont se rendre désormais. La découverte de la signification réelle de la respiration pulmonaire en est un exemple très net. A peine la chimie vient-elle de se constituer en une science précise, que déjà Lavoisier a l'idée d'en appliquer les méthodes à l'étude de la composition du sang à l'entrée et à la sortie des poumons. Ses recherches permettent de donner une explication partielle, mais encore insuffisante du phénomène. Un savant mathématicien, Lagrange, avança vers la solution plus complète du problème en supposant que c'était l'oxygène dissous dans le sang qui prenait le carbone et l'hydrogène, en passant lentement à travers les tissus. Il avait ainsi l'intuition géniale de transporter au niveau des tissus l'acte essentiel des échanges respiratoires, ce qui avait échappé à Lavoisier. Le problème ne recevra une solution plus complète encore qu'en 1837, quand Gaspar Magnus, de Leipzig, montrera, grâce à la pompe à vide de Sprenger (nouvel exemple de l'importance capitale du progrès technique et instrumental dans l'histoire des sciences), que le sang artériel et le sang veineux contiennent tous deux de l'oxygène et de l'acide carbonique, mais en proportions différentes et inverses : la preuve de la respiration des tissus absorbant l'oxygène et éliminant l'acide carbonique est ainsi complètement donnée. C'est dorénavant à la physique et à la chimie que la physiologie va demander ses méthodes d'investigation ; au contact de ces sciences qui vont se développer avec une rapidité et une vigueur inouïes pendant le xix<sup>e</sup> siècle, la physiologie expérimentale grandira elle aussi, grâce à Magendie et à son élève Claude Bernard, en France, grâce à Müller et à Ludwig, en Allemagne. Mais il m'est impossible de m'étendre davantage sur l'histoire pourtant si intéressante de ces sciences fondamentales, et je dois me hâter de revenir à la chirurgie, pour ne plus m'en éloigner désormais.

*
* *

En ce qui concerne la chirurgie proprement dite, le xviii<sup>e</sup> siècle fut une époque de sérieux progrès à plusieurs points de vue : tout d'abord, la pathologie chirurgicale se constitua sur des bases plus précises, grâce au développement des études d'anatomie pathologique et de clinique ; en second lieu l'enseignement de la chirurgie fut mieux organisé : les progrès techniques se répandirent plus rapidement à la suite de la fondation de l'Académie Royale de Chirurgie à Paris et par le moyen de nombreux journaux spéciaux ; enfin la situation sociale des chirurgiens se releva encore et s'affermit : ils devinrent non seulement les égaux, mais furent même, à certains moments, les supérieurs des médecins.

Citons d'abord les noms des chirurgiens les plus marquants de ce siècle ; ce sont, en France, Pierre Dionys, Jean-Louis Petit, Anel, Ravaton, Daniel, Desault, Moreau, Chopart ; en Angleterre, Cheselden, Percival Pott et John Hunter ; en Italie, Antonio Scarpa. On voit par cette simple énumération, quel rang prééminent occupe pendant ce siècle la chirurgie française.

Pierre Dionys, qui mourut en 1718, donnait depuis 1673, des cours publics de chirurgie avec opérations sur le cadavre, qui attiraient beaucoup d'auditeurs : son « Cours d'opérations » qui eut de nombreuses éditions, resta classique pendant toute la première moitié du xviii<sup>e</sup> siècle ; cet ouvrage est encore amusant à lire, à cause du grand nombre d'anecdotes qu'il contient et qui sont très instructives pour celui qui veut comprendre ce qu'était la pratique chirurgicale du temps ; il est aussi remarquable par les figures qui montrent, en une planche spéciale, les instruments nécessaires à chaque opération, représentés étalés sur une table : cette idée qui n'est pas sans valeur didactique, a été reprise il y a quelques années par certains chirurgiens américains, dans leurs publications.

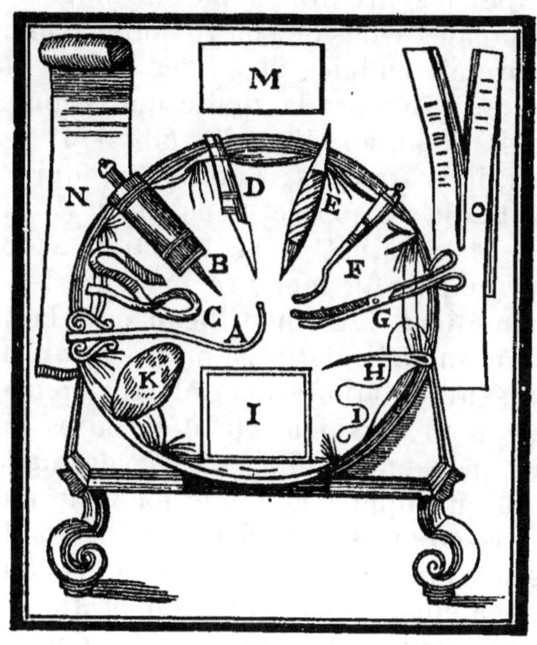


Fig. 37. — Les instruments nécessaires pour la taille, disposés sur une table (d'après le Cours d'opérations de Dionis, 1730).

Jean-Louis Petit (1674-1750), né à Paris, fut de beaucoup le chirurgien le plus marquant, pendant toute la première moitié du xviiie siècle ; il était l'élève du célèbre anatomiste Littre ; auprès de ce maître, il disséqua beaucoup et devint un opérateur fort adroit ; de 1692 à 1697, il prit part aux guerres de Flandre, et en 1693, fit des cours d'anatomie à Lille. En 1700, il fut reçu maître en chirurgie. Quand l'Académie Royale de Chirurgie fut fondée en 1731 (v. p. 204).

J.-L. Petit en fut nommé directeur ; pendant toute la première moitié du xviiie siècle, J.-L. Petit fut le maître incontesté de la chirurgie française : en 1744, il fut chargé d'envoyer en Prusse un certain nombre de chirurgiens français réclamés par Frédéric II, pour occuper les premières places dans ies armées et les principales villes de son royaume. On comprend que Voltaire ait pu faire dire avec raison dans Candide (paru en 1759) par la vieille qui raconte l'amputation de sa fesse, au siège d'Azoff : « Il y a partout des chirurgiens français ; l'un d'eux, qui était fort adroit, prit soin de nous et nous guérit ». J.-L. Petit inventa le tourniquet à vis, destiné à comprimer l'artère principale du membre pendant les amputations ; il améliora également beaucoup la technique de celles-ci ; on ne peut dire, à proprement parler qu'il inventa les amputations à lambeaux, puisque nous avons vu qu'elles avaient été déjà faites bien avant lui ; mais, par son exemple et son enseignement, il répandit la pratique de la méthode circulaire avec lambeau disséqué en manchette et la double coupe des muscles pour éviter les moignons coniques ; il améliora également beaucoup les opérations de hernie qui, malgré l'ouvrage de Franco, restaient encore bien confuses et anatomiquement assez mal définies. Il fut aussi l'un des premiers à ouvrir l'apophyse mastoïde, atteinte de suppuration ; il recommandait aussi d'enlever avec soin les ganglions axillaires, dans les cas de cancer du sein ; mais le plus grand mérite de Jean-Louis Petit, celui qui doit faire durer son nom, c'est qu'il fut non seulement un très bon chirurgien praticien, *mais aussi un pathologiste*. Ses études sur les affections des os (1705), sur leur nécrose, sur la formation du caillot en forme de tête de clou dans une artère coupée et sur son « organisation » qui assure l'hémostase, marquent une date mémorable dans l'évolution de la pathologie chirurgicale. Son

ouvrage principal, le « Traité des maladies chirurgicales », peut être lu encore aujourd'hui avec intérêt
et profit, car il contient des descriptions pathologiques
et cliniques excellentes de certains sujets, les traumatismes du crâne, par exemple. Jusqu'à J.-L. Petit,
les ouvrages de chirurgie, sauf certaines parties assez
rares d'ailleurs des œuvres d'Ambroise Paré, étaient
presque uniquement orientés vers la pratique des
opérations et ne contenaient à peu près aucune indication concernant le diagnostic et l'évolution des
maladies chirurgicales ; il semblait que tout l'intérêt
de la chirurgie fut concentré sur l'acte opératoire. On
décrivait, par exemple, la trépanation du crâne avec
un assez grand luxe de détails, mais sur les indications de cette opération, sur le choix des cas où il y a
intérêt à la faire, sur les accidents qui peuvent se
produire après l'intervention, les ouvrages de chirurgie précédents étaient laconiques ou muets. Voici,
à titre d'exemple, une de ces observations très simples
et très précises qui font la grande valeur des ouvrages
de J.-L. Petit : « un jour on me manda pour voir l'enfant d'un de mes voisins qu'on disait avoir le crâne
enfoncé par un coup de bâton sur le pariétal droit ;
ce coup avait produit à l'instant une bosse de la grosseur d'un œuf de poule ; il est vrai que le milieu de
cette bosse était mou et comme il « obéissait » (il se
déprimait), il semblait, en y touchant, qu'on enfon-
çait le doigt plus avant que la convexité du crâne. Ce
qui trompait encore plus, c'est que la circonférence
de cette tumeur était ferme et résistait comme
auraient fait les bords d'une enfonçure des plus considérables. Si je n'avais été trompé par ces apparences
quelques années auparavant, je l'aurais été cent fois,
*car rien ne ressemble mieux à l'enfonçure du crâne*
*que ces sortes de tumeurs* et afin que les jeunes chirurgiens profitent de cette remarque, je leur ai
rapporté cet exemple. L'enfant dont il s'agit ici fut

guéri sans incision par le bandage et les médicaments dont j'ai parlé, quoique la tumeur fut grosse et qu'elle contint environ trois cuillerées de sang ». Je pourrais rappeler aussi les excellentes observations de suppuration de la vésicule biliaire avec calculs, qui sont rapportées dans le chapitre des « Tumeurs où il y a collection de matières ». J.-L. Petit, par plusieurs autopsies, se rendit compte du mécanisme de formation des adhérences autour de la vésicule biliaire calculeuse et enflammée; il en tira des conclusions très intéressantes au point de vue du traitement chirurgical possible de cette complication de la lithiase biliaire. C'est, comme on peut le voir, la méthode anatomo-clinique qui commence à apparaître. Quand on lit les œuvres de J.-L. Petit, on voit bien que la chirurgie a fait un progrès considérable; elle n'est plus seulement une routine technique plus ou moins habilement exécutée : le chirurgien est devenu aussi un clinicien qui s'efforce de faire un diagnostic avant d'opérer, qui cherche à bien comprendre les raisons qui rendent son intervention nécessaire et à élucider le mécanisme intime de la cicatrisation et des réactions que l'organisme peut présenter à la suite de la blessure ou de l'opération. Nous retrouverons pendant tout le xviii$^e$ siècle cette préoccupation constante d'adjoindre l'étude de la pathologie à celle de la chirurgie; il semble que pendant ce siècle la portée de la méthode de Morgagni n'ait été bien comprise que des seuls chirurgiens; les médecins de l'époque, encore tout embourbés dans leurs théories et incapables d'observer sans idées préconçues ne tirèrent presque aucun profit des découvertes de cet illustre anatomiste dont il me semble indispensable de dire ici quelques mots. Morgagni (1682-1771), de Forli, élève de Valsalva et professeur à Padoue, a laissé sous le nom de « De sedibus et causis morborum per anatomem indagatis », un volumi-

neux recueil d'observations cliniques et d'autopsies ;
c'est une mine de documents qui sont parfois de la
plus haute valeur. Morgagni, dans sa préface, dit
modestement qu'il ne fait qu'imiter l'ouvrage de
Théophile Bonet, paru en 1679, et intitulé « Sepul-
chretum » (c'est-à-dire « le Cimetière ») ; cet ouvrage
était aussi un recueil de nombreuses dissections de
cadavres de personnes mortes de maladies variées.
Morgagni a parfaitement compris que la seule
méthode qui puisse faire sortir la médecine de l'état
fâcheux de dogmatisme stérile où elle se trouve à
son époque, c'est la méthode anatomo-clinique qu'il
définit ainsi dans l'épître dédicatoire du livre IV
de ses lettres : « mais il n'y a pas d'autre moyen
pour parvenir à la connaissance des causes des
maladies que de recueillir le plus grand nombre
possible d'histoires de maladies et de dissections des
malades et de les comparer entre elles ». L'ouvrage
de Morgagni et sa méthode sont une date essentielle
dans l'histoire des sciences médicales ; appliquée à
la chirurgie d'abord et à la médecine ensuite, la
méthode de Morgagni permettra seule au début du
XIXᵉ siècle de poser les assises d'une vraie pathologie
scientifique. Les observations cliniques rapportées
par Morgagni sont souvent un peu courtes et parfois
obscures ; aussi les descriptions d'autopsies restent-
elles évidemment ce qu'il y a de meilleur dans son
livre ; il a établi le premier la fréquence des lésions
viscérales de la syphilis et il a décrit très bien les
gommes des méninges et du cerveau : il démontra
que contrairement à l'opinion communément acceptée
de son temps, même par son maître Valsalva, les
abcès intracraniens de la région temporale étaient
dus à une affection primitive de l'oreille avec carie
de l'os et envahissement secondaire des méninges.
En Angleterre Matthew Baillie (1751-1823) comprit
bien la valeur de la méthode de Morgagni et écrivit le

premier traité systématique d'anatomie pathologique sous le nom de « Morbid Anatomy »; paru en 1793, cet ouvrage orné de belles planches est très remarquable pour l'époque. Le monumental « Atlas d'anatomie pathologique » de J. Cruveilhier, dont les planches en couleur sont si belles et si utiles à consulter encore aujourd'hui, parut entre 1836 et 1842; à peu près tout ce que l'on peut voir à l'œil nu dans les autopsies se trouve consigné dans les deux tomes de ce mémorable ouvrage de Cruveilhier.

Citons encore parmi les chirurgiens français marquants du XVIII<sup>e</sup> siècle, Anel, de Toulouse, élève de J.-L. Petit; il fit en 1710 la ligature de l'artère humérale au-dessus du sac d'un anévrisme, méthode déjà proposée dans l'antiquité par Aetius (v. p. 121), mais qui semblait être tombée dans l'oubli. Ravaton, chirurgien militaire distingué, a laissé un traité des « plaies par armes à feu » (1750) où l'on trouve des observations très intéressantes, en particulier des exemples de « sutures primitives » des plaies de guerre. En voici une résumée, qui montre quelle était la hardiesse et la bonne technique de la chirurgie à cette époque : « Un dragon de la compagnie franche de Galhau, étant en détachement du côté de Spire en juillet 1744, reçut un coup de sabre qui de la partie moyenne de l'occipital descendait sur le bord supérieur des omoplates de l'un et l'autre côté, lui séparait une partie des muscles trapèze, splénius et complexus et laissait presque à nu les petits muscles droits de la tête, sans que les vertèbres eussent été touchées. Cette playe étoit d'une grandeur effrayante; comme il avait resté sur le champ de bataille, on voulut l'enterrer, le regardant comme mort, parce qu'il ne pouvoit point porter sa tête; il fut apporté en cet état à l'hôpital, tenant sa tête à deux mains, parce qu'il avait perdu beaucoup de sang ». Ravaton fit une incision perpendiculaire à la partie la plus

déclive de ce grand lambeau, pour bien drainer, et
rappliqua ensuite le grand lambeau musculaire et
cutané en le maintenant fixé par dix points de suture;
dans l'incision faite à la partie inférieure, il fit couler
du baume du commandeur dans toute l'étendue de
la plaie. Le blessé guérit parfaitement de cette
formidable blessure. Quand on compare les succès
qu'obtenaient souvent les chirurgiens militaires du
xviii<sup>e</sup> siècle aux désastreux résultats de la chirurgie
de guerre du second empire, ceux de la guerre de
Crimée par exemple (1855) où presque tous les opérés
moururent, on voit bien quel recul la chirurgie
opératoire avait subi pendant la première moitié du
xix<sup>e</sup> siècle, sous l'influence des conceptions fausses
de Broussais et de ses admirateurs, comme j'aurai
l'occasion de le montrer plus loin. On peut encore
citer de nombreux noms de chirurgiens français au
xviii<sup>e</sup> siècle, Garengeot (1688-1759), Daviel (1696-
1762), Morand (1697-1773), Ledran (1685-1770),
Quesnay (1694-1774), Louis (1723-1792), David (1737-
1784) de Rouen, qui décrivit la tuberculose vertébrale
avec les gibbosités, les paralysies et les abcès ossi-
fluents, en même temps que Pott et indépendam-
ment de lui, enfin Moreau (de Bar-le-Duc) qui fit
les premières résections articulaires (épaule, genou,
coude, tibiotarsienne) entre 1782 et 1789 et convain-
quit de la valeur de cette méthode, alors entièrement
nouvelle, Percy et Larrey qui devaient plus tard la
généraliser dans la chirurgie militaire du premier
empire; ces résections ostéoarticulaires, qui se déve-
lopperont surtout un siècle après, grâce aux travaux
d'Ollier, furent une des meilleures acquisitions techniques de la chirurgie au xviii<sup>e</sup> siècle. J'aurai l'occasion de citer à nouveau la plupart de ces chirurgiens
à propos des mémoires qu'ils publièrent dans les
différents volumes de l'Académie Royale de Chirurgie
(v. p. 205). Je ne parlerai ici que de Desault (1744-

1795) ; ce chirurgien remarquable n'a presque rien écrit ; son influence qui fut très grande, a été, par conséquent, surtout personnelle ; son nom reste associé dans l'histoire des sciences médicales à celui de l'illustre anatomiste Bichat qui fut son élève préféré. Desault fonda le *Journal de Chirurgie* (1791-1793) où l'on trouve rassemblées un grand nombre d'observations très remarquables ; Desault fut l'un des créateurs, sinon le créateur de l'enseignement clinique de la chirurgie à Paris. A l'Hôtel-Dieu, les leçons cliniques qu'il faisait chaque matin au lit des malades eurent longtemps le plus grand succès ; Desault vivait à l'hôpital, dont il ne sortait guère que pour les besoins de sa clientèle. C'était un anatomiste consommé ; il s'occupa aussi de physiologie et d'anatomie pathologique et il certain que son influence sur les chirurgiens français si remarquables du début du xix° siècle, fut très considérable. Desault est un de ces hommes éminents dont la trace dans l'histoire des sciences risque beaucoup de s'effacer avec le temps, car ils n'ont pas laissé de monuments écrits : leur action sur leurs contemporains n'en a pas moins été très grande, mais évidemment toute personnelle. Desault a beaucoup fait pour le traitement des maladies des voies urinaires ; il comprit l'un des premiers toute la valeur de l'invention que Bernard venait de faire alors des sondes en « gomme élastique » ; ces sondes, composées d'une tresse de fil de soie, recouverte de gomme élastique, étaient un progrès considérable quand on les compare aux instruments mal commodes employés jusque-là ; c'est de leur apparition que date le cathétérisme correct, le traitement des rétrécissements par la dilatation avec des bougies et l'usage de la sonde à demeure ; les sondes métalliques dont on se servait surtout jusqu'à cette époque étaient souvent dangereuses à manier malgré leur bonne courbure et même dans nombre de cas il était impossible d'y avoir recours. Ce progrès purement matériel que fut la découverte des sondes en gomme eut, comme cela arrive si souvent dans l'histoire des techniques, une très grande influence sur l'heureux développement ultérieur de la chirurgie de voies urinaires. En terminant cette revue rapide de la chirurgie française au xviii° siècle, il faut encore citer le célèbre frère Côme qui eut tant de réputation comme lithotomiste et spécialiste des maladies des voies urinaires : on se rappelle que J.-J. Rousseau le consulta pour ses troubles vésicaux, et que le frère Côme lui dit « vous souffrirez toujours, mais vous vivrez longtemps », ce qui était un pronostic de bon clinicien. Frère Côme s'appelait en réalité Jean Baseilhac; il était originaire de Bigorre où il naquit en 1703, d'une famille de maîtres en chirurgie. Il était depuis 1740, moine franciscain et se consacra à la lithotomie : il semble avoir perfectionné la méthode de taille périnéale latérale, déjà pratiquée par Franco et par le frère Jacques : son lithotome à lame cachée est un instrument très ingénieux qui permettait de faire une plaie nette sans décollements à distance, juste suffisante pour l'extraction de la pierre, condi-tion essentielle de succès à cette époque. De 1748 à 1780 le frère Côme fit des centaines de lithotomies à Paris avec des succès extraordinaires : il arriva à abaisser beaucoup la mortalité de cette opération, car il fit plus de 400 lithotomies avec seulement 14 échecs. Le frère Côme représente le dernier descendant des chirurgiens spécialistes, « opérateurs ambulants », des « coureurs » dont Guy de Chauliac se moquait tant; il était certes plus facile de se moquer d'eux que de les imiter et de savoir obtenir d'aussi beaux succès.

A l'étranger, on peut citer comme chirurgiens célè-bres au xviii° siècle, en Angleterre, Cheselden (1688-1752), opérateur des plus adroits et des plus rapides qui s'était spécialisé dans l'opération de la taille périnéale (Morand raconte qu'il vit faire à ce chirurgien 17 opérations de taille de suite sans un seul décès), et de la cataracte; Percival Pott (1714-1788) qui attacha son nom à la tuberculose des corps vertébraux avec gibbosité, abcès froids et paralysie des membres inférieurs (mal de Pott). Park (de Liverpool) qui fit les premières résections pour « carie articulaire » en 1781 et surtout le grand John Hunter (1728-1793). Il naquit aux environs de Glasgow, et fut élève de son frère Guillaume qui était un anatomiste consommé. John Hunter est un des esprits les plus curieux et des plus actifs de la chirurgie au xviii siècle : il fut à la fois anatomiste et physiologiste, disséquant tout ce qu'il rencontrait, cadavres d'hommes ou d'animaux, et expérimentant sur les animaux; il créa en quelque sorte la chirurgie expérimentale et fonda le célèbre musée d'anatomie normale et pathologique qui fut après sa mort acheté par le gouvernement anglais et offert au collège des chirurgiens de Londres où il existe encore sous le nom de « Hunterian Museum »; c'est une des plus belles collections anatomo-pathologiques du monde. Les découvertes anatomiques de Hunter sont nombreuses; on lui doit en particulier une description parfaite de la migration du testicule (gubernaculum de Hunter), et de l'anatomie des dents; comme chirurgien, Hunter s'occupa spécialement des anévrismes et vulgarisa la ligature au-dessus du sac, entre le cœur et l'anévrisme, déjà faite par Guillemeau et Anel; c'est justement pour lier l'artère fémorale à la partie inférieure de la cuisse qu'il décrivit le canal musculo-aponévrotique qui porte encore son nom en anatomie topographique. Hunter s'occupa beaucoup aussi des maladies vénériennes : il reconnut « l'induration » de la base comme l'un des caractères essentiels du chancre syphilitique; malheureusement, il fit sur lui-même une expérience très hardie, en s'inoculant du pus d'un malade qu'il croyait atteint de simple blennorhagie ; mais cette expérience fut bien fâcheuse, non seulement pour Hunter, puisqu'il s'inocula la syphilis et mourut d'angine de poitrine par endartérite des coronaires comme le montra son autopsie, mais aussi pour la science, car cette expérience entretint la confusion la plus complète dans la description des maladies vénériennes jusqu'aux travaux de Ricord et de son élève Bassereau, qui seuls apportèrent la clarté dans la question des infections vénériennes vers le milieu du xix° siècle (1838-1852). Il est évident aujourd'hui que le malade auquel Hunter avait pris du pus pour se l'inoculer courageusement, était à la fois atteint de syphilis et de blennorhagie. En Italie, il faut citer Antonio Scarpa, de Venise (1747-1832) qui fut un anatomiste consommé, étudia l'oreille interne, le labyrinthe et le système nerveux ; il semble avoir été l'un des premiers à reconnaître l'athérome artériel et l'artério-sclérose, comme étant des lésions de la tunique interne des vaisseaux sanguins ; mais le monument le plus durable que Scarpa ait laissé, c'est son « Atlas des hernies » qui est orné de très belles planches où sont figurées les principales dispositions anatomiques que l'on rencontre dans les hernies : c'est à Scarpa que l'on doit en particulier la distinction essentielle entre les adhérences inflammatoires qui unissent l'intestin au sac herniaire et les adhérences « naturelles » qui sont dues à une disposition spéciale du méso de l'intestin (hernies par glissement).

Mais le fait le plus important peut-être pour l'évolution de la chirurgie au xviii° siècle, ce fut la libération complète des chirurgiens du joug des médecins, la reconnaissance de leur autonomie et la fondation de l'Académie royale de Chirurgie.

En 1724, Louis XV, sous la pression du premier

chirurgien Mareschal qui était très bien en cour, rendit des lettres patentes qui réorganisaient le collège de Saint-Côme; en particulier cinq chaires de « démonstrateurs » étaient créées pour l'enseignement de l'anatomie, des maladies chirurgicales et des démonstrations d'opérations sur le cadavre. En outre deux maîtres chirurgiens étaient nommés à l'Hôpital des frères de la Charité. La Faculté de Médecine protesta violemment contre l'édit de 1724; elle se rendit en corps et en robe, par un jour de grand froid, au collège de Saint-Côme pour demander à « présider » un cours d'anatomie que faisait à ce moment un chirurgien. La porte de l'amphithéâtre resta close malgré leurs protestations et les docteurs en robe furent obligés de se retirer, gelés et pleins de confusion, sous les quolibets de la foule amusée de cette solennelle mascarade. Cette scène héroï-comique montre bien à quel degré de tension en étaient arrivées les relations entre médecins et chirurgiens à cette époque. Mais la déception et la fureur des médecins furent encore plus grandes, quand La Peyronie et Mareschal créèrent l'Académie royale de Chirurgie en 1731; le roi Louis XV approuva cette fondation; la première séance eut lieu le 18 Décembre 1731; Mareschal était président et J.-L. Petit directeur; le nombre des membres de cette Académie était de 70. En 1743, fut publié le premier volume des travaux, sur lesquels je reviendrai un peu plus loin.

La même année, les chirurgiens se libérèrent définitivement de leur union avec les simples barbiers, qui durait depuis 1660; désormais pour exercer la chirurgie, il faudra être maître-ès-arts et avoir soutenu une thèse. La première soutenance eut lieu le 25 septembre 1749 : Le candidat était Louis et le sujet de sa thèse « De vulneribus capitis »; le président était Morand, maître chirurgien-juré; il avait à

sa droite le doyen de la Faculté de médecine, Marti-
nencq, assisté de deux docteurs. Ce fut là un événement capital qui mettait définitivement les chirurgiens
sur le même rang que les médecins. Enfin le chirurgien de la cour, de la Martinière, obtint de Louis XV,
en 1757, l'établissement d'une Ecole pratique de
dissection ; les professeurs étaient au nombre de
quatre et leur traitement assuré par une donation de
vingt mille livres faite par de la Martinière. Ainsi don ·
grâce aux efforts tenaces des chirurgiens, grâce
surtout à l'appui qu'ils rencontraient à la cour, grâce
aussi aux généreuses donations de La Peyronie et de
La Martinière, la chirurgie était définitivement débarrassée des entraves continuelles que la jalousie des
médecins ne cessait de lui imposer depuis plusieurs
siècles.

L'Académie royale de chirurgie fut un centre
d'études scientifiques d'une très haute valeur et elle
eut sur l'évolution de la chirurgie française au
XVIIIᵉ siècle l'influence la plus heureuse. Pour s'en
rendre compte, il suffit de se reporter à ses fameux
« Mémoires » qui furent publiés de 1731 à 1741. En
parcourant aujourd'hui ces vieux volumes, on est
tout surpris de voir combien ces mémoires de chirurgie, généralement courts et agréables à lire, sont
déjà « modernes » par leur contenu et par leur forme.
Ils sont souvent illustrés ; ils contiennent toujours
des « observations » détaillées des maladies traitées
et des opérations pratiquées. Le souci de citer les
auteurs anciens ou étrangers qui ont parlé du même
sujet, est constant et les références sont indiquées.
On voit que de très grands progrès ont été accomplis
dès cette époque dans la façon même de concevoir la
science ; celle-ci devient de plus en plus une œuvre
collective : les communications plus faciles entre les
différents pays, les journaux, les sociétés savantes se
sont développés et contribuent vraiment à faire

avancer l'étude des questions scientifiques. Je connais peu de lecture aussi intéressante pour un chirurgien de nos jours que celle des cinq ou six volumes des Mémoires de l'académie royale de chirurgie (le nombre des volumes varie avec les éditions); je ne puis naturellement insister ici bien longuement sur ces mémoires; je citerai seulement quelques-uns des travaux les plus remarquables que l'on peut y trouver. Quesnay a écrit des articles intéressants sur le trépan et ses indications ; il rapporte plusieurs observations de plaies du cerveau guéries après trépanation : deux cas d'abcès du cerveau, l'un de J.-L. Petit, l'autre de La Peyronie sont relatés avec des observations précises qui ne laissent aucun doute sur la nature de la lésion et l'heureux succès de son traitement chirurgical. La Peyronie étudie les hernies étranglées avec gangrène, Verdier les hernies de la vessie avec des détails anatomiques excellents ; Laffitte relate deux cas de néphrotomie pour calcul du rein après suppuration et abcès lombaire qui ont été suivis de guérison. Le mémoire de Louis sur la saillie de l'os dans les cas d'amputation des membres est classique; l'auteur indique, pour éviter la conicité du moignon, l'excellent procédé de la coupe en deux temps des masses musculaires du membre; Boucher plaide, avec conviction et de nombreuses preuves à l'appui, la cause de la conservation du membre dans les cas de plaies graves des os et même des articulations; il s'élève contre l'abus que l'on faisait alors des amputations dans toutes les blessures. Daviel décrit l'extraction du cristallin dans la cataracte et considère ce procédé (aujourd'hui le seul employé), comme bien supérieur à l'abaissement avec l'aiguille enfoncée dans le cristallin qui était alors presque uniquement utilisé. Daviel rapporte les très nombreux succès que cette façon nouvelle d'opérer lui a permis d'obtenir. Morand défend chaleureusement la ponction des épanchements pleuraux qui n'était pour ainsi dire jamais faite à cette époque. Morand et Louis indiquent de nouveaux procédés pour guérir les fistules du canal de Sténon ; Foubert montre qu'il a pu souvent traiter les grands abcès du « fondement », sans recourir à la section systématique du rectum et de son sphincter qui était généralement faite à cette époque et qui entraînait de graves inconvénients (incontinence). Pipelet décrit parfaitement les hernies « épigastriques », sous le nom de hernies de l'estomac et montre la fréquence des symptômes gastriques qu'elles peuvent parfois déterminer. Hévin rapporte des observations d'occlusion intestinale par invagination qui ont guéri spontanément par l'élimination du segment intestinal invaginé. La Martinière publie plusieurs beaux succès obtenus par la trépanation du sternum dans des cas d'abcès du médiastin.

Je ne cite que l'essentiel ; mais on peut juger, par cette énumération sommaire, de l'intérêt et de la valeur de ces mémoires qui valent à eux seuls de gros volumes. Le souci de toujours apporter des preuves à l'appui et d'étayer par des « observations » précises ce que l'on veut prouver, est tout à fait remarquable et montre bien que la chirurgie à cette époque est très en avance sur la médecine. Il suffit pour s'en convaincre de lire comparativement des ouvrages de médecine du même temps : il est souvent bien difficile de comprendre exactement à quoi correspond pour nous ce que décrivent les médecins du xviii° siècle (et *a fortiori* des siècles précédents) ; dans leurs ouvrages la nomenclature médicale est très mal précisée ; il n'y est question que de fièvres malignes, d'éruptions mal définies (pourpre), de coliques, de douleurs plus ou moins bien localisées ; c'est pourquoi, même lorsqu'il y a eu autopsie, comme dans le cas célèbre de « Madame » (sous Louis XIV) il est à peu près impossible de savoir exactement quelle a été la cause de la mort, tant le langage anatomique est vague; on a pu penser dans ce cas particulier qu'il s'agissait de grossesse extra-utérine rompue, d'appendicite, d'ulcère de l'estomac perforé; on peut penser que les amateurs de diagnostics rétrospectifs s'en sont donné à cœur joie; mais on ne peut conclure, tant les documents, faute de précision, sont susceptibles de recevoir des interprétations différentes.

Pendant le xvii<sup>e</sup> et le xviii<sup>e</sup> siècles, la chirurgie d'armée se développa notablement et le service de santé chirurgical fut certainement beaucoup amélioré. On trouve déjà, en 1550, une ordonnance de Henri II, décidant la création d'un hôpital « ambulatoire » pour secourir les blessés et les malades de l'armée. Sully perfectionna les « ambulances » qui restèrent cependant très primitives, comme on peut bien l'imaginer, sous Louis XIII; nous savons qu'au siège de Casal (1629) il y avait un hôpital « sédentaire » qui recueillait les blessés. Pendant les guerres si nombreuses du règne de Louis XIV, les hôpitaux militaires se développèrent; ils étaient entièrement sous la dépendance de l'intendance de l'armée; c'était l'intendant, sorte d'entrepreneur, qui choisissait les chirurgiens, ainsi que les apothicaires et leurs aides et se chargeait de fournir le matériel. En arrière des zones où les batailles étaient les plus fréquentes, on établit sous Louis XIV, des hôpitaux dans les villes frontières, à Arras, Calais, Dunkerque et Perpignan. Ces hôpitaux soignaient les blessés qui s'étaient « évacués seuls » ou que l'on avait pu transporter dans des charrettes; le nombre des « stropiats », des mutilés de guerre, comme nous disons aujourd'hui, augmenta beaucoup, avec la fréquence des guerres, au xvii<sup>e</sup> siècle; on sait avec quel réalisme saisissant et quelle puissance d'évocation, les gravures de Callot, nous les montrent errants sur les routes; ces estropiés ne restaient pas toujours dans les résidences fixes qu'on leur avait indiquées, par exemple, en Normandie, en Champagne, Picardie et Lorraine ; ils allaient volontiers dans les autres provinces mendier et faire du désordre, aussi Louis XIV décida-t-il de créer l' « Hôtel royal des Invalides » (1674), qui fut dédié « Læso et invincto militi ». Malgré cette noble dédicace, Vauban adressa des critiques très sages à l'établissement de l'Hôtel des Invalides ; d'après Vauban, cet « Hôtel » aurait dû être réservé aux seuls « Invalides parfaits », c'est-à-dire à ceux qui étaient absolument incapables de se livrer à un travail quelconque : les « Invalides imparfaits » auraient dû être utilisés dans la mesure du possible, comme gardiens de bestiaux, portiers ou même comme garnisaires dans certaines places fortes, au lieu d'encombrer de leur oisiveté la caserne-hôpital des Invalides ; mais on sait que l'auteur de la Dîme royale n'était jamais content !

Les hôpitaux civils au xviii° siècle étaient dans un état de saleté effroyable : Tenon, en 1788, publia une série de mémoires qui prouvent combien l'hygiène la plus élémentaire et même la plus simple propreté étaient alors méconnues dans les hôpitaux des grandes villes : sur 1.600 lits, à l'Hôtel-Dieu de Paris, il y avait 1.200 lits qui servaient à quatre ou six malades à la fois ; 400 lits seulement étaient occupés par un seul malade ; la vermine était la conséquence nécessaire de cette promiscuité. La mortalité dans les services de médecine, surtout en temps d'épidémie, était effrayante, comme il est facile de le comprendre. Les rapports de Tenon émurent l'opinion publique et sous Louis XVI on tenta quelques améliorations ; mais elles furent insignifiantes et il faudra attendre bien longtemps encore pour que les hôpitaux des grandes villes soient installés à peu près convenablement ; nous verrons que pendant toute la première moitié du xix⁰ siècle, ces hôpitaux resteront des foyers d'infection où la mortalité post-opératoire atteindra un pourcentage qui nous semble incroyable aujourd'hui.

****

En somme, la chirurgie pendant le xviii⁰ siècle a certainement progressé ; elle a fait des acquisitions techniques des plus intéressantes : la chirurgie de l'œil grâce à Daviel, la chirurgie ostéo-articulaire (meilleures amputations, apparition des résections), le traitement des anévrismes artériels ont été très heureusement améliorés. La chirurgie entière est maintenant basée sur une bonne anatomie topographique et la pratique des opérations sur le cadavre tend à se généraliser et fera désormais partie de l'éducation du futur chirurgien ; mais c'est la pathologie chirurgicale qui surtout a subi une évolution très heureuse ; l'anatomie pathologique, la physiologie pathologique expérimentale (expériences de Duhamel sur les os et le périoste, de Hunter) sont nées et vont se développer rapidement, permettant chaque jour une meilleure compréhension des phénomènes morbides. A ce point de vue, la chirurgie de la fin du xviii⁰ siècle est bien en avance sur la médecine de la même époque : celle-ci reste routinière et dogmatique et il est incontestable que c'est la chirurgie qui a le mieux compris la première toute la valeur de la méthode anatomo-clinique, créée par Morgagni. Les Sociétés savantes comme l'Académie Royale de Chirurgie, les journaux spéciaux permettent la diffusion rapide des progrès techniques dans chaque pays et d'un pays à l'autre. Le nombre de ceux qui participent à l'œuvre collective de la science ira sans cesse en augmentant ; du choc des opinions et des tendances différentes, propres à chaque pays, naîtront, comme toujours, de la vie et du progrès technique. Enfin la situation sociale des chirurgiens s'est ressentie très favorablement des progrès de leur science ; ils ont été très estimés pendant tout le XVIII⁰ siècle et leurs mémorables luttes avec les médecins leur ont été, en somme, favorable ; ils sont sortis certainement grandis de leurs épreuves. Les querelles des médecins et des chirurgiens au XVIII⁰ siècle avaient eu un grand retentissement : toute l'opinion publique en avait été émue : Diderot, en 1748, publia une brochure, pleine de verve et de raison, sur les troubles qui divisent la médecine et la chirurgie, sous forme d'une « Lettre d'un citoyen zélé qui n'est ni chirurgien ni médecin ». Diderot termine sa lettre en disant : « Restituons donc les choses dans leur simplicité première ; qu'il n'y ait plus de chirurgiens ; mais que les médecins et les chirurgiens réunis forment un corps de « guérisseurs » et nous verrons les querelles cesser et l'art marcher à sa perfection ». Le vœu de Diderot allait s'accomplir dès la fin même du XVIII⁰ siècle, pendant la Révolution française.

CHAPITRE VIII

## CHIRURGIE PENDANT LA PREMIÈRE MOITIÉ DU XIXᵉ SIÈCLE

Pour décrire l'évolution de la chirurgie au xixᵉ siècle, en se rapprochant le plus possible de la vérité historique, il est nécessaire de pratiquer dans ce siècle plusieurs coupures. C'est qu'en effet deux événements, d'une portée incalculable, vont se produire au cours de ce siècle, événements qui transformeront de fond en comble la chirurgie : ce sera d'abord en 1847, la découverte des propriétés anesthésiques de l'éther et du chloroforme, puis en 1867 la création par Lister de la méthode antiseptique.

Jusqu'en 1850 environ, la chirurgie du xixᵉ siècle ne différera en somme que par des détails de celle que nous avons vue déjà si avancée à la fin du xviiiᵉ siècle. L'introduction des anesthésiques généraux dans la pratique chirurgicale modifiera déjà très heureusement la technique et permettra de pratiquer des interventions jugées jusque-là impossibles et commencera à influencer grandement l'évolution de la chirurgie opératoire ; mais il n'y aura pas là encore un progrès décisif, car le problème capital de la chirurgie ne sera pas résolu ; comme nous le verrons, l'infection post-opératoire, restera à cette époque d'une extrême fréquence et par conséquent la chirurgie n'aura que des résultats tout à fait incertains ; elle n'aura guère réalisé qu'un progrès, déjà très appréciable il est vrai, celui de ne plus être barbare dans son exécution. Quand la méthode antiseptique listérienne se sera généralisée, entre 1867 et 1875, alors commencera vraiment l'ère de la chirurgie moderne et nous verrons celle-ci, en vingt ou trente ans, conquérir tout le domaine qui est aujourd'hui le sien. Ce n'est donc pas une hyperbole que de parler ici de « révolution » puisque entre 1850 et 1880 la chirurgie fera un pas de géant en avant et réalisera soudain un ensemble de progrès qui ne peuvent être comparés en rien à ceux du passé.

C'est pourquoi je diviserai le xix<sup>e</sup> siècle en trois périodes bien distinctes : 1°) la période qui s'étend du début du siècle à 1850 ; 2°) la révolution chirurgicale qui va s'accomplir en deux temps : d'abord généralisation de la pratique de l'anesthésie générale ; puis, création et diffusion de la méthode antiseptique entre 1850-1875 ; 3°) enfin la période qui va de 1875 à 1900 et qui correspond à la création de la chirurgie moderne.

*<br>* *

Dans ce premier chapitre, je ne m'occuperai que de la chirurgie du xix<sup>e</sup> siècle, avant la découverte des anesthésiques généraux. Ce chapitre sera forcément assez court, car les progrès réalisés par la chirurgie pendant ce demi-siècle (1800 à 1850) n'ont été somme toute qu'assez minimes, surtout quand on les compare à ceux qui suivront.

En 1793 la Convention avait supprimé toutes les Académies et les Facultés : l'enseignement de la médecine était donc de ce fait aussi supprimé ; mais dès la fin de 1794, Fourcroy montra la nécessité de rouvrir des écoles pour l'enseignement de la médecine : les armées de la République avaient besoin de médecins; aussi créa-t-on trois Ecoles de santé, à Paris, Montpellier et Strasbourg : dans ces Ecoles qui avaient surtout pour but de faire rapidement des médecins militaires, l'enseignement de la médecine et celui de la chirurgie étaient complètement fusionnés, fait important dans l'histoire des rapports entre les médecins et les chirurgiens. Le vœu de Diderot était réalisé; désormais plus de scission entre la médecine et la chirurgie, plus d'enseignement spécial de cette dernière, considérée par les doctes médecins comme une parente pauvre : c'est bien cette fois la fin des querelles séculaires. En Floréal an X, les Ecoles de santé prirent le nom d' « Ecoles de médecine » bien que l'enseignement continuât à y être mixte et que les diplômés sortant de ces écoles, fussent à la fois médecins et chirurgiens. Les Sociétés savantes se reformèrent peu à peu; en 1796, Bichat et Dupuytren avaient fondé à Paris une Société médicale d'émulation. En 1802, une Société de la Faculté fut instituée et vécut avec succès jusqu'en 1821. L'internat des hôpitaux de Paris, qui devait avoir une si grande influence sur l'enseignement concret, pratique de la médecine et de la chirurgie pendant tout le xixᵉ siècle fut créé aussi à cette époque (1800) : c'était un concours auquel tous les étudiants en médecine, même de nationalité étrangère, pouvaient participer, à condition qu'ils fussent déjà externes, également nommés au concours. Un peu plus tard, le gouvernement de la Restauration rouvrit l'Académie de médecine (1821), composée cette fois de sections multiples (anatomie, médecine, chirurgie, etc...). Mais en 1843, plusieurs jeunes chirurgiens parisiens, avec Bérard à leur tête, fondèrent une Société Nationale de chirurgie, qui ressemblait beaucoup par ses statuts et par ses méthodes de travail à l'ancienne Académie Royale de Chirurgie; cette Société de chirurgie pendant tout le reste du xixᵉ siècle, contri-

bua au développement de la chirurgie en France avec
le même succès que l'avait fait un siècle auparavant
sa sœur aînée.

Les remarquables progrès dont nous avons vu le
début au xviii<sup>e</sup> siècle, en anatomie pathologique et
en clinique chirurgicale, vont continuer et s'accen-
tuer, dans un sens très favorable, sous la vigoureuse
impulsion du plus grand chirurgien de l'époque,
Dupuytren, qui peut être pris comme type de
l'homme « représentatif » de la chirurgie au début
du xix<sup>e</sup> siècle.

Guillaume Dupuytren (1777-1835), né à Pierre-
Buffière, en Limousin, fit ses études à Paris ou il sui-
vit les leçons de l'illustre Bichat et recueillit ainsi la
tradition de Desault. Il fut nommé en 1808 chirurgien en chef de cet hôpital ; c'est là qu'il enseigna
pendant vingt ans la clinique chirurgicale avec le plus
grand éclat : sa renommée universelle attirait autour
de lui des élèves et des auditeurs du monde entier.
Il eut, comme internes, des étudiants étrangers qui
allèrent partout porter son enseignement. Ce qui fait
la grande importance de Dupuytren dans l'histoire de
la chirurgie, ce n'est pas tant son habileté opératoire, qui cependant était grande, ou bien les opérations nouvelles qu'il a crées, que sa très grande
valeur comme pathologiste et comme clinicien.
Dupuytren, élève de Bichat et héritier de la science
pathologique acquise pendant le xviii<sup>e</sup> siècle, fut,
pendant toute sa vie, désireux surtout de donner à la
chirurgie une solide base anatomo-pathologique et
de perfectionner le diagnostic clinique. Dès l'époque
où il était simple prosecteur, c'est-à-dire répétiteur
d'anatomie et d'opérations sur le cadavre, jusqu'à la
fin de sa vie, ce fut sa constante préoccupation ; c'est
lui qui fonda pour son compatriote et ami, le grand
Cruveilhier, la chaire d'anatomie pathologique de la
Faculté de Médecine de Paris et le célèbre musée

d'anatomie pathologique qui porte son nom est également sa création personnelle. Dupuytren avait très bien compris que la chirurgie clinique, si elle voulait continuer à progresser et devenir une véritable science, après avoir été surtout jusqu'au xviiiᵉ siècle un art empirique, devait suivre la voie féconde que lui avaient déjà tracée d'une part les chirurgiens cliniciens, comme Jean-Louis Petit, Desault et tous les membres de l'Académie Royale de chirurgie, d'autre part, les anatomo-pathologistes, comme Morgagni et John Hunter. Ce fut le très grand mérite de Dupuytren que de comprendre le premier, au xixᵉ siècle, que le véritable progrès devait se faire dans cette direction, pour la partie théorique et clinique de la chirurgie, c'est-à-dire pour celle qui permet de poser le diagnostic et les indications opératoires.

Dupuytren et Laënnec furent, en quelque sorte, les continuateurs directs de la méthode d'observation anatomo-clinique créée par Morgagni, au milieu du xviiiᵉ siècle, mais peu ou mal comprise par les médecins contemporains : c'est pourquoi, Dupuytren en chirurgie et Laënnec en médecine, peuvent être considérés à juste titre comme les créateurs de la pathologie moderne. Je ne puis m'étendre ici sur l'œuvre du médecin génial que fut Laënnec, car ce serait sortir de mon sujet : mais il faut cependant saluer au passage cet homme plein de génie et de modestie qui montra la vérité aux médecins de son temps, avec une si grande simplicité qu'ils ne la comprirent pas tout d'abord : ils ne virent, pour la plupart, dans l'auscultation médiate qu'il venait de découvrir (1816-1819) qu'un procédé nouveau et sûr de diagnostic des affections thoraciques ; ce qu'elle est évidemment, à tel point qu'aujourd'hui encore, associée aux rayons X, elle reste le moyen le plus certain pour diagnostiquer en clinique les maladies du

poumon et du cœur ; mais ils ne virent pas, dès le
début, que Laënnec avait apporté autre chose de
bien plus important encore, à savoir sa méthode,
c'est-à-dire sa façon de comprendre et d'étudier la
médecine comme une science qui a ses procédés
spéciaux de recherche, qui sont l'observation minutieuse des symptômes présentés par le malade pendant la vie et le contrôle anatomique des lésions
viscérales après la mort, avec un minimum d'interprétation systématique et *a priori* sur la pathogénie
possible de ces lésions : s'efforcer de superposer toujours le symptôme à une lésion vérifiable, tel devait
être le premier devoir du médecin pour apporter un
peu de clarté dans un ordre de connaissances aussi
confus que l'était la médecine à cette époque, « une
science entièrement à faire », comme disait Magendie.

Dupuytren, du fait qu'il avait, comme Laënnec, très
bien compris la valeur de la méthode anatomo-
clinique, fut certainement le plus grand chirurgien
clinicien et pathologiste de son temps ; il est juste
d'ailleurs, d'ajouter qu'il fut aussi un opérateur
remarquable, d'un sang-froid à toute épreuve ; il
réséqua le premier le maxillaire inférieur en 1812,
il fit la ténotomie sous-cutanée du sterno-mastoïdien
pour le torticolis (1822), opération vulgarisée plus
tard par Bouvier et Jules Guérin (1837) ; il pratiqua
avec succès des ligatures vasculaires, hardies pour
l'époque (iliaque externe, 1815) ; il incisa un abcès
cérébral qu'il avait diagnostiqué et guérit le malade ;
il inventa cet instrument, si remarquable, l'entéro-
tome (1828) qui permet de couper lentement, par
écrasement, l'éperon mésentérique dans les cas d'anus
contre nature. On connaît aussi les descriptions parfaites qu'il a laissées dans ses six volumes de cliniques
(qui furent rédigées après sa mort par ses élèves),
de la rétraction de l'aponévrose palmaire et de la
fracture du cou-de-pied qui porte son nom, sans

compter nombre d'autres questions de clinique chirurgicale qu'il éclaircit .et dont il vulgarisa la connaissance.

Malheureusement, à un autre point de vue, l'influence de Dupuytren fut très fâcheuse sur l'évolution ultérieure de la pratique chirurgicale et de la chirurgie opératoire; voici pourquoi. Au temps de Dupuytren vivait une sorte de despote médical, furieux et sanguinaire (son service d'hôpital, disent des témoins oculaires, « ruisselait de sang »), un doctrinaire dont la violence de langage n'avait d'égal que la pauvreté d'esprit; c'était le breton François Broussais (1772-1838). Cet homme, dont l'influence fut si néfaste, quand on regarde les faits à un siècle de distance, *sine ira et studio*, n'avait absolument rien compris à l'évolution des sciences médicales pendant le XVIIIe siècle : il n'avait surtout pas, comme Dupuytren et Laënnec, saisi la valeur de la méthode anatomo-clinique; ou plutôt il n'en avait aperçu que l'extérieur et la forme : en effet, Broussais faisait des autopsies, mais pour y voir ce que son « système » voulait y trouver, en particulier la fameuse endartérite généralisée (qui n'est qu'une lésion cadavérique banale) ou la gastro-entérite qu'il rencontrait partout, et non pour y découvrir des lésions viscérales précises, correspondant à des symptômes définis et bien observés. Avec ce scolastique qui apportait en médecine la brutalité des camps où il avait longtemps vécu, la pathologie médicale devint bien simple : la lésion essentielle de toutes les maladies, c'est la gastro-entérite; elle explique tout, depuis le banal embarras gastrique par excès de table jusqu'à la fièvre typhoïde la plus grave, en passant par l'infection puerpérale. Au contraire, toute tentative pour constituer un groupe de symptômes auquel on donnera un nom nouveau pour l'individualiser (ce qui doit être le but du médecin qui veut apporter un peu de clarté dans l'étude de la pathologie, comme Laënnec l'avait si parfaitement compris), semblé à Broussais une erreur complète, entachée d' « ontologie » (?); mais laissons ce fatras systématique dont je défie un médecin d'aujourd'hui, si patient soit-il, de soutenir plus de cinq minutes la lecture fastidieuse, et arrivons à la conséquence la plus triste qui résulta de l'influence de ce terrible doctrinaire, c'est-à-dire à la thérapeutique qu'il déduisait de cette pathologie imaginaire et désordonnée. « La nature n'a aucun pouvoir de guérison naturelle » : tel est un des aphorismes de Broussais : fatale erreur que les bons médecins observateurs du passé n'avaient jamais commise, eux qui avaient invoqué si souvent et si heureusement la « vis medicatrix naturae »; par conséquent, il faut faire « avorter la maladie par un traitement énergique où la diète, les sangsues et les saignées copieuses et répétées joueront le rôle principal. On voit d'ici les résultats de cette furieuse thérapeutique en médecine; mais ce n'est pas mon sujet et je passe. En chirurgie, les conséquences de l'application de la thérapeutique « à la Broussais », furent tout à fait désastreuses. Il est étonnant qu'un homme de la valeur de Dupuytren se soit laissé séduire et entraîner par les idées de Broussais; mais le fait est malheureusement incontestable. Pour « prévenir » la fièvre traumatique ou l' « inflammation locale » qui allait se produire après une opération, il fallait se hâter de conjurer ces accidents, en mettant le blessé ou l'opéré à une diète sévère, en le saignant copieusement et en plaçant, chose plus grave encore, des pommades, du cérat et des « cataplasmes » fréquemment renouvelés sur la blessure ou la plaie opératoire; toutes ces mesures énergiques étaient destinées à combattre l'inflammation locale; car, pour Broussais et son école, c'était là que se trouvait le « foyer de maladie » qui allait provoquer la fatale gastro-entérite, si on ne se hâtait de l'éteindre par un traitement approprié. Il est facile aujourd'hui à la lumière de tout ce que nous savons sur l'infection des plaies, de comprendre les conséquences de cette thérapeutique où tout est fait à contre-sens ; elles furent terribles et expliquent le fait paradoxal suivant : pendant les années qui s'étendent de 1820 à 1870 environ, la chirurgie fut plus savante qu'elle n'avait jamais été jusque-là et basée sur une anatomie impeccable ; les opérations étaient exécutées avec une précision anatomique et une rapidité que l'on n'avait jamais égalées ; le diagnostic clinique progressait chaque jour et devenait souvent merveilleux de précision : et cependant, jamais la mortalité, à la suite des opérations, n'avait été aussi élevée ; dans les hôpitaux des grandes villes, entre 1840 et 1870, jusqu'à la diffusion de l'antisepsie, la mortalité était telle que certains chirurgiens en étaient arrivés à ne presque plus opérer ; que les interventions les plus simples, l'ablation d'une loupe du cuir chevelu ou d'un lipome sous-cutané par exemple, étaient bien souvent suivies de mort par infection purulente en quelques jours : dans les maternités, la mortalité par « fièvre puerpérale » était si élevée que ces établissements n'étaient plus fréquentés que par de pauvres malheureuses absolument indigentes : l'horreur de l'hôpital qui resta longtemps profondément ancrée dans l'esprit des populations urbaines et qui disparaît à peine de nos jours, s'explique quand on réfléchit à la mortalité effrayante que l'on observa dans les hôpitaux des grandes villes pendant toute cette sombre époque.

Voici comment une erreur de doctrine, imposée par le dictateur systématique qu'était Broussais et acceptée par le grand Dupuytren et ses élèves, fut une cause d'arrêt et même de recul très net dans la pratique de la chirurgie, au moment où celle-ci faisait de par ailleurs de si grands progrès théoriques.

Il est bien évident qu'il y eut recul, car au xviiie siècle, à l'époque de J.-L. Petit et de Ravaton, nombre de chirurgiens obtenaient de bons résultats, dans des opérations sérieuses, la trépanation, par exemple, et les amputations, parce qu'ils faisaient des pansements simples avec du vin aromatique, des poudres de myrrhe et de quinquina, des essences, pratiquant en somme de l'antisepsie avant la lettre et surtout parce qu'ils faisaient des pansements rares, laissant à la nature sa part essentielle dans l'œuvre de cicatrisation et de réparation des tissus.

Pendant toute la première partie du xixe siècle, deux hommes seulement comprirent que l'infection puerpérale, la « fièvre puerpérale » comme on disait alors, était en réalité une affection contagieuse due *à une inoculation venant du dehors*. Ce sont Olivier Wendell Holmes et Semmelweiss. En 1847, O.-W. Holmes (1809-1894), qui était professeur d'anatomie et qui a laissé des ouvrages en prose et en vers remplis d'humour, lut à Boston devant une société médicale, un travail sur la « contagiosité de la fièvre puerpérale » dans lequel il disait que les femmes en couches ne devaient jamais être visitées par des médecins qui avaient fait une autopsie ou soigné des cas de fièvre puerpérale : que cette maladie est transmissible et qu'elle peut apparaître aussi lorsque le médecin traitant a soigné un malade atteint d'érysipèle : qu'il faut se laver les mains avec une solution d'eau de Javel et changer de vêtements quand on a soigné une malade présentant des accidents de fièvre puerpérale. On peut dire que sauf la démonstration bactériologique qui ne viendra que 30 ans après, tout est parfait dans ce mémoire de Holmes; il suscita cependant, comme il fallait s'y attendre, les plus vives protestations de la part des accoucheurs officiels de son pays et ne fut même pas connu en Europe, à ce qu'il semble.

A peu près en même temps, à Vienne, Semmelweiss (1818-1865) assistant de la première clinique obstétricale de l'hôpital général, remarqua que ce service était décimé par l'infection puerpérale, tandis que la deuxième clinique du même hôpital était beaucoup moins atteinte; il chercha la raison de cette différence, et crut la trouver dans ce fait que la première clinique était fréquentée par des étudiants qui venaient directement des salles d'autopsie ou de dissection, tandis que, à la seconde clinique, le service était assuré par des sages-femmes qui ne disséquaient pas et ne faisaient pas davantage d'autopsies. En 1847, un assistant du professeur d'anatomie-pathologique Rokitansky, de Vienne, mourut des suites d'une piqûre qu'il s'était faite pendant une autopsie; Semmelweiss assista à l'autopsie de ce jeune médecin et remarqua combien les lésions étaient identiques à celles que l'on rencontrait chez les femmes mortes de « fièvre puerpérale ». Dès lors, sa conviction fut bien établie et il obligea tous les étudiants qui fréquentaient son service d'accouchement à se laver très soigneusement les mains avec de l'eau de Javel diluée; la mortalité par infection puerpérale tomba de plus de 15 p. 100 à 3,8 p. 100, puis à 1,27 p. 100, à la suite de l'application de cette simple mesure (1847-1849). Il semble qu'après une expérience aussi concluante, la preuve aurait dû être faite; il n'en fut rien; les professeurs d'obstétrique Scanzani et Carl Braün refusèrent absolument de se laisser convaincre et les magnifiques recherches de Semmelweis n'eurent pas d'écho.

Semmelweis avait donc très bien vu comme Holmes que la fièvre puerpérale était « contagieuse » et qu'on pouvait la prévenir par des mesures hygiéniques; mais il eut, de plus, le grand mérite de comprendre que cette « fièvre » était en réalité une « septicémie par inoculation »; en 1861, il publia à Budapest, ou il était professeur, son célèbre ouvrage sur les causes, la signification et la prophylaxie de l'infection puerpérale. Cependant l'exemple donné par Holmes, en Amérique et Semmelweis, en Autriche-Hongrie, ne fut pas compris à leur époque : les dogmes ne meurent pas si vite.

*
* *

Il serait injuste cependant de ne pas reconnaître les mérites des chirurgiens de la première moitié du xixᵉ siècle et de ne voir à cette époque que l'effrayante mortalité de la chirurgie hospitalière, mortalité dont nous comprenons facilement les causes maintenant (encombrement, pratique des autopsies sans aucun souci de l'hygiène, mauvaise méthode de pansement et transmission de l'infection en série, avec exaltation progressive de la virulence des germes, comme dans une véritable expérience de laboratoire).

Il faut donc citer un certain nombre de noms en France comme à l'étranger. En France, rappelons la belle figure d'honnête homme et de bon chirurgien de Dominique Larrey (1766-1842), le chirurgien de la grande armée ; c'est lui qui créa avec Percy, les *ambulances volantes* qui transportaient rapidement chirurgiens et matériel sur des caissons attelés, et améliora ainsi beaucoup la chirurgie militaire de son temps : c'était un opérateur hardi qui pratiqua souvent des résections articulaires sur les blessés de guerre pour sauver le membre blessé et perfectionna la technique des amputations et des désarticulations (épaule, genou et même hanche) ; Lisfranc (1790-1847), l'ennemi personnel de Dupuytren qu'il appelait « le brigand de l'Hôtel-Dieu », qui régla la désarticulation partielle du pied qui porte son nom et fit le premier l'amputation périnéale du rectum et l'amputation vaginale du col utérin ; Roux (1780-1854), ancien élève de Bichat, successeur de Dupuytren à l'Hôtel-Dieu, l'un des restaurateurs, dans les temps modernes, de la chirurgie plastique ; il fit la première réfection du voile du palais divisé, en 1819 et la première suture du périnée, chez la femme en 1832. Delpech (1777-1832), professeur à Montpellier, qui fut l'un des premiers à pratiquer en France l'orthopédie, sous le nom d' « orthomorphie » (1828) ; il exécuta la section du tendon d'Achille en 1816, par la méthode sous-cutanée, pour éviter « l'entrée de l'air dans la plaie » ; cette chirurgie sous-cutanée eut une grande vogue jusqu'à l'établissement de l'antiseptie ; il est certain qu'à cette époque, elle exposait moins à l'infection que les incisions à ciel ouvert et constituait de ce fait un progrès important. Velpeau (1795-1867), élève de Bretonneau (de Tours), dont le traité d'anatomie chirurgicale (1823) et le traité des maladies du sein (1854) furent longtemps classiques ; Malgaigne (1806-1865), qui fut surtout un remarquable écrivain, historien de la chirurgie et éditeur des œuvres d'Ambroise Paré ; Nélaton (1807-1873), l'excellent clinicien qui décrivit le premier l'exophthalmos pulsatile et l'hématocèle rétro-utérine, et inventa la sonde uréthrale en caoutchouc rouge qui porte son nom ; ses Éléments de pathologie chirurgicale (1844-1859) représentent parfaitement l'état de la science théorique chirurgicale de son temps. Les auteurs du célèbre « Compendium de chirurgie pratique » Bérard, Denonvilliers et Chassaignac : ouvrage où les descriptions classiques d'un grand nombre d'affections, telles les suppurations des membres, sont encore d'une lecture très instructive et n'ont pas vieilli ; Paul Broca (1824-1880, célèbre par ses travaux sur les localisations cérébrales, les anévrismes et sur l'anthropologie, dont il fut en France le véritable créateur. Il resterait bien des noms à citer encore, mais cette énumération serait vite fastidieuse : nommons encore cependant, Leroy d'Etioles, Civiale et Horteloup qui créèrent entre 1822 et 1830 la lithotritie, Sédillot qui fit en 1849 la première opération de gastrostomie, pour nourrir artificiellement un malade atteint de cancer de l'œsophage, Gensoul de Lyon, qui réséqua le premier le maxillaire supérieur en 1826, Lembert qui publia en 1826, un mémoire capital sur le meilleur mode de suture de l'intestin ; par l'adossement séro-séreux soigné, il montra que les sutures intestinales avaient toutes chances d'être solides, tandis que tous les autres procédés essayés jusque-là étaient infidèles ; le nom de Lembert reparaîtra, cinquante ans après, lors du grand développement de la chirurgie viscérale ; Pravaz (de Lyon), qui inventa la seringue à injection hypodermique (1851), instrument appelé à devenir le compagnon indispensable du médecin moderne ; Bonnet (de Lyon), qui donna des descriptions parfaites des abcès froids d'origine osseuse et des affections tuberculeuses du rachis et des grandes articulations.

Chassaignac en 1859, inventa le drainage chirurgical, qu'il réalisait avec des tubes de caoutchouc perforé en plusieurs points de façon à assurer un écoulement continu au dehors des liquides contenus dans la cavité des abcès. Ce fut un progrès considérable ; car les mèches, les « tentes » des vieux chirurgiens drainaient très mal ou même empêchaient l'écoulement des liquides septiques. Nous verrons l'importance très grande que jouera l'usage des drains dans la technique chirurgicale antiseptique et le nom de Chassaignac mérite de vivre toujours du fait de cette belle invention. Son « écraseur linéaire » qui coupait les tissus par écrasement progressif est bien moins remarquable et n'a pas survécu à la révolution antiseptique.

Maisonneuve inventa l'uréthrotome, instrument parfait qui permet de faire avec une grande sécurité l'opération de l'uréthrotomie interne pour couper les rétrécissements de l'urèthre et eut l'idée, qui devait être plus tard si féconde, de réunir entre elles deux anses d'intestin, pour rétablir le cours des matières en cas de rétrécissement de ce conduit. Enfin Ollier (de Lyon), fut un maître en chirurgie clinique et expérimentale ; il créa entièrement la méthode des résections ostéoarticulaires « sous-périostées », qui fut une des acquisitions capitales de la technique chirurgicale au $xix^e$ siècle, en chirurgie des membres.

A l'étranger, citons, sans nous étendre outre mesure, un certain nombre de noms, car il n'est pas dans notre intention d'écrire ici une histoire complète de la chirurgie.

En Angleterre, les deux Bell (John et Charles), Liston (1794-1847), anatomiste consommé, qui professa à Edimbourg et fut un opérateur d'une habileté et d'une hardiesse restées célèbres ; Astley Cooper (1768-1841), qui étudia l'anatomie des hernies, la clinique des fractures du fémur et des maladies du testicule ; il fit aussi des opérations de chirurgie expérimentales sur le chien (ligatures vasculaires, section et suture nerveuses); Syme (1799-1870), qui décrivit l'excellente amputation totale du pied qui porte son nom et fit le premier une opération d'anévrisme de la carotide primitive par ouverture du sac et ligature des deux bouts dans la plaie : Fergusson (1808-1877), qui fut l'avocat ardent de la chirurgie conservatrice des membres et remplaça le plus possible les amputations par les résections : enfin Brodie (1783-1862), qui publia en 1819 son ouvrage classique sur la pathologie et la chirurgie des articulations, où se trouvent décrites pour la première fois les arthropathies hystériques. En Allemagne, les deux Langenbeck l'oncle Conrad (1776-1851) et surtout le neveu Bernard (1810-1887) qui fonda les archives « Archive für Klinische Chirurgie » et la Société allemande de chirurgie ; il eut une grande influence sur le développement de la chirurgie opératoire anatomique en Allemagne et fut le maître de beaucoup de grands chirurgiens modernes, Kocher (de Berne), par exemple; il perfectionna la technique des résections ostéo-articulaires et des opérations plastiques (staphylographie); Von Graefe (1787-1840), Dieffenbach (1792-1847) également très habile en chirurgie réparatrice; Esmarch qui, en 1869, inventa la bande de caoutchouc souple qui permet de réaliser bien mieux l'hémostase préventive des membres que les anciens tourniquets. Simon d'Heildeberg (1824-1876), opérateur très hardi, qui fit la première ablation de la rate en 1857 et d'un rein en 1869. En Russie Pirogoff (1810-1881), fut un anatomiste consommé, écrivit une anatomie topographique excellente et inventa l'amputation ostéoplastique du pied qui porte son nom.

En Amérique, citons Mac Dowell (1771-1830), un élève de John Bell, d'Edimbourg, qui fit avec succès l'ablation totale d'un kyste de l'ovaire en 1809, répéta un certain nombre de fois, avec plusieurs résultats favorables, cette opération hardie, Emmet (né en 1828) qui se spécialisa en chirurgie gynécologique et régla l'amputation du col et la suture du périnée, Battey (1828-1895) qui enleva les ovaires en 1872 pour arrêter les hémorragies dans les fibromes, et surtout Marion Sims (1813-1883), qui créa de toutes pièces l'opération de la fistule vésico-vaginale; grâce à la position de la malade, en décubitus latéral, avec une cuisse repliée, l'autre étendue (position de Sims); grâce à sa valve métallique, transformation heureuse du « gorgeret » des vieux lothomistes, à l'emploi de fils d'argent pour la suture et au cathétérisme répété de la vessie pendant la cicatrisation de la fistule, Sims obtint de nombreux succès dans cette opération qui jusque-là n'avait pour ainsi dire jamais été faite avec des résultats favorables. Sims fit, en 1861, un voyage en Europe, pendant lequel il opéra de nombreuses malades avec plein succès : c'était le type du « spécialiste » qui avait inventé un procédé et il eut naturellement autant d'admirateurs que de détracteurs passionnés.

Mais ce serait tout embrouiller, surtout pour un lecteur non spécialiste, que de vouloir tout dire et citer tous les noms. Concluons plutôt en montrant les défauts et les qualités de la chirurgie pendant la première moitié du XIXᵉ siècle.

L'erreur qui stérilise la plus grande partie des efforts des chirurgiens de ce temps, c'est de croire que le perfectionnement de la chirurgie réside uniquement dans une meilleure connaissance de l'anatomie et l'exécution rapide des opérations; le problème fondamental, celui de l'infection post-opératoire n'est même pas bien compris, sauf par quelques hommes exceptionnels, comme Holmes et Semmelweiss dans le cas, considéré à tort comme particulier, de l'infection puerpérale. Les chirurgiens, anatomistes consommés, opérateurs d'une habileté et d'une rapidité extraordinaires, ne peuvent arriver à comprendre que tous leurs efforts sont rendus stériles et vains par le fait qu'ils transportent avec eux, avec leurs instruments et leurs pansements, un germe de contagion qui sème partout l'infection et la mort. S'ils avaient écouté Holmes et Semmelweiss, s'ils s'étaient soigneusement désinfecté les mains en sortant de l'autopsie ou de la salle de dissection, s'ils avaient observé ces notions de propreté rigoureuse que recommande la simple hygiène dans l'entretien des instruments et la préparation des pansements, ils auraient vu certainement une amélioration considérable de leurs résultats, ce que l'habileté et la rapidité opératoire ne permettaient pas de faire ; mais les habitudes étaient prises et profondément ancrées ; il faudra plusieurs générations pour que les chirur-

giens finissent par bien se pénétrer de cette idée fondamentale que la pratique des autopsies et la manipulation des pièces anatomiques sont incompatibles
avec l'exercice de la chirurgie opératoire et qu'il est
plus important pour être un bon chirurgien d'observer
une propreté rigoureuse que de savoir faire la désarticulation de la hanche en quarante secondes.

Cependant la pathologie chirurgicale s'est constituée ; l'anatomie pathologique et la clinique, le diagnostic ont fait de très grands progrès ; tout ce qui
est lésion « externe », facilement visible et palpable,
toute la chirurgie des membres, de la tête et du cou
des organes superficiels du thorax et de l'abdomen,
tout cela est déjà parfaitement connu, classé, analysé.
et il n'y aura pas grand'chose à y ajouter dans la
suite, au moins au point de vue clinique ; car naturellement la « pathogénie » de toute les lésions
infectieuses qui sont les plus importantes de toutes,
reste complètement obscure et les interprétations
purement dogmatiques. simple reflet des idées médi
cales régnantes. Comme je l'ai déjà dit, pendant que
la science pathologique chirurgicale progresse chaque
jour, la pratique chirurgicale, ce qui est évidemment
l'essentiel, recule ; les opérations sont plus dangereuses qu'elles ne l'ont jamais été et il n'est pas
exagéré de dire que l'ensemble de la chirurgie opératoire est en somme bien inférieure en 1850 à ce qu'elle
était un siècle auparavant, du temps de l'Académie
Royale de Chirurgie.

CHAPITRE IX

# LA RÉVOLUTION CHIRURGICALE AU XIX<sup>e</sup> SIÈCLE
## (1847-1867).

1<sup>er</sup> Acte : **Découverte des anesthésiques généraux (1847)**.
2<sup>e</sup> Acte : **Création de la méthode antiseptique par Lister (1867)**.

---

Au milieu du XIX<sup>e</sup> siècle, en vingt ans exactement, nous allons assister à deux découvertes d'une importance telle que la chirurgie sera non seulement profondément modifiée dans sa technique, ce serait trop peu dire, mais bouleversée de fond en comble et avec elle toutes les sciences médicales.

Ces deux découvertes furent, la première en date, 1847, celle des propriétés anesthésiques de l'éther et du chloroforme, la seconde, 1867, celle de la méthode antiseptique par Lister. Il n'est pas sans intérêt de montrer ce que ces deux découvertes ont de commun et ce en quoi elles diffèrent profondément l'une de l'autre. Ce qu'elles ont de commun, c'est qu'elles sont toutes deux des applications à la chirurgie d'emprunts faits à des sciences étrangères, chimie et biologie; mais une différence radicale les sépare; en effet la première, celle des anesthésiques généraux, est l'effet du hasard pur; c'est en essayant, « pour voir », quel est l'effet sur l'homme de ces substances, l'une anciennement connue déjà, l'éther, l'autre récemment découverte et obtenue à l'état de pureté, le chloroforme, que des hommes ingénieux et hardis ont constaté leurs propriétés anesthésiques et osé s'en servir les premiers ; au contraire, la seconde découverte est le résultat d'une longue réflexion, du raisonnement et de l'application voulue à la pratique chirurgicale des travaux de Pasteur sur les fermentations et les générations dites spontanées : elle est donc bien plus remarquable au point de vue de l'histoire des idées que la première.

Mais l'intérêt et la portée de ces deux découvertes sont si grands qu'il est absolument indispensable d'en donner une histoire quelque peu détaillée.

Depuis la potion de Dioscoride (v. p. 111) et la fameuse éponge soporifique des Salernitains (v. p. 131), dont l'action me semble d'ailleurs très problématique, la chirurgie n'avait jamais renoncé à supprimer la douleur pendant les opérations, mais elle restait cependant bien mal armée à cet effet : l'alcool donné a haute dose et l'opium étaient encore les deux meilleurs moyens dont les chirurgiens disposaient, au début du xixᵉ siècle, pour diminuer l'intensité de la douleur au cours des opérations : c'était bien peu de chose. En 1839, Velpeau ne craignait pas d'écrire dans ses Eléments de médecine opératoire cette phrase solennelle : « Eviter la douleur dans les opérations est une chimère qu'il n'est pas permis de poursuivre aujourd'hui », montrant une fois de plus combien il est vain et même ridicule de se livrer à ce genre de prophéties.

En 1800, le grand chimiste anglais, sir Humphry Davy (1788-1829) découvrit le protoxyde d'azote : il essaya sur lui-même les effets de ce gaz et il reconnut qu'il donnait une courte insensibilisation, suivie d'un réveil très gai, d'où le nom de gaz « hilarant » sous lequel ce gaz fut longtemps désigné dans les cours de chimie. Davy comprit bien l'intérêt pratique de cette propriété du gaz protoxyde d'azote, car il écrit : « Ce gaz pourrait probablement.être utilisé avec avantage pour les opérations de chirurgie où l'on n'aurait pas à redouter une grande perte de sang ». Mais la proposition du grand chimiste n'eut pas d'écho, en Europe du moins; car en Amérique, Horace Wells, dentiste à Hartford (Connecticut) commença à se servir avec succès du protoxyde d'azote pour les opérations dentaires; il fit part de ses essais et de leurs résultats à son collègue Morton : malheureusement, un cas mortel, survenu entre les mains de Wells, lui fit abandonner complètement ce procédé d'anesthésie générale qui retomba dans l'oubli jusqu'à ces temps derniers, où il a repris une certaine faveur.

Sur ces entrefaites, Morton qui n'était jusque-là qu'un simple dentiste, commença ses études de médecine : il eut pour instructeur Jackson, chimiste habile qui lui indiqua les propriétés anesthésiques des vapeurs de l'éther chlorhydrique, substance que les chimistes connaissaient depuis plusieurs siècles : Morton utilisa les vapeurs de cet éther pour plomber une dent (juillet 1844); le résultat fut favorable et Morton continua ses expériences. Il apprit de Jackson que l'éther sulfurique possédait aussi des propriétés anesthésiques : il utilisa les vapeurs de cet éther pour pratiquer une extraction dentaire difficile. Quelque temps après Morton alla rendre visite à J. Collins Warren de Boston qui était alors, avec Bigelow, l'un des chirurgiens les plus réputés des Etats-Unis : Morton proposa à Collins Warren d'endormir un malade qui aurait à subir une opération chirurgicale, sans dire qu'elle était la substance dont il allait se servir. Malgré cela, C. Warren accepta de faire l'essai de ce procédé anesthésique et le 16 octobre 1846, il enleva pendant que Morton endormait le malade, un argiome du cou, assez étendu, mais peu profond. L'opération dura cinq minutes et le succès fut complet; le malade opéré déclara à son réveil, qu'il n'avait rien senti. Le lendemain eut lieu un deuxième essai d'anesthésie générale, pour l'ablation d'un lipome volumineux de l'épaule; il fut également couronné de succès. Le 18 novembre 1846, Bigelow fit paraître dans le « Boston médical and surgical Journal », un article dans lequel il annonçait la découverte des propriétés anesthésiques de l'éther en racontant ce que Collins Warren et lui avaient pu observer et contrôler. Il est certain que la renommée de Warren et de Bigelow comme chirurgien et l'estime générale dont ils jouissaient. contribuèrent beaucoup à répandre rapidement et à faire accepter la découverte de Jackson et de Morton dans le monde entier.

En décembre 1846, Liston en Angleterre fit une amputation de cuisse avec l'anesthésie générale à l'éther et Syme en généralisa l'usage à sa clinique (1847); Pirogoff, en Russie, fut l'un des premiers à l'employer sur le continent; il recourait même volontiers à l' « insufflation rectale » de vapeur d'éther : ce procédé a été redécouvert, il y a une dizaine d'années. Le substantif « anesthésie » et l'adjectif « anesthésique » furent proposés par O.-W. Holmes, de Boston, le spirituel écrivain et professeur d'anatomie, dont nous avons déjà cité plus haut les travaux si remarquables sur la « fièvre puerpérale » et sa prophylaxie. Il y eut ensuite une discussion violente entre Morton et Jackson au sujet de leurs droits réciproques à la priorité de la découverte de l'anesthésie à l'éther; Morton tenait beaucoup du charlatan et il essaya de dissimuler la nature véritable de son anesthésique qu'il appelait « le léthéon » et tenta de le faire patenter sous ce nom; il se décida ensuite à reconnaître ouvertement que ce « léthéon » n'était tout simplement que de l'éther sulfurique.

Le 19 janvier 1847, Sir J. Young Simpson (1811-1870), professeur d'obstétrique à Edimbourg, employa pour la première fois, en Angleterre, l'éther comme anesthésique pendant une intervention obstétricale : à la fin de la même année, le 4 septembre 1847, il substitua à l'éther le chloroforme qui avait été fabriqué à l'état de pureté par le chimiste français Soubeyran en 1831, en distillant de l'alcool avec du chlorure de chaux, et essayé avec succès dès cette époque par Flourens sur des animaux de laboratoire. Simpson fut frappé des avantages du chloroforme sur l'éther au point de vue de la pratique obstétricale et il publia ses résultats.

A partir de l'année 1847, l'usage de l'éther et du chloroforme se répandit rapidement dans le monde entier, non sans que naturellement de vives oppositions ne se soient manifestées de la part d'un certain nombre de chirurgiens en Europe : le contraire serait étonnant. A Paris la première anesthésie à l'éther fut faite le 22 décembre 1846, par Jobert, à l'hôpital Saint-Louis ; le 12 janvier 1847, Malgaigne fit une très importante communication à l'Académie de médecine sur l'anesthésie à l'éther. On se servait alors d'un flacon à deux tubulures muni de deux soupapes et contenant une éponge imbibée d'éther. Le nombre des appareils pour donner l'éther se multiplia tellement qu'à la fin de l'année 1847, le célèbre fabricant d'instruments Charrière en publia 60 modèles différents ! Les physiologistes étudièrent aussitôt la question de l'anesthésie sur les animaux et Flourens et Longet ne tardèrent pas à montrer quel était le mode d'action de l'anesthésique sur les centres nerveux ; anesthésie des hémisphères cérébraux d'abord, puis des centres du mésocéphale et enfin du bulbe, ce qui entraînait certainement la mort, en cas de prolongation excessive de l'anesthésie. Claude Bernard, plus tard, en 1864, montra les avantages que l'on pouvait retirer de la combinaison de l'emploi de la morphine et du chloroforme sur les animaux, procédé

que le chirurgien allemand Nussbaum avait déjà
employé avec succès chez l'homme à peu près à la
même époque. Le chloroforme donna un certain
nombre d'accidents mortels (rapport de Malgaigne
en 1849, rapport de Robert en 1853 à la Société de
chirurgie); des discussions nombreuses eurent lieu à
cette époque sur la valeur comparée du chloroforme
et de l'éther comme anesthésiques. Les chirurgiens
lyonnais restèrent fidèles à l'éther, les chirurgiens
parisiens, en majorité, au chloroforme; mais ce sont
là des questions de détail qui n'ont qu'un intérêt bien
secondaire, car les deux substances sont d'excellents
anesthésiques, à condition que l'on sache s'en servir
et que leur administration soit confiée à des personnes expérimentées.

Voici donc la chirurgie pourvue enfin d'un moyen
efficace de supprimer totalement la douleur pendant
l'acte opératoire. La pratique chirurgicale va être
modifiée déjà d'une façon très heureuse par cette
acquisition capitale, fruit du hasard et des progrès de
la chimie. C'est l'instinct naturel à l'homme (plus
développé chez certains, mais très général cependant)
d'essayer, de faire une tentative, « pour voir », l'instinct des combinaisons nouvelles, qui a fait découvrir
les propriétés anesthésiques de l'éther et du chloroforme; le raisonnement n'eut aucune part dans
cette découverte. Il faut d'ailleurs reconnaître que
c'est le cas habituel pour la plupart des innovations
thérapeutiques les plus heureuses. L'action des
simples et des substances chimiques sur l'organisme
ne pouvait autrefois absolument pas être prévue
avant leur essai expérimental, il n'en est plus tout
à fait de même aujourd'hui que nous commençons à
mieux pénétrer le mécanisme des actions pharmaco-
dynamiques; on sait en effet que la chimie synthé-
tique moderne produit des substances dont le pouvoir
anesthésique, par exemple, peut être prévu avec une

grande probabilité d'après leur constitution chimique ; mais ceci n'est vrai que de quelques hypnotiques ou anesthésiques à action locale ; pour l'anesthésie générale ce sont le chloroforme, l'éther, le chlorure d'éthyle et le gaz protoxyde d'azote qui restent les seules substances vraiment pratiques actuellement connues.

Il est facile de se rende compte des bénéfices considérables que la chirurgie allait retirer immédiatement de la découverte de l'anesthésie générale : possibilité de prolonger l'acte opératoire, de se rendre mieux compte des lésions présentées par les organes malades ; inutilité de la précipitation extrême, de « l'escamotage » des temps opératoires, de la vitesse à tout prix qui étaient autrefois les conditions essentielles de la bonne exécution d'une opération sur un malade, qui même solidement attaché et maintenu, remuait toujours un peu et gênait l'opérateur par ses cris.

L'ouverture de la cavité abdominale et son exploration devenaient réalisables ; on pouvait pratiquer une dissection soignée de l'organe qu'il fallait enlever au lieu d'essayer de l'arracher rapidement plus ou moins brutalement ; il était également possible de réduire les luxations, même chez les adultes vigoureux, sans recourir aux procédés de force ou aux appareils produisant des tractions violentes qu'il avait été jusque-là nécessaire d'employer dans ces cas.

Et cependant, il semble que, comme cela arrive souvent en pareil cas, les chirurgiens de l'époque ne se soient pas rendu compte de suite des avantages considérables de la nouvelle méthode ; celle-ci d'ailleurs, au début, quand on se servait mal des anesthésiques, n'était pas sans présenter quelques risques, il est juste de le reconnaître. Il faudra donc attendre au moins une génération, avant que les profonds changements que l'anesthésie générale devait nécessairement introduire dans l'exécution des opérations, soient devenus vraiment évidents. Pendant longtemps encore les chirurgiens de la vieille école continueront à opérer avec une vitesse extrême, comme s'il s'agissait de malades non endormis. Il importe de remarquer du reste que les résultats des opérations sanglantes ne furent pas sensiblement améliorés à la suite de l'emploi de l'anesthésie générale ; le progrès au début fut en quelque sorte surtout moral : l'opération avait perdu son caractère de brutalité, disons même de sauvagerie ; mais elle restait toujours aussi grave ; elle était en effet exécutée dans les mêmes conditions de malpropreté absolue, par des chirurgiens qui ne craignaient pas de faire des autopsies ou de manipuler des pièces anatomiques avant d'opérer, dans un milieu hospitalier profondément infecté où les pansements consécutifs à l'opération, que l'on considérait alors malheureusement comme devant être renouvelés sans cesse, étaient encore plus dangereux peut-être que l'opération elle-même.

Malgré Holmes et Semmelweis (v. p. 221), les idées théoriques des chirurgiens sur l'infection post-opératoire n'avaient pas fait le moindre progrès : la distinction (d'ailleurs exacte), qui date de cette époque, entre la septicémie « empoisonnement du sang », accompagnée de mort rapide sans lésions d'abcès profonds dans les organes à l'autopsie, et la pyohémie ou « infection purulente », causant une mort plus lente, et déterminant des abcès « métastatiques » dans tout l'organisme, n'éclairait pas le fond même de la question. On considérait toujours les infections à la suite de blessures accidentelles ou des opérations, et aussi l'infection puerpérale, comme des « inflammations » nées au niveau de la blessure ou de la plaie opératoire, sans qu'on pût expliquer autrement que par des mots, tels qu' « irritation locale », quelle pouvait bien être la cause de ces « inflammations suppuratives ». Certains auteurs avaient bien parlé de virus, de poisons qui intoxiquaient l'organisme ; mais tout cela était vague, non démontré expérimentalement et par conséquent sans portée. La notion essentielle de la « contagion », du transport de l'infection d'un malade à un blessé, ou d'une autopsie à un pansement, contagion médiate, due au chirurgien lui-même, à ses instruments et à ses pansements, était complètement méconnue, malgré la démonstration en quelque manière expérimentale que Semmelweiss en avait donnée et qui aurait dû être convaincante. Il fallait encore attendre au moins vingt ans pour que Lister, interprétant Pasteur, démontrât définitivement la vérité (1867).

*
* *

Cependant il est juste de faire remarquer que pendant l'intervalle qui nous sépare encore de la période « antiseptique » proprement dite, entre 1850 et 1875 environ, il y eut un certain nombre de chirurgiens qui arrivèrent à améliorer beaucoup le pronostic de certaines grandes opérations abdominales et à pratiquer avec succès l'ablation des kystes de l'ovaire, par exemple, ce qui était alors la plus grande opération abdominale que l'on put faire. Ces hommes furent, en France, Kœberlé et Péan ; en Angleterre, Spencer Wells, Baker Brown et Lawson Tait. Il n'est pas sans intérêt de rechercher quelles pouvaient être les causes des fréquents succès de ces chirurgiens, opposés aux insuccès constants des autres.

Nous avons déjà vu qu'un chirurgien américain, Mac Dowell, avait fait plusieurs fois avec des résultats heureux, l'ablation des kystes de l'ovaire, dès le début du xixᵉ siècle (v. p. 227). En Europe, quelques essais dans le même sens, avaient été tentés, mais bien vite, devant les insuccès répétés, les chirurgiens avaient complètement renoncé à pratiquer cette opération; de graves académiciens n'avaient pas craint de déclarer criminelles ces tentatives et leur autorité avait arrêté momentanément tout progrès.

Cependant Kœberlé et Péan en France, Spencer Wells, Baker Brown et Keith en Angleterre, ne tenant aucun compte de ces anathèmes lancés de haut, réussirent un certain nombre d'opérations de kystes de l'ovaire : Spencer Wells, en 1858 à Londres, Keith à Edimbourg (1862), Kœberlé à Strasbourg en 1862, Péan à Paris en 1864. Continuant à perfectionner leur technique ces opérateurs hardis purent publier de belles « séries » d'opérations réussies avec une mortalité faible pour l'époque. Kœberlé même enleva le premier un volumineux fibrome utérin, par opération abdominale en 1863; un peu plus tard, à Birmingham, Lawson Tait, à partir de 1871, commença lui aussi à faire des grandes opérations abdominales avec des succès presque constants. Et pourtant aucun de ces chirurgiens n'employait alors la méthode antiseptique, les premiers, parce qu'à leur époque cette méthode n'existait pas encore, Lawson Tait parce qu'il ne l'a jamais utilisée, prétendant que c'était une complication inutile.

Quelles étaient donc les raisons des heureux résultats répétés de ces novateurs en chirurgie abdominale ? Tout d'abord ils avaient à leur disposition l'anesthésie générale, ce qui est une condition essentielle pour réussir en ces sortes d'opérations ; on ne conçoit pas en effet qu'il soit possible de faire fréquemment, avec succès, des interventions qui peuvent présenter des aléas aussi sérieux (adhérences, hémorragies, poussée abdominale chassant l'intestin au dehors) sans une anesthésie complète de la malade ; mais ce premier facteur, tout nécessaire qu'il soit, n'est pas cependant le principal. Tous ces chirurgiens opéraient en dehors du milieu hospitalier; ceci est infiniment plus important, à cette époque : Spencer Wells, ex-chirurgien de la marine anglaise, opérait à Londres dans une petite clinique privée et Kœberlé opérait également dans une clinique privée, l'établissement Sainte-Barbe, à Strasbourg. Ces opérateurs se trouvaient ainsi placés, eux et leurs malades, en dehors de la terrible infection contagieuse des milieux hospitaliers de l'époque. De plus il est bien évident que ces chirurgiens étaient tous des opérateurs extrêmement habiles, rapides et très adroits, opérant sans mettre les doigts dans la plaie, agissant le plus possible à bout d'instrument ; leur technique était simple : courte incision de la paroi, ponction du kyste, pédicule maintenu à l'extérieur, ce qui empêchait les accidents de péritonite, ou bien drainage de la cavité abdominale, que Kœberlé recommandait beaucoup et auquel il attribuait ses succès dans les cas difficiles ; plus tard, quand on fit bouillir les fils de suture, on n'hésita pas à rentrer le pédicule dans l'abdomen et Baker Brown et Keith furent à ce point de vue des novateurs très heureux. Tous ces opérateurs étaient très propres sur eux et faisaient un large usage d'eau bouillie et de savon ; Kœberlé nettoyait lui-même ses instruments avec le plus grand soin : Lawson Tait, qui fut toujours un ennemi déclaré de l'antiseptie listérienne, faisait en réalité de « l'aseptie stricte », sans s'en douter : tous ses fils et ses éponges étaient soigneusement bouillis ; il ne se servait que de savon et d'eau bouillie et évitait ainsi avec beaucoup de certitude déjà l'infection exogène. De plus ces chirurgiens ne pratiquaient pas d'autopsies, ne se souillaient pas les mains par la manipulation constante des pièces anatomiques et des plaies infectées comme le faisaient quotidiennement, à cette époque, tous leurs collègues des hôpitaux, qui étaient tous plus ou moins professeurs d'anatomie chirurgicale et de médecine opératoire sur le cadavre.

C'est donc la propreté rigoureuse du chirurgien et la technique opératoire progressivement perfectionnée qui, jointes au progrès capital de l'anesthésie générale, permettaient à ces hardis novateurs d'exécuter avec un succès fréquent des opérations qui donnaient dans les hôpitaux souillés une mortalité telle qu'on avait absolument renoncé à les pratiquer.

Velpeau, qui décidément n'avait pas de chance dans ses prophéties, avait dit à l'Académie : « L'extirpation des ovaires est une opération affreuse qui doit être proscrite, quand même les guérisons annoncées seraient réelles et les injections irritantes iodées sont le seul traitement à employer dans ces cas ».

Mais il faut signaler aussi le très grand perfectionnement dans l'instrumentation qui se produisit à ce moment et qui fut l'œuvre de Kœberlé et de Péan. *C'est l'invention de la pince hémostatique*, cet instrument qui paraît aujourd'hui si indispensable au chirurgien qu'on se demande comment on pouvait bien s'en passer autrefois.

Jusqu'à cette époque, quand le chirurgien voulait arrêter le sang au cours d'une opération, il ne disposait que de la compression digitale des vaisseaux divisés, puis de leur ligature après les avoir saisis avec une pince, dite à verrou : cette pince n'était pas d'un maniement aisé ni commode ; elle ne permettait qu'une hémostase lente et en somme difficile. Kœberlé eut l'idée de remplacer cette pince à verrou par une pince à arrêt qui existait, depuis 1859, dans le catalogue de Charrière et qui servait surtout de pince à pansement : Kœberlé modifia la pince d'une façon très heureuse en renforçant l'arrêt de la pince par un clou qui pénétrait dans les trous d'une branche métallique horizontale (1864). Péan fit faire par Guéride, en 1868, une pince identique dans son principe, mais plus commode encore en ce que l'arrêt des deux branches était produit par deux crans, faciles à manœuvrer et surtout il multiplia les modèles de ces pinces, pince en T, en cœur, etc., qui permettaient de les appliquer mieux et plus souvent.

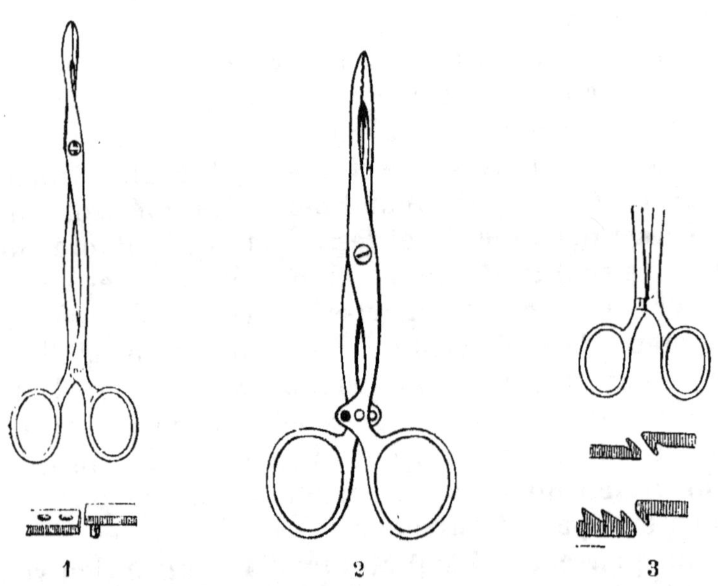



Fig. 38 à 40.

1. Pince à pansement de Charrière (1859) pourvue d'une tige d'arrêt.
2. Pince hémostatique de Kœberlé (1864), dérivant directement de la précédente.
3. Arrêt à cran de la pince hémostatique de Péan (1868).

Armé de ses pinces hémostatiques, le chirurgien pouvait désormais arrêter beaucoup mieux et beaucoup plus vite le sang au cours d'une opération en pratiquant la « forcipressure » (c'est-à-dire l'écrasement momentané du vaisseau divisé); on pouvait pincer en masse un gros pédicule vasculaire et le couper en laissant la pince en place : celle-ci écrasait les vaisseaux et en la retirant au bout de 48 heures on n'avait même pas besoin de faire de ligature, ce qui était à cette époque un avantage certain dans de nombreux cas ; en effet les fils de soie ou de lin non stérilisés que l'on employait alors, étaient bien souvent la source de graves inconvénients quand on les laissait dans la plaie (hémorragies secondaires). C'est grâce à cette « forcipressure » avec pinces laissées à demeure que Péan put créer de toute pièce l'opération de l'hystérectomie vaginale, opération hardie et ingénieuse qui rendit, en son temps, de très grands services.

La généralisation du drainage, avec des tubes de caoutchouc, que Chassaigne avait inventé en 1859 (v. p. 225) était aussi une acquisition technique très heureuse et nous avons vu que Kœberlé se servait régulièrement d'un tube de caoutchouc ou d'un long tube de verre, dans les cas où il avait opéré un kyste de l'ovaire adhérent et qu'il craignait qu'il ne restât du liquide séro-sanglant dans le péritoine.

Malgré cette modification essentielle de l'arsena chirurgical que réalisait la découverte de la « forci-pressure », malgré l'anesthésie générale, et bien que la preuve que l'on pouvait réussir fréquemment de grandes opérations comme l'ablation des kystes de l'ovaire, eut été donnée par les chirurgiens que j'ai cités plus haut, la chirurgie opératoire, restait cependant encore très meurtrière en général, parce que le déterminisme exact des causes de succès ou d'échec demeurait tout à fait inexpliqué. Par exemple on attribuait au fait qu'ils opéraient dans une pièce isolée, presque en dehors de la ville, les succès de certains ovariotomistes ; Nélaton avait essayé d'imiter cette circonstance spéciale qui lui paraissait jouer un rôle très important dans le résultat favorable de l'opé-ration, en allant opérer dans une petite maison de campagne, aux environs de Paris, des malades atteintes de kyste de l'ovaire : les malades étaient mortes comme les autres. En somme, ce n'était pas là du raisonnement scientifique, mais de l'impressionnisme individuel, de l'empirisme pur. On s'attachait à un seul facteur qui n'était pas sans importance évidemment, mais qui tout de même était loin de jouer le rôle essentiel dans le succès de l'opération ; aussi la grande majorité des « ovariotomies » échouaient-elles et seules quelques favorisés réussissaient, sans qu'on pût en donner d'explication vraiment satisfaisante.

Aujourd'hui il nous est bien facile de comprendre les succès des premiers ovariotomistes, parce que nous savons quelle est la cause principale de mortalité à la suite des opérations abdominales et que cette cause c'est l'infection du péritoine par des mains souillées, par des instruments et ces objets de pansement malpropres. Spencer Vells, Kœberlé, Lawson Tait, faisaient avec leur savon et leur eau bouillie de l'asepsie, sans le savoir ; ils étaient « spécialistes » et se consacraient à cette chirurgie elle-même « aseptique » et ne se salissaient pas constamment les mains par le contact avec le cadavre et le pus de pansements. Mais à cette époque. on ne pouvait comprendre encore que ces facteurs étaient la cause principale de leurs heureux résultats opératoires.

Aussi, malgré les progrès déjà très notables, accomplis depuis quinze ou vingt ans, l'essentiel restait à faire quand Lister parut et créa la « méthode antiseptique » en 1867.

***

Pour bien comprendre la série de raisonnements qui amenèrent Lister à découvrir l'antisepsie, il est nécessaire de bien mettre en lumière un certain nombre d'événements scientifiques très importants qui se produisirent au milieu du xixe siècle.

Depuis que Leeuwenhœk (v. p. 152) au xviiie siècle avait découvert, grâce à ses excellents microscopes, les protozoaires dans les infusions de foin et les

« vibrions » qui y pullulent rapidement, depuis la controverse célèbre entre Needham et Spallanzani la question de la génération spontanée était toujours restée non résolue aux yeux de la plupart des biologistes, malgré les expériences, si probantes pourtant, de Spallanzani (v. p. 186).

En 1837, le rôle joué par les êtres microscopiques dans les fermentations, devint une question d'actualité, après que Cagnard-Latour et Schwann eurent montré simultanément que la fermentation alcoolique des jus sucrés, semblait bien être due à un agent figuré qne l'on retrouvait constamment dans la levure de bière. Schwann fit même à ce sujet quelques expériences remarquables : il montra par exemple que si on chauffe le jus sucré et aussi l'air extérieur du flacon la fermentation ne se produit pas. Ces recherches n'avaient pas attiré l'attention du public médical, mais heureusement avaient beaucoup retenu celle des chimistes et des naturalistes.

C'est à ce moment qu'intervient Pasteur (1822-1895); il ne m'est pas possible de retracer ici l'œuvre magnifique de Pasteur. R. Vallery-Radot l'a fait d'une façon parfaite dans sa « Vie de Pasteur » et son livre devrait être lu par tous les gens cultivés de notre temps. Je me contenterai de rappeler sommairement ce qui intéresse directement notre sujet. On sait comment Pasteur, ancien normalien et chimiste de profession, qui avait déjà fait en chimie des découvertes capitales sur la dissymétrie moléculaire, sur les acides tartriques droit et gauche, sur l'acide racémique (combinaison du droit et du gauche), et sur l'acide inactif et sur leur production par des ferments, arriva à s'intéresser ensuite à la question des fermentations lactique et alcoolique; il publia en 1857, un mémoire sur la fermentation alcoolique qui fit époque et continua ses recherches sur les fermentations pendant les années suivantes (1858-1859). C'est à ce moment que Pouchet, naturaliste de Rouen (fin 1858) adressa à l'Académie des sciences une « note sur les protoorganismes végétaux et animaux nés *spontané- ment* dans l'air artificiel et dans le gaz oxygène ». Pouchet déclarait qu'il pouvait faire naître « des animalcules et des plantes dans un milieu absolument privé d'air atmosphérique et dans lequel par consé- quent, celui-ci n'avait pu apporter aucun germe d'êtres organisés ». Pendant quatre ans, la lutte entre Pasteur et Pouchet fut âpre et tenace : elle sortit malheureusement souvent du terrain stricte- ment scientifique où elle aurait dû rester, par la faute de quelques esprits non scientifiques, comme il y en a toujours, qui venaient mêler à la discussion de faits qui ne relèvent que de la science expérimentale des questions de foi ou de croyance métaphysique. Pasteur, dès 1860, écrivait : « gaz, fluide, électricité, magnétisme, ozone, choses connues ou choses occultes, il n'y a quoi que ce soit dans l'air, *hormis les germes qu'il charrie*, qui soit une condition de vie ». Par des expériences, sans cesse multipliées et variées qui durèrent plus de quatre ans, Pasteur triompha complè- tement et montra que dans les conditions expérimen- tales strictes où il se plaçait la génération spontanée était une erreur de fait incontestable. Il arrivait, en somme, avec des expériences bien plus nombreuses et plus rigoureuses, à la conclusion de Spallanzani (v. p. 187). Pasteur étudia ensuite la maladie des vers à soie (1865); les maladies du vin et la fermen- tation acétique (1864 et 1867). Confirmant de plus en plus l'importance des organismes microscopiques, soit dans la transmission d'une maladie, soit dans la fermentation secondaire des liquides sucrés, ces tra- vaux de Pasteur avaient provoqué de tous côtés une vive émotion dans les milieux médicaux ; le rôle des infiniment petits aurait dû, dès lors, apparaître à des esprits non prévenus, comme étant des plus importants dans la détermination des maladies. Déjà au xvii<sup>e</sup> siècle le physicien Robert Boyle disait que « celui qui pourrait comprendre complètement la nature des fermentations expliquerait mieux que quiconque les phénomènes morbides » ; l'idée du virus-ferment, cause de maladie, avait été soutenue aussi de différents côtés, mais sans précision scientifique suffisante. Seuls, deux hommes doivent être cités, comme ayant été des précurseurs géniaux dans ce domaine, se sont Villemin et Davaine. Villemin, médecin militaire du Val-de-Grâce, montra expérimentalement, vers 1865, que la tuberculose peut être inoculée au cobaye sain ; par exemple, quand on donne comme litière à de jeunes cobayes, de l'ouate où l'on a fait dessécher des crachats de tuberculeux, on obtient constamment la tuberculisation de ces animaux ; cette expérience capitale ne fut pas comprise à cette époque ; Villemin fut honni et considéré comme un visionnaire par les éloquents partisans et défenseurs des « diathèses ». Il fallut attendre la découverte du bacille de Koch en 1882, pour convaincre les plus incrédules.

Davaine (1812-1882) fut un savant admirable, dont la haute valeur n'est pas toujours suffisamment mise en évidence : élève du grand médecin Rayer, qui avait été aussi le maître de Claude Bernard, Davaine découvrit en 1850, un « infusoire » allongé (c'était la future bactéridie charbonneuse) dans le sang des animaux atteints du charbon ; il reprit ses recherches en 1863 et 1864, et conclut que « la bactéridie se retrouve constamment dans le sang des animaux atteints de charbon et dans la pustule maligne charbonneuse chez l'homme ». Pour Davaine, les « bactéridies » jouaient un rôle capital dans la transmission des maladies charbonneuses soit entre les animaux, soit de l'animal à l'homme ; il le prouvait par l'expérience : le sang frais, d'un animal charbonneux, inoculé à des cobayes, rats et souris, transmettait la maladie charbonneuse ; si le sang de l'animal malade ne contenait pas encore de bactéridies, l'inoculation de ce sang restait négative (1864). La preuve expérimentale était donc complète ; il ne manquait que la culture pure, qui sera faite plus tard par Pasteur (1876). Dans un travail excellent publié en 1866, à l'Académie des sciences, Davaine montra également le rôle essentiel que jouaient certains parasites de l'ordre des levures « mucor mucedo et penicillium glaucum » dans la pourriture des fruits : « la pourriture des fruits, disait-il, est produite par le développement d'un champignon, bien loin qu'elle soit la cause du développement de ces végétaux, comme on le croit généralement. La pourriture est contagieuse par le mycélium qui existe dans toute la partie atteinte et par les spores qui se produisent à sa surface. Les dimensions des tubes mycéliens et des spores nous permettent de suivre pas à pas l'envahissement du fruit par cette contagion ». L'importance de ce précieux mémoire de Davaine ne semble pas avoir été remarquée à l'époque.

Dans l'article « bactérie » du dictionnaire Dechambre paru en 1866, Davaine résumait toutes les connaissances acquises à ce moment sur ces micro-organismes et montrait avec une grande prudence scientifique, mais aussi avec une très grande netteté, le rôle que pouvaient jouer les « bactéries » dans un certain nombre de maladies de l'homme et des animaux.

Voilà donc où en sont les choses au point de vue scientifique pur en 1867. Ces questions si intéressantes de la génération spontanée, de la présence des germes dans les poussières de l'air ont été discutées en France et en Angleterre ; elles ont de tous côtés éveillé l'attention des naturalistes ; le grand physicien Tyndall a immédiatement compris la portée des expériences de Pasteur : l'étude des poussières de l'air retient son attention et il montre en 1868 que les particules très fines qui dansent dans le rayon de lumière qui traverse une chambre noire sont d'origine organique et que l'on peut les détruire en faisant préalablement passer l'air dans la flamme d'une lampe à alcool. L'heure était venue où une application pratique de ces découvertes allait pouvoir être tentée par un homme de génie, celui-ci fut le chirurgien anglais Lister.

Lister (1827-1912), était né à Upton (Essex); fils d'un homme remarquable qui s'intéressait beaucoup à l'optique et construisit des objectifs achromatiques excellents pour l'époque, il prit ses grades en médecine à Londres en 1852, et fit alors quelques recherches d'histologie, sur les fibres musculaires striées; il s'intéressait à tout ce qui concernait l'histoire naturelle et la micrographie. En 1854 il alla à Édimbourg où il devint l'assistant, puis le gendre du célèbre chirurgien Syme; il fut nommé ensuite professeur de chirurgie à Glasgow en 1860. C'est là qu'il eut l'idée de la méthode antiseptique et qu'il commença à l'appliquer. En 1869 il revint à Édimbourg où il succéda à Syme et en 1877, il fut nommé professeur au Kings College à Londres. Les travaux écrits de Lister sont très peu nombreux; ils tiennent en un mince volume; mais ils sont si substantiels et si riches d'idées de faits qu'on peut, comme ceux de Davaine et de Pasteur, les considérer comme des modèles. Le premier en date qui a sept ou huit pages parut en 1867 dans « The Lancet »; il est intitulé « Nouveau traitement des fractures ouvertes et des abcès; observations sur les causes de la suppuration ». C'est un monument capital dans l'histoire de la chirurgie. J'en extrais les citations suivantes qui en montreront la haute valeur. « Les conséquences si souvent désastreuses des fractures compliquées de plaies, le contraste si vif qu'elles forment avec l'innocuité des fractures simples qui ne menacent ni la vie ni le membre intéressé, voilà un des faits les plus frappants et les plus tristes de la pratique chirurgicale. Si nous recherchons comment il peut se faire qu'une plaie extérieure communiquant avec le foyer de la fracture puisse amener des suites aussi graves, nous sommes forcés d'attribuer cela à la décomposition, *par influence atmosphérique*, du sang épanché en quantité plus ou moins grande, autour des fragments et dans les interstices des tissus, sang qui perd par la *putréfaction* son caractère indifférent et assume des propriétés âcres et irritantes, occasionnant ainsi des troubles locaux et généraux. »

« Si nous envisageons maintenant la question de savoir comment l'atmosphère amène la décomposition des substances organiques, *nous trouvons que les expériences de Pasteur ont jeté des flots de lumière sur ce sujet important*. Le chimiste français a démontré à l'évidence que l'air ne tient cette propriété ni de l'oxygène, ni d'aucun de ses éléments gazeux, mais de particules très minimes et flottantes qui sont les germes de différents êtres inférieurs découverts depuis longtemps par le microscope, mais qu'on avait simplement regardés comme les compagnons accidentels de la putréfaction. Pasteur a montré qu'ils sont la cause essentielle de ce processus et qu'ils réduisent des substances organiques complexes en des composés chimiques plus simples, tout à fait comme la levure décompose le sucre en alcool et en acide carbonique. »

« En 1864, je fus très frappé par la lecture d'un rapport contenant les effets remarquables de l'acide phénique sur les eaux d'égout; l'adjonction d'une très petite quantité d'acide phénique à ces eaux enlevait au terrain d'irrigation toute odeur fétide et même détruisait les entozoaires qui infectaient d'or-

dinaire les bestiaux nourris dans ces pâturages ».
Lister raconte ensuite comment il employa dans plusieurs cas de fracture de jambe compliquée de plaie,
l'acide phénique en solution aqueuse très concentrée,
en appliquant sur la plaie un morceau de lint (sorte
de tissu de charpie en coton, dont une des faces est
lisse et l'autre villeuse), trempée préalablement dans
la solution phéniquée. Ce pansement était fréquemment renouvelé ; il avait l'inconvénient d'irriter la
peau : Lister lui substitua l'huile phéniquée au
dixième ou au vingtième ; il recouvrait primitivement
le pansement phéniqué de taffetas imperméable : il
essaya ensuite des plaques de plomb pour recouvrir
le pansement. Lister décrit minutieusement la formation de la croûte, protectrice de la plaie sous le pansement phéniqué, puis la cicatrisation sous cette
croûte et tout dans ce mémoire est remarquable par
l'exactitude des descriptions et la rigueur du raisonnement basé sur l'expérience.

Ce premier mémoire de Lister n'attira pas beaucoup l'attention, malgré les succès obtenus dans des
cas de fracture compliquée si graves qu'ils auraient
dû régulièrement à l'époque se terminer par la mort
ou l'amputation. Le 9 août de la même année (1867)
à la séance annuelle de l'Association médicale britannique, Lister lut un travail sur le « principe antiseptique » dans la pratique chirurgicale ; dès le début
du mémoire il revient sur les expériences de Pasteur,
sur l'idée qu'il a eue, en appliquant ses résultats expérimentaux à l'infection des plaies accidentelles, d'employer l'acide phénique au traitement des fractures
compliquées ; il insiste sur la protection des environs de la plaie, avec une sorte de mastic, composé
de craie ordinaire, d'acide phénique et d'huile de
lin. Il rapporte de nouveaux cas extrêmement démons-
tratifs de la valeur de la méthode ; entre autres celui
d'un garçon de 13 ans qui avait eu le bras pris dans

un engrenage et présentait une fracture avec vaste plaie : grâce à l'application de la désinfection phéniquée immédiate et des pansements antiseptiques consécutifs, ce garçon qu'une désarticulation de l'épaule paraissait seule pouvoir empêcher de succomber, guérit très bien. Mais Lister annonce dans cette communication capitale, plus importante que son premier mémoire pour l'avenir de la chirurgie, qu'il a commencé à appliquer l'antisepsie phéniquée à la *chirurgie opératoire*. Il utilise l'eau phéniquée au vingtième ; d'après Lister « cette solution employée pendant l'opération suffit pour détruire sûrement les germes septiques », qui peuvent tomber dans une plaie au cours de l'opération ; il rapporte une observation de hernie étranglée avec résection épiploïque étendue et une amputation de jambe qui ont guéri sans suppuration (chose absolument inouïe à l'époque) ; enfin il annonce que depuis les neuf mois qu'il emploie la méthode antiseptique dans son service, il n'a pas *observé un seul cas* de pyohémie, de gangrène d'hôpital ou d'érysipèle ; il termine en disant « la cause d'un changement si considérable paraissant peu douteuse, il serait difficile d'exagérer l'importance de ce fait ». Le 2 mai 1868, à la Société médico-chirurgicale de Glascow, Lister prononce de nouveau un discours sur le « système de traitement antiseptique en chirurgie ». On y trouve dès le début cette phrase si importante et qui fut alors si peu comprise : « Quand je dis « système de traitement antiseptique », je veux parler *de l'emploi méthodique d'une substance antiseptique*, dirigé de façon à empêcher la putréfaction d'envahir la partie intéressée et j'en distingue le *simple usage* d'un agent *désinfectant* comme agent de pansement ». Il montre que cette dernière pratique a été employée déjà de côté et d'autre, mais non d'une façon systématique et que c'est justement ce système qui fait l'importance et la valeur de la méthode antiseptique que lui Lister a proposée aux chirurgiens l'année précédente (1867) et qu'il étudie expérimentalement depuis plus de deux ans dans son service de Glasgow. Il cite des cas où le chlorure de zinc en solution au dixième, proposé à cette époque par C. de Morgan, peut donner aussi de très bons résultats dans le traitement de certaines lésions (fractures graves et résection du maxillaire). Plus loin Lister revient sur la question des germes de l'air et dit : « La méthode antiseptique est basée sur la théorie pastorienne des germes de putréfaction contenus dans l'air : *et je puis affirmer que celui qui ne croit pas à la vérité de cette théorie, ne peut réussir dans le traitement qui en découle* ». Il cite à ce propos les expériences que Pasteur venait de publier sur les ballons à col coudé en plusieurs endroits, de façon à empêcher les poussières de l'air d'y entrer et qui restent stériles bien qu'en communication avec l'extérieur ; il a répété lui-même ces expériences, avec des flacons contenant de l'urine et il a vu que celle-ci ne se troublait pas dans ces conditions expérimentales spéciales. Ces faits, aux yeux de Lister contribuent à prouver d'une façon éclatante que la « poussière aérienne est la cause essentielle du développement des organismes inférieurs et des changements putrides d'un tel liquide ». Lister ajoute qu'il avait déjà pensé que l'étude clinique des fractures de côtes fermées avec pneumothorax et emphysème sous-cutané, pouvait aussi servir à démontrer le rôle des germes dans l'infection des tissus : en effet l'absence de germes dans ces cas est due à ce que l'air était filtré par le poumon, avant d'entrer dans la plèvre ; c'était là l'explication la plus simple de la bénignité habituelle de l'évolution et de l'innocuité des pneumothorax par fracture de côte fermée. On retrouve ici chez Lister cette puissance dans l'induction, qui est la caractéristique du génie dans les sciences expérimentales.

Lister rapporte ensuite une expérience de ligature antiseptique chez le cheval faite avec de la soie qui avait séjourné longtemps dans de l'eau phéniquée. L'artère liée était la carotide : il n'y eut pas de suppuration et l'animal fut sacrifié au bout de quarante jours : à l'autopsie, on vit qu'il n'y avait aucune suppuration profonde, aucune fongosité : tout était cicatrisé : bien qu'il y ait eu une artère collatérale naissant près du lieu de la ligature, il n'y avait pas eu d'hémorragie secondaire, contrairement à ce que tous les chirurgiens avaient cru et enseigné jusque-là. Lister fit, peu après, une ligature de l'artère iliaque externe pour anévrisme chez une femme, par le même procédé de la ligature antiseptique : la malade guérit très bien, toléra son fil de ligature et Lister en conclut que le « succès de ces ligatures dépend de ce fait que du tissu mortifié est exempt de propriétés irritantes, s'il est préservé de la décomposition ». De même, enhardi par le succès qu'il a déjà obtenu, Lister osa en avril 1867, faire une ostéotomie du tibia pour fracture vicieusement consolidée ; pendant toute l'opération, la plaie et les instruments avaient été arrosés avec de l'huile phéniquée forte : le blessé guérit très bien et Lister dit que s'il n'avait pas eu la confiance qu'il avait déjà à cette époque, dans la méthode antiseptique, il n'aurait jamais osé tenter une opération aussi grave et aussi hardie.

Le 8 novembre 1869 Lister prononça à l'Université de Glasgow son discours d'ouverture où il revint à nouveau sur le principe essentiel de la chirurgie antiseptique ; en janvier 1870, il publia une importante statistique de ses amputations faites à Glasgow : avant l'application de la méthode antiseptique, la mortalité avait été de 16 pour 35, soit presque 50 p. 100, chiffre qui peut nous paraître actuellement

formidable, mais qui était pour l'époque, une très
honnête moyenne ; depuis l'application de la méthode
antiseptique, la mortalité dans ces cas est tombée à
6 sur 40, soit environ 15 p. 100 ; du reste sur ces
6 morts, il n'y avait eu qu'une seule fois infection
purulente ; tous les autres malades avaient succombé
à la gravité de leur affection, très rapidement après
l'opération. En 1870 également, il montra par de
nouveaux exemples de fractures articulaires ouvertes
(fracture du cou-de-pied ouverte avec luxation du
pied, fracture de l'olécrâne ouverte) combien la
méthode antiseptique appliquée à ces cas pouvait en
rendre les suites simples. En janvier 1871, nous trouvons pour la première fois mention du « Spray » ou
pulvérisation phéniquée ; avec le pulvérisateur de
Richardson on envoyait un nuage de vapeur d'eau
phéniquée pendant toute l'opération sur la région où
l'on opérait. La peau du malade et tous les instruments étaient soigneusement désinfectés avec de
l'eau phéniquée forte à 5 p. 100. Enfin à la réunion
de l'Association britannique en août 1871, Lister fit
un discours sur la chirurgie dans lequel il donne une
description complète de la méthode antiseptique telle
qu'il la pratiquait alors et qui restera sauf légères
modifications ultérieures, la « méthode Listérienne »
pure. Il rappelle au début les expériences fondamentales de Pasteur et celles de Tyndall qui sont la base
scientifique de sa méthode technique : il décrit
ensuite le « Spray » ou pulvérisation phéniquée pendant l'opération, et recommande l'emploi de la gaze
antiseptique (tissu de coton à mailles peu serrées
dont les fils sont imprégnés d'acide phénique), celui
du catgut « phéniqué » qu'il vient d'inventer pour
faire les ligatures vasculaires ; c'était là un progrès
considérable, car ce catgut ou corde à boyau (et qui
est en réalité fabriqué avec la paroi musculaire de
l'intestin du « mouton » malgré son nom) se résor-

bera dans les tissus sans laisser, comme la soie, un corps étranger toujours susceptible de s'éliminer ultérieurement. L'usage du drainage avec un tube en caoutchouc (pratique de Chassaignac), mais bien désinfecté par l'acide phénique, et tous les autres détails essentiels de la méthode antiseptique sont minutieusement rapportés, ainsi que de nouveaux succès obtenus dans des opérations importantes (ouverture d'articulation, chirurgie osseuse, fracture compliquée, cure radicale des hernies, etc.); telle était déjà la chirurgie antiseptique au milieu de l'année 1871, quatre ans après la première publication de Lister et cinq ans environ après les premiers essais expérimentaux de ce créateur.

Ainsi la chirurgie, grâce au génie de Lister, avait su transporter immédiatement sur le terrain expérimental qui est essentiellement le sien, les questions en apparence d'ordre surtout « spéculatif » que Davaine et Pasteur venaient d'éclairer d'une lumière si vive et si brillante que la plupart des contemporains en furent éblouis et ne purent rien voir. L'évidence décisive des résultats obtenus par la méthode antiseptique de Lister n'aurait cependant pas dû permettre la discussion; voir disparaître complètement d'un service d'hôpital où jusque-là elles étaient courantes, des infections comme l'érysipèle, la pourriture d'hôpital, la pyohémie, voir la mortalité des amputations s'abaisser en quelques mois de 50 p. 100 à moins de 15 p. 100, il y avait là de quoi, semble-t-il, entraîner la conviction des plus récalcitrants; on sait qu'il n'en fut rien; des objections ridicules et sans portée, des résistances inexplicables de la part d'hommes de par ailleurs fort remarquables, ou bien des caricatures d'imitation, voilà ce que va rencontrer devant elle la chirurgie antiseptique pendant les premières années. Mais comme dit si bien Gœthe, « ceux qui s'opposent à une idée juste ne font que frapper sur le feu : les étincelles volent de tous côtés et vont allumer l'incendie là où elles n'auraient pas pu atteindre ». En France, un seul chirurgien comprendra de suite l'importance capitale de la découverte de Lister, et ce sera son éternel honneur, ce fut Just-Lucas Championnière : il alla à Glasgow en 1869; il fut immédiatement convaincu ; il n'attendit plus que l'occasion d'essayer la méthode. En 1874, lors d'un remplacement que fit Championnière à l'hôpital Lariboisière dans un service pourtant bien infecté, ses succès furent si décisifs que, dès lors, la vérité était trop éclatante pour ne pas convaincre complètement au moins tous ceux qui n'avaient pas d'œillères : la cause de la chirurgie antiseptique fut gagnée en France.

En Allemagne, Volkmann, Bergmann et surtout Billroth (1824-1894) adoptèrent très rapidement la méthode antiseptique; ce dernier avec ses remarquables élèves, Mikulicz, Czerny et Wölfler contribua pour une part très importante, comme nous le verrons à la création de la chirurgie opératoire moderne.

En Angleterre, en Amérique la méthode de Lister fut assez vite répandue partout, malgré certaines résistances comme celle de Lawson Tait, dont j'ai parlé plus haut (v. p. 239).

Pendant la guerre franco-allemande (1870-1871), on ne fit aucun usage sérieux de la chirurgie antiseptique, malgré un remarquable article que publia Lister, dès le début de la guerre, dans le British medical journal. Les résultats des opérations faites pendant cette guerre furent effroyables : je tiens d'un témoin oculaire qu'à Orléans, dans une ambulance, tous les blessés sans exception à qui l'on pratiqua des résections articulaires pour plaies par coup de feu succombèrent : il fallait avoir vraiment le feu sacré pour continuer à opérer dans ses conditions.

Une seule amélioration notable dans les pansements

vit le jour à cette époque : ce fut le pansement ouaté d'Alphonse Guérin : ce chirurgien, dont le nom mérite d'être retenu, pensa (cinq ans après Lister) que « la cause de l'infection purulente pourrait bien être due aux genres ou ferments que Pasteur avait découverts dans l'air ». Il imagina en mars 1871, d'appliquer sur la plaie opératoire, une fois l'hémostase faite, un énorme pansement ouaté qui était destiné à empêcher la pénétration des germes ; c'était un « emballage » du membre amputé, auquel on ne touchait plus pendant quinze ou vingt jours. Les résultats furent relativement bons puisque sur trente-quatre opérés, il n'y eut que quinze morts. Il est d'ailleurs certain que le pansement ouaté de Guérin n'agissait pas comme « filtre » des germes atmosphériques, mais que les blessés guérissaient plus souvent sous ce pansement, tout simplement parce qu'on laissait la plaie tranquille, qu'on ne venait pas, plusieurs fois par jour, l'infecter sûrement à nouveau par des pansements malpropres. C'était le « pansement rare » et non l' « empaquetage dans l'ouate » qui était la cause des succès relatifs d'Alphonse Guérin. Rappelons aussi que c'est en 1869 que J. Reverdin pratiqua pour la première fois avec succès les greffes épidermiques prélevées sur le sujet lui-même et destinées à recouvrir les larges pertes de substances cutanées : cette méthode très remarquable, modifiée ensuite par Ollier et Thiersche fut une acquisition définitive et excellente en technique chirurgicale.

*<br>* *

En résumé, entre les années 1870 et 1875, voici la chirurgie opératoire désormais en possession de deux modifications techniques capitales; l'anesthésie générale et surtout la méthode antiseptique Listérienne; ces acquisitions nouvelles vont la bouleverser si radicalement qu'il n'y aura vraiment plus rien de comparable entre ce qu'elle avait été dans le passé et ce qu'elle allait devenir en quelques années. Il est donc bien légitime de parler ici de « Révolution chirurgicale ». Grâce à la méthode antiseptique, la chirurgie opératoire va devenir rapidement une technique précise, avec laquelle le résultat favorable pourra être presque mathématiquement calculé, dans un grand nombre de cas, au lieu d'être un art prestigieux, pouvant donner entre certaines mains particulièrement douées et dans des circonstances mal définies et par conséquent toujours difficiles à reproduire avec certitude, des succès que l'on ne pouvait prévoir. Mais ce n'est pas seulement la chirurgie qui va être bouleversée de fond en comble; certes c'est elle qui se transformera la première, à cause de l'expérience si probante qui va pouvoir se réaliser chaque jour sous les yeux de ceux qui ont bien compris Lister et qui savent reproduire « complètement » sa méthode opératoire ; mais la médecine aussi suivra et si ses résultats thérapeutiques ne sont pas tout de suite modifiés aussi complètement que ceux de la chirurgie (ce qui n'est que trop facile à comprendre, quand on pense à la difficulté extrême du traitement vraiment efficace de la plupart des affections qui ne relèvent que de la médecine), du moins l'hygiène et la médecine prophylactique vont recevoir des doctrines pastoriennes une telle impulsion qu'elles aussi seront totalement régénérées. Toute la pathologie médicale et chirurgicale va s'éclairer en quelques années d'une lumière éclatante dont rien ne permettait de prévoir l'apparition grâce à la solution, jusque-là vainement cherchée du problème de l'infection, enfin trouvée par Davaine et surtout Pasteur et ses innombrables successeurs. En une quinzaine d'années, entre 1875 et 1890, la bactériologie et une partie importante de la médecine expérimentale moderne qui en dérive directement, vont se constituer de toutes pièces. En France, Pasteur et son école seront les premiers à la tête de ce grand mouvement scientifique ; l'Allemagne suivra et bientôt avec Klebs, Robert Koch, Behring, elle fera dans ce domaine des découvertes capitales ; désormais ces sciences nouvelles seront une œuvre collective à laquelle les savants du monde entier participeront ; d'année en année, on verra surgir des progrès théoriques incessants et des applications pratiques, de la valeur de la vaccination pastorienne et de la sérothérapie de certaines infections : jamais il n'y aura eu un progrès comparable dans le passé des sciences médicales et rien ne prouve que de sitôt nous en voyions un pareil se produire ; car l'histoire nous enseigne que le progrès n'est pas forcément continu et que des temps d'arrêt prolongés peuvent apparaître souvent au cours de l'évolution d'une science ou d'une technique.

## CHAPITRE X

# CRÉATION DE LA CHIRURGIE MODERNE
## (1875-1900)

La création de la chirurgie moderne fut une œuvre essentiellement collective ; le grand nombre de publications spéciales, de revues et de journaux, les Congrès internationaux périodiques (le premier eut lieu à Paris en 1867, lors de l'Exposition Universelle), les sociétés savantes innombrables, les facilités de déplacement et la possibilité d'aller voir soi-même un chirurgien spécialisé faire telle ou telle opération, toutes ces conditions particulières expliquent qu'à notre époque, les progrès techniques se transmettent aisément et diffusent avec une étonnante rapidité ; à tel point même que pour celui qui regarde d'un peu haut et de loin, il pourrait sembler que ces progrès naissent en plusieurs endroits simultanément : en réalité, il n'en est rien et un progrès commence toujours en un point limité, mais sa vitesse de diffusion est telle aujourd'hui qu'il est souvent bien difficile de le suivre à la trace. Il faudrait, si l'on voulait établir des priorités de découverte, une attention scrupuleuse et des recherches bibliographiques épuisantes. A ce propos, il n'est peut-être pas inutile de remarquer que l'examen isolé de la littérature écrite, journaux et livres, ne donne qu'une idée très inexacte de la vérité en ce qui concerne ces fameuses questions de « priorité » toujours si âprement discutées à notre époque et en général du reste si peu importantes. Il est certain que si l'on n'envisage que la bibliographie pure et simple, on est bien forcé de convenir que X est l'auteur d'une découverte technique, quand il a le premier publié cette découverte dans un journal ou un compte rendu de congrès ou de société savante, de même que dans l'industrie, le premier qui a pris un brevet sérieux à la priorité de l'invention et le bénéfice de son exploitation. Dans la réalité vivante, on sait très bien que les choses ne se passent pas du tout ainsi : la pratique du chirurgien X, qui ne la publie pas, pour telle ou telle raison, est remarquée et sa valeur comprise par un autre chirurgien Y, qui est quelque fois un étranger de passage; il peut se faire que Y publie, après l'avoir légèrement modifiée, la pratique de X, sans le citer et ainsi Y devient « bibliographiquement » l'auteur d'un procédé qui en réalité appartiendrait à X, si l'on voulait aller au fond des choses. Il y a aujourd'hui de telles « interactions » entre les pays civilisés qu'il est le plus souvent très difficile de distribuer équitablement les attributions de priorité, même quand on cherche à le faire en toute objectivité; que sera-ce donc si cette recherche est entreprise avec passion et parti-pris, si des questions de nationalité et d'école s'en mêlent, ce qui est malheureusement presque toujours le cas ?

Concluons que tout cela n'a qu'un intérêt très secondaire pour celui qui cherche à voir l'ensemble des faits essentiels d'une science et d'une technique en s'efforçant de les comprendre et de les juger d'après leurs résultats, quel qu'en puisse bien être le véritable auteur : les sciences et les techniques scientifiques modernes sont des œuvres collectives, on ne saurait trop le répéter; aussi est-il extrêmement difficile quand on retrace l'histoire d'isoler et de nommer des individus, sauf exceptions très rares. De plus, à mesure que l'on approche de l'époque contemporaine, il deviendrait facilement scabreux, dans un livre comme celui-ci, de citer les noms des contemporains vivants; en effet, s'il est vrai qu' « il n'y a de science que du général », il est également vrai qu'il n'y a d'histoire que du passé; ce qui est contemporain étant forcément particulier, il est à peu près impossible de le comprendre dans la catégorie du général et par conséquent de le traiter scientifiquement, en toute objectivité, *sine ira et studio*. Nous avons, chacun pendant notre vie, les yeux placés à quelques centimètres d'une toile peinte qui se déroule et on nous demanderait de décrire l'ensemble du panorama et d'en apprécier la valeur! J'ajouterai aussi que le trop grand nombre de noms cités, ferait ressembler les derniers chapitres de ce livre à une sorte de « palmarès » que je n'ai pas qualité pour composer et dont, au surplus, la lecture serait fastidieuse et sans profit. Je préviens donc que je ne citerai que le moins de noms possible et aucun de ceux de nos contemporains vivants : car si j'en cite un seul, il faut les citer tous, ce que je ne puis ni ne veux faire; je continuerai donc à m'attacher, comme je l'ai fait jusqu'ici, à montrer l'évolution de l'ensemble de la chirurgie moderne pendant l'époque de sa création.

Avant de décrire, dans le détail historique, la création de la chirurgie moderne, je me permettrai de rappeler au lecteur que sous le nom global de chirurgie, ou comprend deux choses qui sont en réalité assez différentes, bien que reliées cependant par de nombreux points communs : d'une part, la chirurgie opératoire ou pratique des opérations, c'est-à-dire des techniques qui permettent d'obtenir le soulagement ou la guérison des malades (on peut l'appeler brièvement la « technique chirurgicale »);

d'autre part, la connaissance scientifiquement complète des maladies ou lésions susceptibles de recevoir un traitement chirurgical; c'est la « pathologie chirurgicale », science complexe qui n'est qu'une branche de la pathologie générale au même titre que la pathologie médicale; elle doit naturellement s'aider aujourd'hui de toutes les ressources modernes (chimie, histologie, bactériologie et radiographie); tous ses efforts tendent vers les applications cliniques (diagnostic et pronostic). Il est indispensable, pour rendre la description plus facile à suivre, de distinguer nettement l'une de l'autre, ces deux branches de la chirurgie.

Je commencerai par étudier la création de la « technique chirurgicale » moderne, parce que c'est, comme toujours, l'expérience qui a montré la route à la théorie et qui lui a donné des problèmes à résoudre.

A partir du moment où elle fut dotée de ses trois nouvelles et puissantes armes, l'anesthésie générale, la forcipressure et l'antisepsie, la pratique chirurgicale évolua avec une rapidité vraiment extraordinaire; en vingt-cinq ans environ, entre 1875 et 1900 (dates évidemment approximatives, mais suffisamment exactes) on peut dire que la grande majorité des progrès essentiels se trouva réalisée. Cependant il faut noter que ces progrès s'accomplirent en deux périodes qu'il est nécessaire de bien séparer l'une de l'autre : dans un premier temps (de 1875 à 1886), c'est l'époque de l'antisepsie listérienne pure, avec quelques modifications de détail seulement, comme par exemple l'introduction de l'iodoforme et du sublimé, comme antiseptiques nouveaux qui remplacent ou complètent l'acide phénique de Lister; dans un second temps (de 1886 à 1900) c'est l'époque de l'établissement définitif de l' « asepsie », réalisée par la stérilisation des instruments et des objets de pansement à l'aide de la vapeur d'eau sous pression (autoclave) et par la chaleur sèche (étuves) avec restriction au minimum des antiseptiques chimiques, qui jouaient un rôle essentiel dans la méthode de Lister. Il est important d'insister sur la profonde différence qui existe entre ces deux méthodes et sur les conceptions théoriques qui sont à leur base.

L'idée première de Lister avait été, comme nous l'avons déjà vu (p. 250) de supprimer « l'arrivée dans la plaie accidentelle ou opératoire des germes contenus dans l'air »; la vaporisation d'eau phéniquée ou « spray », répondait à ce but; de plus, les grands lavages phéniqués et les bains antiseptiques dans lesquels trempaient les instruments avaient également le même objectif.

Les résultats obtenus par cette antisepsie listérienne primitive, strictement appliquée avaient été déjà magnifiques et prouvaient que la méthode était sûrement bonne puisqu'elle avait la consécration de l'expérience. Cependant, on se rendit assez vite compte que l'idée théorique de Lister n'était que partiellement juste et qu'en réalité les microbes de l'air étaient loin d'être les plus dangereux pour l'infection de la plaie opératoire; les plus redoutables et de beaucoup, se trouvaient sur les mains de l'opérateur, sur ses instruments, ses compresses et ses éponges. On essaya alors des antiseptiques différents de l'eau phéniquée, par exemple l'iodoforme et le sublimé vers 1878; ces modifications n'étaient qu'un détail sans grande importance.

Certains chirurgiens qui observaient mieux que les autres, avaient remarqué que, tant qu'il s'agissait de chirurgie des membres ou d'opérations relativement superficielles, telles que celles des hernies par exemple, les résultats obtenus par l'emploi de la méthode antiseptique, avec utilisation de substances chimiques toujours plus ou moins caustiques pendant l'opération, étaient dans l'ensemble satisfaisants ; mais lorsqu'il était question d'opérations intra-péritonéales, les résultats de la méthode antiseptique n'étaient pas supérieurs (ou plutôt même inférieurs) à ceux qu'obtenaient certains opérateurs comme Lawson Tait par exemple ; celui-ci ne se servait pas, nous l'avons vu, d'antiseptiques chimiques, mais recourait simplement à la « propreté stricte », c'est-à-dire à l'emploi de savon, d'eau bouillie, de compresses venant du blanchissage et bouillies, d'instruments parfaitement nettoyés, de fils de ligature également bouillis ; il y avait dans cette expérience, que les faits rendaient probante, de quoi faire réfléchir.

On put démontrer bientôt, expérimentalement, que les antiseptiques chimiques n'étaient pas sans présenter de graves inconvénients. On reconnut qu'ils avaient une action caustique, nettement destructive sur certains tissus, en particulier sur le revêtement péritonéal des organes abdominaux ; l'expérimentation sur les animaux prouva que le péritoine résistait beaucoup moins bien à l'infection alors qu'il avait été soumis à l'action des antiseptiques chimiques, ce qui confirmait les observations cliniques de Lawson Tait. Certains chirurgiens se dirent que, dans ces conditions, il devait certainement être préférable de supprimer les microbes contenus dans les pièces de pansement et les instruments, comme le faisaient déjà les bactériologistes dans leurs laboratoires, soit avec le four à flamber de Pasteur, c'est-à-dire une étuve sèche qui donnait une chaleur de 150°, soit mieux et plus sûrement encore avec l'autoclave, c'est-à-dire avec la marmite de Papin modifiée, permettant de porter les pièces de pansement à une température de 125° à 130°, par exemple, sous une pression de plusieurs atmosphères, ce qui détruisait sûrement tous les microbes et surtout toutes les spores les plus résistantes (expériences de Chamberland, puis de

Vaillard, élèves de Pasteur). C'est ainsi que l'introduction de l'autoclave et du four à flamber (étuve sèche) pour la préparation des objets de pansement et des instruments *fut en chirurgie un événement capital*, qui fit définitivement succéder l'asepsie à l'antisepsie listérienne pure, entre les années 1886 et 1892. En France, le four à flamber, modifié en étuve par Poupinel, permit de porter à la température de 160° à 180° les instruments métalliques : l'autoclave de Chamberland « stérilisait » à une température de 120° à 130° sous une pression variant de 2 à 3 atmosphères, tous les objets de pansement, les drains, les fils de suture, contenus dans des boîtes métalliques d'un modèle spécial qui étaient aussitôt refermées et plombées.

Restait l'importante question de la désinfection de la peau, aussi bien de celle des mains de l'opérateur et de ses aides que de celle du malade : on était bien obligé de continuer à se servir, dans ce cas particulier, des antiseptiques chimiques pour obtenir la destruction des microbes : on employa longtemps le brossage prolongé avec du savon, sous un courant d'eau préalablement stérilisée par ébullition ou avec un appareil analogue à l'autoclave; les mains des opérateurs étaient ensuite passées dans l'alcool, le sublimé, le permanganate, etc. Ce procédé qui ne donnait pas la certitude d'une désinfection parfaite des mains, avait en outre l'inconvénient d'irriter la peau et de déterminer souvent de l'eczéma, chez certaines personnes prédisposées, ce qui en faisait parfois un remède pire que le mal.

L'idée d'employer des *gants de caoutchouc mince*, qui pouvaient être complètement stérilisés à l'autoclave ou par ébullition est due à un chirurgien américain Halsted (de Baltimore) qui utilisa le premier ces gants de caoutchouc dès 1889; en France, Chaput fit fabriquer vers 1900 un très bon modèle de gants de caoutchouc qui a grandement contribué a en généraliser chez nous l'emploi. On ne saurait trop insister, à mon avis, sur le progrès considérable qui fut réalisé par l'emploi systématique des gants de caoutchouc dans la pratique chirurgicale.

C'est ainsi que, entre les années 1886 et 1892 environ, se constitua la méthode « aseptique » qui repose sur une conception théorique très sensiblement différente de celle de la méthode « antiseptique » pure et qui lui est certainement bien supérieure dans ses résultats. Cette méthode laisse en effet, aux tissus vivants *tous leurs moyens de défense naturelle* ; elle ne les lèse pas par des substances chimiques dont l'action est toujours plus ou moins nocive pour eux, si l'on veut qu'elle soit aussi efficace contre les microbes. Mais pour que l'asepsie soit effective, il est absolument nécessaire qu'elle soit totale, intégrale ; il faut que tout, sans exception, ce qui entrera en contact avec la plaie soit dûment stérilisé ; aujourd'hui ce sont là des notions banales et si universellement admises qu'il paraît presque oiseux de les répéter ; mais au temps où s'organisa l'asepsie, il fallut plusieurs années avant que tous les chirurgiens eussent bien compris ce que l'on peut appeler l' « asepsie intégrale » : aussi, bien souvent, des opérateurs un peu âgés, qui avaient commencé par pratiquer l'antisepsie pure, mêlaient dans leurs opérations cette antisepsie et l'asepsie nouvelle ; il en résultait que parfois ils étaient moins heureux dans leurs résultats qu'avec l'ancienne méthode Listérienne ; cela se comprend aisément, car ces chirurgiens commettaient de nombreuses « fautes d'asepsie » en opérant ; ils reposaient par exemple un instrument qui avait déjà servi, sur le bord de la table, non stérilisée, et le reprenaient ensuite. Il est bien évident qu'avec cette compréhension imparfaite de l'asepsie stricte, le « baquet d'eau phéniquée » Listérien où trempaient les instruments pendant toute la durée de l'opération était une meilleure protection contre l'infection opératoire. Mais aujourd'hui la cause de l'asepsie (surtout depuis l'emploi généralisé des gants de caoutchouc) est tellement bien gagnée qu'il n'y a plus de discussion possible sur ses avantages et qu'il est par conséquent inutile d'insister.

La rapidité de cette évolution de l'antisepsie vers l'asepsie. qui eut lieu comme je l'ai dit déjà, entre les années 1885 et 1892, fut naturellement assez variable suivant les pays : c'est en Amérique et en France que l'asepsie arriva le plus vite à sa formule parfaite avec Halsted, à Baltimore et Terrier, à Paris. Pendant les dix dernières années du XIX$^e$ siècle, le service de Terrier à l'hôpital Bichat, fut un service modèle où l'on venait apprendre la pratique de l'asepsie. En Allemagne, l'ébullition des instruments et des fils, fut employée fort longtemps encore, ainsi que l'étuve de Schimmelbusch qui ne donnait guère qu'une température moyenne de 100°. En Angleterre, beaucoup de chirurgiens restèrent longtemps fidèles à l'antisepsie Listérienne pure, et n'arrivèrent que plus lentement à la réalisation de l'asepsie stricte.

Et même il est bien certain que, dans chaque pays, il y eût des évolutions individuelles plus ou moins nombreuses ou rapides : beaucoup, et de ceux-là même, qui avaient été les premiers pionniers et les plus convaincus de l'efficacité de la méthode antiseptique, ne voulurent ou ne purent pas progresser : ils en restèrent à la première formule antiseptique, qu'ils considéraient un peu comme un rite parfait. Mais tout ceci est déjà de l'histoire presque ancienne bien que trente ans au plus se soient écoulés depuis la véritable création de l'asepsie chirurgicale.

A ce progrès capital de l'asepsie stricte dans la technique opératoire, devait nécessairement correspondre tout une série de transformations radicales dans la construction et l'organisation des hôpitaux. La salle d'opération devait être désormais, dans le service de chirurgie, une pièce absolument séparée, isolée, fréquentée seulement par le chirurgien et ses aides au moment de l'opération ; pièce aussi vide, aussi dénudée que possible, sans angles, ni étagères, ni armoires, réceptacles de poussières que mobilisera la moindre agitation de l'air dans la pièce : la table d'opération devient le meuble essentiel de cette salle d'opération : en métal, cette table doit être mobile pour permettre de donner les attitudes différentes à l'opéré qui y est fixé pendant toute la durée de l'intervention. Le silence en opérant, la réduction du nombre des aides de façon à diminuer aussi les manipulations des instruments et des fils pendant l'opération, la stérilisation des blouses dont se revêtent l'opérateur et ses aides, la limitation au maximum des allées et venues pendant l'opération et des visites d'étrangers dans la salle, tout cela devient de plus en plus nécessaire. Certes, toutes ces modifications si radicales des anciennes habitudes ne se feront pas en un jour ; mais elles se feront cependant sous la pression des événements et s'imposeront aux plus rebelles. Les modifications dans la construction des hôpitaux ne se réalisèrent aussi que bien lentement : quand on bâtissait des hôpitaux neufs, on pouvait certainement les aménager plus rationnellement et conformément aux exigences de l'hygiène moderne ; malheureusement les anciens hôpitaux des grandes villes ne furent que bien péniblement améliorés et certains même ne le sont pas encore actuellement. La division, dans chaque service, des malades chirurgicaux, en malades infectés ou « septiques » et malades non infectés ou « aseptiques », division qui s'impose évidemment pour satisfaire aux exigences de l'hygiène moderne, est, en réalité, encore assez rare de nos jours ; il faudra certainement bien du temps encore pour qu'on puisse l'obtenir dans nos grands hôpitaux, construits à une époque où les notions les plus élémentaires d'hygiène étaient ignorées.

Plus important peut-être encore, dut être le « dressage » progressif du personnel soignant les blessés et les opérés dans les hôpitaux : les habitudes de saleté invétérée dans les anciens services de chirurgie qui sentaient le pus et le cataplasme, ne vont pas disparaître en un jour et la routine ne sera chassée que bien lentement et bien difficilement. C'est une dame anglaise, Mrs Nightingale (1823-1910) qui a le plus fait au xix° siècle pour développer le « Sick-nursing » l'assistance chirurgicale et médicale aux malades et aux blessés. Pendant la guerre de Crimée, Mrs Nightingale montra ce que des infirmières compétentes pouvaient faire : à son retour en Angleterre, on établit à l'hôpital St. Thomas une école de « nurses » qui fut ouverte en 1860 ; cette école modèle fut peu à peu imitée partout. En 1864, grâce aux efforts de Henri Dunant (de Genève), l'adoption de la « Convention de Genève », qui neutralisait le per-.sonnel médical et les blesssés des armées combattantes, fut aussi un progrès notable ; il est juste de noter qu'un chirurgien du premier empire, le baron Percy en avait déjà eu l'idée et avait même écrit et remis au général Moreau, en 1800, un projet de « neutralisation » des hôpitaux militaires et de leur personnel en temps de guerre, projet qui alors resta lettre morte. Malheureusement l'expérience a montré combien la réalisation de cette neutralité vraie était difficile dans les guerres modernes ; nous savons aujourd'hui que les moyens d'action, employés dans ces guerres, toujours plus puissants et plus aveugles dans leur effet, n'épargnent pas plus les blessés et ceux qui les soignent que les combattants et les « civils ».

Pour les étudiants en médecine, entre 1885 et le début du siècle actuel, ce sera aussi une véritable révolution dans leurs mœurs et leurs habitudes presque séculaires que de devenir vraiment propres. L'étudiant en médecine, le « carabin » classique, qui dissèque et mange sur la même table et qui se glorifie d'apporter pendant le déjeuner, en salle de garde, une pièce anatomique puante, qui porte une blouse sale et une calotte crasseuse, quand il a été enfin reçu interne, disparaîtra progressivement, en vingt ans environ, pour faire place à l'étudiant d'aujourd'hui, propre et ganté, qui change de blouse tous les jours, redoute le contact du pus et préfère déjeuner ailleurs que dans la salle d'autopsie ou de dissection.

L'anesthésie générale évoluera elle aussi pendant cette période de création de la chirurgie moderne : si l'éther et le chloroforme, beaucoup mieux donnés et par conséquent moins dangereux, restent les anesthésiques généraux les plus employés, on leur adjoint le bromure d'éthyle, qui est bientôt abandonné parce qu'il est assez dangereux à manier et provoque l'asphyxie des opérés pendant la durée de son administration, et surtout le chlorure d'éthyle, bien supérieur et qui, pour les opérations de courte durée, a été conservé comme un très bon anesthésique général.

Mais, fait bien plus important, l'anesthésie locale ou localisée, fait son apparition en chirurgie, comme méthode vraiment pratique vers 1884. Jusque-là, on ne disposait pour obtenir l'anesthésie locale que de l'action du froid (mélange de glace et de sel marin ou bien de pulvérisations d'éther), moyen précaire et surtout d'application excessivement limitée. C'est un oculiste allemand Keller, qui employa le premier la cocaïne, en instillation, pour anesthésier la cornée (1884). On utilisa ensuite la cocaïne en injection intradermique et hypodermique pour pratiquer l'anesthésie de la peau et des différents plans anatomiques, dans les opérations de chirurgie générale. Il semble que ce soit Halsted qui ait eu l'idée, l'un des premiers, d'appliquer à la chirurgie générale la cocaïne : en France, Reclus fut l'apôtre de cette méthode d'anesthésie localisée ; il en régla minutieusement la technique et combattit longtemps pour la faire admettre ; aujourd'hui, la cause de ce mode d'anesthésie est bien gagnée. Que l'on emploie la cocaïne, la stovaïne ou la novocaïne, le procédé est toujours le même : infiltration progressive des tissus que le bistouri va traverser grâce à des injections répétées d'une solution de la substance anesthésique. La cocaïne est assez toxique et il y eut au début de son emploi plusieurs cas mortels qui discréditèrent pendant quelque temps cette méthode ; mais aujourd'hui qu'on sait bien la manier, les dangers graves de l'anesthésie locale ont disparu.

L'anesthésie localisée fut incontestablement un progrès sérieux ; elle permit de faire, sur des malades âgés ou gravement infectés ou choqués, chez lesquels l'emploi des anesthésiques généraux doit toujours être évité dans la mesure du possible, des opérations souvent importantes, sans provoquer aucune douleur ; mais cette anesthésie n'a que des indications limitées ; elle ne permet pas de faire les opérations qui rendent nécessaires des dissections étendues ou des décollements avec traction sur les organes : elle ne peut donc avoir forcément qu'une place restreinte dans la pratique chirurgicale. L'anesthésie localisée régionale par « bloquage » avec la cocaïne ou mieux aujourd'hui la novocaïne, des principaux troncs nerveux qui se rendent à un territoire déterminé, a été aussi un progrès. Ce mode d'anesthésie permet souvent de rendre complètement insensible une région entière du corps (la partie inférieure du cou par exemple) et d'y faire des opérations importantes, telles que l'ablation d'un goitre.

En 1891, le médecin allemand Quincke eut le premier l'idée de faire la ponction du canal rachidien et du fourreau duremérien pour retirer, sur le vivant, le liquide céphalo-rachidien ; cette découverte qui eut des conséquences fort importantes pour l'étude des affections des méninges et des centres nerveux, dota aussi, la chirurgie d'un nouveau mode d'anesthésie, l'anesthésie rachidienne : injecter au contact des racines rachidiennes ou même de la moelle, une substance douée d'action anesthésique locale, pour obtenir l'insensibilité de tout le territoire du corps sous-jacent, tel est le but de cette anesthésie ; depuis plus de vingt ans, cette anesthésie rachidienne a fait ses preuves : elle a ses indications précises et limitées ; mais dans les limites de ses indications où il est permis de l'employer avec sécurité, c'est une très bonne et très utile conquête de la chirurgie moderne ; elle a été très discutée, surtout par des chirurgiens qui l'avaient peu ou mal employée, comme c'est à peu près toujours le cas ; mais les jeunes générations chirurgicales l'utilisent de plus en plus.

Maintenant que nous avons relaté, dans ses grands traits, l'évolution de la technique chirurgicale et ses perfectionnements successifs entre 1875 et 1900, c'est-à-dire pendant la période de création de la chirurgie moderne, il nous faut énumérer, avec quelques détails, les nombreuses opérations que cette technique permit progressivement de réaliser, et qui constituent justement la chirurgie telle qu'elle est actuellement pratiquée.

On peut classer, sous trois chefs principaux, ces très nombreuses opérations qui vont apparaître en si grand nombre et se multiplier tellement en l'espace de vingt-cinq ou trente ans : 1°) les opérations qui existaient depuis des siècles et n'avaient jamais cessé d'être pratiquées ; 2°) les opérations qui avaient été autrefois exécutées à titre exceptionnel, mais abandonnées comme trop graves ; 3°) enfin des opérations absolument nouvelles. Examinons ces différentes classes d'opération, d'une façon évidemment sommaire (sans cela ce serait écrire tout un traité de chirurgie) et aussi simple que possible pour que les lecteurs non spécialistes ne soient pas découragés.

Première classe : les ligatures vasculaires, les amputations des membres, certaines résections osseuses et articulaires, les ablations de tumeur superficielles, l'amputation du sein, l'opération de la hernie étranglée, la taille vésicale, la trépanation du crâne, l'opération de l'empyème ; toutes ces opérations qui existent déjà, comme nous l'avons vu, depuis des siècles et n'ont jamais cessé d'être pratiquées (même pendant la période si sombre de 1800 à 1870) parce qu'elles sont le plus souvent impérieusement nécessaires, vont pouvoir être désormais exécutées avec une grande sécurité et leur mortalité tombera très vite de 40 à 50 °/₀, aux environs de 1 ou 2 °/₀ ; ce fut le premier effet et le plus évidemment appréciable de la chirurgie antiseptique dès son application ; de même toutes les ponctions simples (hydrocèle, ascite, thoracentèse), la plupart des plaies récentes des membres, grâce aux pansements antiseptiques, donnèrent des résultats favorables et constants, dès qu'on leur appliqua la méthode listérienne stricte. Enfin, les fractures ouvertes, c'est-à-dire accompagnées de l'exposition des fragments osseux à travers une plaie, qui étaient autrefois si constamment graves, évoluèrent le plus souvent avec une grande simplicité sous les pansements antiseptiques : on se rappelle d'ailleurs que c'est justement en appliquant à une série de fractures compliquées, à Glasgow, son nouveau mode de traitement par l'antisepsie phéniquée que Lister obtint la première preuve convaincante de son efficacité (1867).

Deuxième classe : un grand nombre d'opérations avaient été déjà autrefois pratiquées, mais seulement à titre exceptionnel ; peu à peu on les avait abandonnées comme étant trop dangereuses et aléatoires, surtout depuis les premières années du xixᵉ siècle : grâce à la méthode antiseptique d'abord, puis surtout grâce à « l'asepsie pure » ces opérations vont revivre et devenir des interventions de pratique courante : ce sera le deuxième résultat remarquable de la révolution chirurgicale du xixᵉ siècle. Citons les opérations de hernies non étranglées, la cure « radicale », comme on dit souvent, dont Championnière fut l'apôtre si convaincu en France et toutes les opérations gynécologiques aussi bien les amputations du col et la chirurgie vaginale réparatrice que les opérations abdominales pour kyste de l'ovaire et même pour fibrome, déjà pratiquées avec succès par des opérateurs exceptionnels comme Kœberlé, Spencer Wells et Péan. Ces opérations vont devenir courantes et surtout après l'application stricte de l'asepsie, dont en France Terrier et son école furent les premiers et principaux représentants, elles donneront des résultats presque constamment favorables. La splénectomie que Péan a déjà réussi en 1863, la néphrectomie que Simon a faite en 1869, mais sans succès, vont devenir des opérations classiques bien réglées, non dangereuses par elles-mêmes : les opérations pour goitre qui ont été faites jusque-là très rarement et comme au hasard, avec des résultats très mauvais, presque toujours dus à l'insuffisance de l'hémostase, vont entrer dans la pratique quotidienne avec J. Reverdin, à Genève et Kocher à Berne ; les sutures intestinales dont Lembert avait fixé expérimentalement la technique depuis le début du siècle (v. p. 225), vont devenir des opérations sûres qui permettront toutes les audaces de la chirurgie gastro-intestinale ; l'ouverture des articulations qu'Ambroise Paré pratiquait déjà, et avec de bons résultats, pour en retirer des corps étrangers, était considérée comme une folie meurtrière vers le milieu du xix<sup>e</sup> siècle : la pratique antiseptique et aseptique permettra d'en faire une opération bénigne et fréquemment indiquée ; les grandes résections articulaires (genou, épaule, coude) que l'on avait commencé à faire dès la fin du xviii<sup>e</sup> siècle, mais qui avaient été à peu près abandonnées, vue leur extrême gravité, aussi bien en France qu'à l'étranger, redevinrent des opérations très sûres et très fréquemment indiquées, surtout quand Ollier eut publié ses mémorables recherches sur la méthode sous-périostée (v. p. 226). Enfin les anévrismes qu'Antyllus au ii<sup>e</sup> siècle de l'ère chrétienne n'hésitait pas à aborder directement, en les ouvrant après double ligature, furent de nouveau traités avec succès par la méthode de la résection du sac plutôt que par la ligature à distance. En somme, toute cette chirurgie du passé que l'on ne faisait plus parce qu'elle était devenue trop dangereuse au milieu de l'infection hospitalière où vécurent les chirurgiens pendant les trois premiers quarts du xix<sup>e</sup> siècle, renaquit alors, s'améliora beaucoup dans sa technique et devint pratique courante.

Troisième classe : enfin la chirurgie moderne put créer, de toutes pièces, un certain nombre d'opérations qui n'avaient jamais été tentées et qui sont, évidemment, sa plus belle contribution à l'évolution générale de la chirurgie. La chirurgie osseuse et articulaire était restée jusque-là surtout une chirurgie mutilante, amputation ou résection : avec l'asepsie, la chirurgie non mutilante, orthopédique, réparatrice, va pouvoir naître et se développer beaucoup : suturer un os fracturé et mal réduit ou non consolidé, couper au ciseau un os déformé (ostéotomie de Mac-Even pour le genou cagneux ou genu valgum), ouvrir largement une jointure, en évacuer le sang et suturer les os qui ont été fracturés (suture de la rotule, de l'olécrâne), tenter de redonner à une articulation son fonctionnement normal, lorsqu'elle est ankylosée : tous ces actes chirurgicaux, autrefois impossibles ou follement risqués, vont devenir de la chirurgie absolument sûre et efficace. On fera même l'ouverture du rachis (laminectomie) pour enlever une tumeur médullaire (Gowers et Horsley ; 1886). La suture du cœur blessé par un coup de couteau ou un projectile pourra être suivie de guérison dans un nombre important de cas. L'ouverture de l'abdomen, en cas de contusion ou de plaie des viscères qui y sont contenus, donnera des succès fréquents et permettra de sauver bien des existences humaines : l'hystérectomie vaginale de Péan dont j'ai déjà parlé, rendra possible la guérison de femmes atteintes de suppurations péri-utérines graves qu'aucun autre moyen n'aurait pu guérir.

L'ouverture de l'abdomen pour en explorer le contenu en cas d'incertitude de diagnostic, l' « incision exploratrice », est désormais permise et à condition d'en restreindre les indications aux cas où elle est absolument nécessaire, c'est là une opération légitime et excellente.

Toute la chirurgie « viscérale » va se créer en quelques années : Péan en 1879, Billroth en 1880 enlèvent le pylore cancéreux ; puis apparaissent les opérations d'anastomose ou de dérivation, inspirées de l'entéro-anastomose de Maisonneuve (v. p. 226); la première en date et la plus célèbre, de ces interventions, c'est la gastro-entérostomie, faite par Wölfler, élève de Billroth en 1884 : les résections gastriques, intestinales se multiplient et on voit s'améliorer la

technique de cette chirurgie, d'année en année ; la
vésicule biliaire contenant des calculs est ouverte, puis
enlevée ; on s'attaque au canal cholédoque lui-même ;
on ouvre et évacue les kystes hydatiques du foie ;
Terrier règle l'ablation du rein par la voie transpéri-
tonéale ; on enlève les calculs du rein par la taille
rénale ; on fixe le rein flottant et douloureux ; la taille
vésicale pour calcul ou tumeur devient une opération
réglée et sûre ; on découvre en Amérique (Fitz) la fréquence et la gravité des lésions de l'appendice iléo-
cœcal et l'opération de l'appendicite fait son apparition vers 1891 ; on enlève d'abord à chaud, puis à froid
aussi, préventivement, cet organe : de nombreux
enfants et jeunes gens qui autrefois auraient certainement succombé à une péritonite aiguë sont ainsi
sauvés : on suture l'ulcère gastrique perforé ; on ouvre
l'abdomen pour arrêter une hémorragie mortelle due
à la rupture d'une grossesse extra-utérine et l'on
guérit ainsi un grand nombre de femmes qui autrefois
seraient très probablement mortes. Toute la gynécologie opératoire fait d'immenses progrès et l'on ose
enlever l'utérus cancéreux en totalité, par une véritable dissection de cet organe. Mais je ne puis
m'étendre davantage et comme je l'ai déjà dit plus
haut, vouloir tout dire serait s'exposer à fatiguer le
lecteur sans l'intéresser davantage.

Cette période de création, de renouvellement de
fond en comble de la chirurgie vit apparaître aussi
les « spécialités » ; les premiers les chirurgiens oculistes
ou ophtalmologistes se séparèrent complètement de
la chirurgie générale, naturellement tout en faisant
bénéficier largement la technique de leurs opérations
spéciales (cataracte, iridectomie, autoplasties palpébrales) des progrès continuels de l'ensemble de la
chirurgie ; des chirurgiens spécialistes pour le nez,
le larynx, et l'oreille, se constituèrent un peu plus
tard ; grâce aux améliorations considérables qui se

réalisèrent progressivement par l'emploi de l'endoscopie ou exploration des cavités naturelles avec des miroirs ou des spéculums spéciaux, éclairés avec des lampes électriques, cette chirurgie spéciale fit rapidement de grands progrès. De même, la chirurgie des voies urinaires fut très heureusement influencée par la création du cystoscope (Nitze et Albarran), qui permet d'examiner directement la vessie et d'explorer par le cathétérisme urétéral l'urine de chaque rein.

Enfin la découverte des rayons X, par Roentgen (1894), rendit à la chirurgie les plus grands services : la recherche des projectiles ou des corps étrangers, dans les tissus, l'étude des os fracturés ou luxés. celle des lésions du squelette autres que traumatiques, enfin l'exploration du tube digestif à l'écran fluorescent après ingestion ou injection de bouillie barytée, ce sont là des méthodes d'explorations tellement précieuses que nous concevons aujourd'hui à peine que l'on puisse s'en passer en clinique et cependant il ne faut pas oublier que ce sont de bien jeunes adolescentes, presque des enfants.

Pendant la période de création de la chirurgie moderne, le nombre des instruments et appareils entièrement nouveaux et créés de toutes pièces à cette époque, est très important ; il est nécessaire de signaler ici un certain nombre d'entre eux. Les conquêtes chaque jour plus hardies de la chirurgie viscérale, rendaient l'acquisition de nouveaux instruments indispensable : tout d'abord, les pinces hémostatiques de Koéberlé et Péan furent modifiées, plus ou moins heureusement, par un grand nombre de chirurgiens : la pince de Kocher par exemple constitue un réel progrès : elle est pourvue d'un bec qui permet de saisir un vaisseau même dans des tissus scléreux et rigides : pour la chirurgie intestinale, il était absolument nécessaire de posséder des pinces qui puissent à la fois oblitérer momentanément la lumière de l'intestin et ne pas l'écraser brutalement : Doyen inventa ses pinces à mors élastiques qui sont une acquisition durable et excellente de l'arsenal chirurgical; le même ingénieux chirurgien fut l'inventeur de valves et d'écarteurs très bien construits, très bien adaptés à leur but qui sont devenus aujourd'hui d'un emploi quotidien et rendent des services inappréciables dans nombre d'opérations; le chirurgien américain Murphy inventa vers 1890 un intrument anastomotique en métal, très ingénieux, destiné à réunir directement les deux segments d'intestins dont il s'agissait de rétablir la continuité : ce « bouton de Murphy » rendit à son heure de grands services : aujourd'hui il n'a plus qu'une place restreinte dans l'arsenal chirurgical et les sutures lui sont, en général, de beaucoup préférables; des outils variés pour perforer, scier, découper les os furent également créés à cette époque; l'ostéotome de Mac Even, le trépan de Doyen, qui emploie une fraise mousse au lieu de la très ancienne couronne tranchante, dont l'usage est souvent dangereux, de très nombreux modèles de rugines et de perforateurs remontent à ces dernières années du $xix^e$ siècle. Le thermocautère, inventé par le médecin français Paquelin, et le galvano cautère vinrent se substituer très heureusement aux anciens cautères qu'il fallait faire rougir au feu et qui brûlaient toujours trop profondément les tissus autour du point à cautériser.

La position précise qu'il faut donner au malade, pour bien mettre en lumière le champ opératoire et opérer commodément a toujours été une question capitale en chirurgie : nous avons déjà vu que la taille périnéale ne pouvait être bien faite que dans une certaine position que les anciens lithotomistes avaient définie et qui porte encore le nom de position de la taille (siège relevé, cuisses fléchies au maximum sur l'abdomen et légèrement écartées); Sims par sa position latérale, avait le premier réussi la cure des fistules vésico-vaginales (v. p. 227); pour la chirurgie abdominale, l'idée de renverser en arrière la malade, tandis qu'on élève fortement le bassin pour faire descendre la masse intestinale vers le diaphragme fut décrite par Trendelenburg en 1891, et rendit les plus grands services en chirurgie gynécologique; elle est aujourd'hui adoptée partout. Il est assez amusant de rappeler que cette position renversée du tronc, avec élévation du bassin, était déjà pratiquée au Moyen Age par les herniotomistes, pour faire rentrer dans l'abdomen, les organes qui sortaient par la hernie; elle est décrite par Roger de Palerme (v. p. 130) et figurée dans un manuscrit de l'époque; mais ce vieux procédé était complètement oublié quand le chirurgien allemand recommanda il y a trente ans sa position élevée du bassin. L'importance des tables d'opération permettant de donner au malade toutes les positions que les différentes opérations rendent nécessaires ainsi que le souci d'un bon éclairage du champ opératoire furent compris à cette époque; chacun s'ingénia à construire des tables d'opération; elles sont aujourd'hui arrivées à un haut degré de perfection et par des mécanismes bien compris permettent de réaliser facilement ce qui n'était que difficilement obtenu autrefois par des manœuvres compliquées.

Cette évolution si rapide et cette transformation si radicale de la pratique chirurgicale en moins de vingt-cinq ans, eurent comme conséquence forcée une modification profonde de la pathologie chirurgicale.

Jusque vers 1880 environ, la pathologie qui intéressait surtout les chirurgiens méritait bien le nom de pathologie externe, sous lequel elle était communément désignée, par opposition à la pathologie interne ou médicale. Appartenait alors de droit au chirurgien les affections qui se révèlent nettement à l'extérieur par des signes plus ou moins évidents;

c'est-à-dire les traumatismes des membres, de la tête
et du thorax, toutes les tumeurs des membres, du
cou, de la tête, du crâne et de la face, les affections
des organes génitaux externes et les hernies. Tout le
reste de la pathologie était réputé médical.

Déjà cependant, les opérations hardies des chirurgiens qui de 1850 à 1875, s'étaient attaqués aux
tumeurs abdominales, avaient un peu étendu le champ
de la pathologie chirurgicale. Les « maladies des
femmes » tendaient de plus en plus à entrer dans le
domaine du chirurgien; mais ce n'était là qu'un
timide début. A mesure que le champ de la chirurgie
viscérale allait s'étendre, presque chaque année, le
qualificatif d' « externe » appliqué à la pathologie
chirurgicale devenait de moins en moins exact : les
différents organes abdominaux, l'estomac, l'intestin,
le foie, la rate, les reins, sans parler des centres nerveux et d'organes comme le corps thyroïde, sont
désormais des viscères que l'on peut explorer, ouvrir,
traiter directement, ou même enlever dans certains
cas pathologiques. Ainsi se créa en moins de vingt ans
une pathologie mixte « médico-chirurgicale ». Ce fut
là certainement une des conséquences les plus importantes de la révolution chirurgicale du xixᵉ siècle, pour
le progrès de l'ensemble des connaissances médicales.
Pour étudier cette pathologie, on recourut à l'expérimentation et la chirurgie expérimentale, qui était née
trop tôt au xviiiᵉ siècle, avec Zambeccari (v. p. 178),
put vraiment prendre maintenant son essor grâce aux
perfectionnements de la technique chirurgicale. Cette
technique nouvelle appliquée à l'expérimentation sur
les animaux, ouvrit un champ entièrement nouveau
aux recherches des physiologistes et des chirurgiens :
c'est de cette époque que datent nos connaissances
précises de la fonction de l'appareil thyroïdien et para-
thyroïdien, ainsi que l'expérimentation, si féconde en
résultats intéressants sur le système nerveux central,

(encéphale et moelle), sur le fonctionnement du tube digestif et la sécrétion interne du pancréas. On peut donc dire, sans exagération aucune, que la physiologie, fut entièrement renouvelée, elle aussi, par cette expérimentation « chirurgicale » qui permettait à l'animal opéré aseptiquement de survivre longtemps à l'opération qui lui avait été faite ; il était désormais possible d'observer avec précision et dans le détail, les conséquences d'une opération réalisée dans un but physiologique. On ne conçoit pas des expériences comme celles de Paulow, sur l'estomac et les glandes digestives, comme celles de Sherrington sur l'encéphale et la moelle, sans une technique strictement aseptique et chirurgicale ; c'est un point qui me paraît mériter d'être bien mis en relief dans une histoire de l'évolution de la chirurgie.

D'autre part la possibilité d'explorer les organes directement pendant la vie du malade, de faire comme on l'a dit une « autopsie *in vivo* » permit de découvrir des lésions que les médecins ignoraient ou connaissaient assez mal. C'est ainsi que l'appendicite aiguë (connue pourtant depuis le cas célèbre rapporté par Mestivier au XVIIIe siècle), la pancréatite aiguë, les cholécystites, et nombre de lésions du tube digestif, l'occlusion intestinale par exemple sous toutes ses formes, sans parler des inflammations et suppurations de l'utérus, des trompes et des ovaires, devinrent des lésions parfaitement définies, d'abord au point de vue anatomo-pathologique, puis au point de vue clinique. Le diagnostic de ces diverses affections, jusque-là complètement ignoré ou du moins fort peu précis, devint peu à peu la monnaie courante de la clinique quotidienne. Grâce à la solution du problème de l'infection qui venait d'être donnée par Pasteur et tous, ses élèves et successeurs, la pathologie chirurgicale elle-même, puis cette pathologie mixte médico-chirurgicale, de nouvelle création, autrefois si mystérieuse, s'éclairèrent soudain ; on comprit enfin que la médecine et la chirurgie, loin d'avoir des domaines nettement séparés, se rejoignaient au contraire par de multiples points de contact, et qu'il y avait entre elles, une zone frontière, qu'il fallait explorer minutieusement.

Il en résulta que l'interdépendance des médecins et des chirurgiens devenait chaque jour plus marquée : nous avons vu qu'au xviii° siècle la chirurgie, qui avait évolué pour son compte personnel et tout à fait en dehors de la médecine, était arrivée à très bien connaître certaines lésions viscérales où son intervention pouvait être utile : les traumatismes du crâne, les abcès du cerveau, les suppurations des reins et de la vésicule biliaire, à la suite des calculs, tout cela était bien connu déjà de J.-L. Petit (v. p. 196) ; pendant les premières années du xix° siècle, les choses en étaient restées à peu près au même point et malgré quelques acquisitions de détail, le rôle du chirurgien était resté le même ; l'on ne concevait pas qu'il pût être appelé à opérer, en dehors des cas de traumatismes des membres et de la tête ou de certaines tumeurs ou abcès des membres et de quelques rares lésions viscérales (calculs). A partir de la création de la chirurgie moderne, il devenait évident que médecins et chirurgiens allaient être amenés chaque jour à se consulter pour décider du meilleur traitement à appliquer dans les affections cachées, autrefois du domaine exclusif de la pathologie médicale ou « interne ». L'intérêt du malade qui doit être la seule considération dont il faille tenir compte en pratique, l'exigeait impérieusement. Ce ne fut pas cependant sans de vives résistances que cette « symbiose » médico-chirurgicale s'organisa progressivement pour devenir ce qu'elle est aujourd'hui. Les résistances des médecins à cet « envahissement », d'ailleurs très légitime, de leur domaine, par les chirurgiens s'expliquent d'ailleurs facilement : tout d'abord par l'hostilité naturelle contre ce qui est nouveau ; le misonéisme est aussi vieux que le monde et durera probablement autant que lui ; ensuite, il est incontestable qu'il y eut au début des excès chirurgicaux qu'il faut bien savoir reconnaître, par exemple, l'abus des « laparatomies exploratrices » souvent faites sans indications précises suffisantes, pendant la période « héroïque » d'organisation de la chirurgie moderne ; les médecins trouvaient aussi souvent que l'intervention du chirurgien ne donnait pas le résultat thérapeutique espéré ; mais ici il faut convenir que le raisonnement était vicieux ; car dans nombre de cas, les résultats étaient insuffisants parce que le médecin avait « fait » opérer son malade trop tard, considérant comme c'était à cette époque encore si fréquent, que la chirurgie n'était qu'un « ultimum refugium » et qu'il ne fallait y recourir qu'en désespoir de cause. Peu à peu l'expérience montra aux jeunes générations médicales, avec une évidence indiscutable, que les résultats de la chirurgie appliquée au traitement des affections médico-chirurgicales ne pouvaient être favorables que si les interventions étaient faites à temps ; il y avait une « heure chirurgicale », comme l'a dit très bien Monprofit, qu'il ne fallait pas laisser passer, sous peine d'échec à peu près certain.

Pour en arriver là, il fallut du temps ; nous ne saurions nous en étonner, mais aujourd'hui, la cause est gagnée et l'avenir est tout entier à la bonne entente des médecins et des chirurgiens, pour le plus grand bien des malades.

Pendant la période de création de la chirurgie moderne, la pathologie chirurgicale se transforma donc complètement et subit l'évolution la plus heureuse ; dans son ancien domaine propre, celui de la pathologie osseuse et articulaire par exemple, un grand nombre de questions jusque-là très confuses au point de vue pathogénique s'éclairèrent grâce aux découvertes bactériologiques : citons par exemple les travaux de Lannelongue sur la tuberculose osseuse et l'ostéomyélite ; toutes les questions concernant les complications de traumatismes, le tétanos, la gangrène gazeuse, les infections variées à microbes pyogènes furent enfin comprises et nettement interprétées dans leur étiologie.

Les progrès de la bactériologie furent si rapides entre 1876 et 1900 que presque chaque année des découvertes importantes se succèdent ; citons les principales : en 1876, Pasteur et Koch cultivent le bacille du charbon (déjà découvert par Davaine en 1850), en culture pure ; en 1877, Pasteur découvre le vibrion septique dans des cas de gangrène gazeuse ; en 1879 Neisser, le gonocoque, Talamon et Fraenkel, le pneumocoque ; en 1880, de nombreux travaux de Pasteur paraissent sur les agents habituels de la suppuration (streptocoques et staphylocoques) ; la pathogénie de la fièvre puerpérale et de l'érysipèle, celle de l'anthrax et de l'ostéomyélite se trouvent définitivement éclaircies ; en 1881, Laveran découvre le parasite du paludisme, Eberth celui de la fièvre typhoïde et Koch invente les milieux « solides » de culture (gélose, gélatine) qui sont un très grand progrès en technique bactériologique, comme Pasteur le reconnaît immédiatement. En 1882, Koch découvre le bacille de la tuberculose et Klebs celui de la diphtérie ; la même année, commencent les recherches capitales de Pasteur sur la vaccination anticharbonneuse par atténuation du virus ; en 1884, le bacille du tétanos est découvert par Nicolaïer ; en 1885, le colibacille est décrit par Escherich ; la même année, les recherches que Pasteur poursuivait depuis plusieurs années sur le virus rabique aboutissent aux premières inoculations antirabiques faites chez l'homme avec succès. En 1888, Brieger, Roux et Yersin font des

recherches très importantes sur la « toxine » diphté-
rique; en 1889, Behring découvre les antitoxines et
l'année suivante traite la diphtérie avec le sérum
antitoxique : la sérothérapie, que Richet et Héricourt
avaient décrite dès 1888, va devenir une méthode
thérapeutique précieuse dans les cas de diphtérie et
de tétanos. Mais il m'est vraiment impossible de
m'étendre davantage sur ce sujet : le peu que j'en ai
dit suffit à montrer la révolution profonde et décisive
que les conceptions pastoriennes ont apporté en
pathologie médicale et chirurgicale.

Naturellement toutes ces nouveautés qui bouscu-
laient tant de systèmes et de dogmes, et ébranlaient
à coups répétés le vieil édifice de la médecine humo-
rale, dont la chirurgie classique avait suivi jusque-là
fidèlement les traces, ne furent pas acceptées sans
de très vives résistances. La lecture des bulletins de
l'Académie de médecine de l'époque est encore aujour-
d'hui pleine de saveur et très instructive: les défenseurs de l'ancienne médecine, dont Peter peut être
considéré comme le type « représentatif », font plutôt
piètre figure, relus à quarante ans de distance; leurs
discours, souvent éloquents d'ailleurs, ne sont qu'une
pauvre dialectique, opposée comme une digue sans
résistance durable à l'expérience toute puissante qui
monte lentement, comme un fleuve débordé, et brusquement submerge tout. Les découvertes bactériologiques que nous venons de citer en amenèrent un
grand nombre d'autres, anatomo-cliniques et surtout
expérimentales, concernant les lésions viscérales qui
intéressent à la fois le médecin et le chirurgien; il
est naturellement impossible de rapporter ici en
détail tous ces remarquables travaux : je citerai seulement ceux d'Albarran et Guyon sur l'infection
urinaire, et toutes les affections chirurgicales de
l'appareil urinaire, rein, uretère et vessie. Des mono-
graphies nombreuses et importantes furent consacrées

à l'étude des affections chirurgicales (ou mieux médico-chirurgicales) du foie, des voies biliaires, de l'estomac et de l'intestin, du rectum, du poumon, des centres nerveux. L'étude des tumeurs fut très fouillée à la fois par les médecins et par quelques chirurgiens : les descriptions histologiques des différentes variétés de néoplasmes devinrent plus claires et plus précises : malheureusement jusqu'ici la cause du cancer est restée complètement inconnue, malgré un très grand nombre de recherches expérimentales. La clinique chirurgicale devint plus précise chaque jour et s'enrichit de nouveaux moyens d'exploration (rayons X, analyse chimique, bactériologique, et « biopsies »). Les grandes traditions de la clinique chirurgicale française, des Dupuytren et des Nélaton, avaient toujours été conservées par des hommes comme Alfred Richet, Verneuil, U. Trélat, Gosselin, Tillaux et Duplay. A l'époque où la chirurgie était bien peu sûre et souvent même désastreuse dans ses résultats, ces chirurgiens, cliniciens consommés, avaient orienté toute leur activité cérébrale vers l'étude approfondie des malades et les finesses du diagnostic : ils enseignèrent à leurs élèves la façon de bien examiner rapidement et simplement un malade, sans rien négliger d'essentiel et d'assurer solidement le diagnostic clinique : cette précieuse tradition qui n'est pas toujours écrite et dont les livres ne donnent bien souvent qu'une idée incomplète, est certainement un des plus beaux titres chirurgicaux de l'école française. Citer les noms de Reclus, de Berger, de Bouilly, de Peyrot, de Pozzi, cela suffit pour montrer que les élèves n'avaient pas démérité et étaient restés à la hauteur de leurs maîtres.

# CHAPITRE XI

## ÉTAT ACTUEL DE LA CHIRURGIE

Dans ce chapitre, je voudrais essayer de montrer d'une façon simple et accessible à tous (car le faire autrement serait écrire un traité de thérapeutique chirurgicale) quelles sont actuellement les indications, la technique et les résultats des opérations chirurgicales.

Les indications majeures, celles qui rendent absolument nécessaire l'intervention du chirurgien, sont restées en grande partie, ce qu'elles étaient autrefois, car l'action de la chirurgie a des limites naturelles que je préciserai ; le très grand progrès accompli depuis quarante ans, en chirurgie, a consisté bien plus en une meilleure réalisation de ces indications et en leur extension à un nombre de cas toujours plus grands qu'en la découverte d'indications entièrement nouvelles ; c'est ce que je voudrais démontrer ici.

Avant d'entreprendre la description détaillée de ces principales indications de la thérapeutique « chirurgicale », je tiens à faire remarquer que je supposerai forcément que dans chaque cas particulier un bon diagnostic a été préalablement posé. C'est qu'en effet le diagnostic chirurgical, qui peut être considéré en un sens comme la partie la plus difficile de la chirurgie, est le but essentiel de la clinique : avant d'en arriver à l'acte opératoire, il est absolument indispensable d'avoir fait un diagnostic aussi complet que possible. Cet établissement du diagnostic rendra le plus souvent nécessaire aujourd'hui l'application à tel ou tel cas particulier, de toutes les ressources que la médecine comme la chirurgie modernes ont à leur disposition. L'examen radiographique ou radioscopique, l'examen du sang, l'examen chimique et bactériologique des urines ou des différentes humeurs de l'organisme, quelquefois aussi la « biopsie », c'est-à-dire l'examen microscopique d'un fragment de tissu prélevé sur le malade, en un mot, tous les procédés d'exploration clinique autres que l'inspection, le toucher, le palper, l'auscultation et la percussion devront être employés suivant les cas : cette simple énumération montre combien il est nécessaire aujourd'hui d'être à la fois instruit des choses de la médecine comme de la technique chirurgicale proprement dite, si l'on veut être un chirurgien complet, c'est-à-dire pouvant lui-même poser et réaliser une indication opératoire; je reviendrai d'ailleurs sur ce point important dans le dernier chapitre.

*<br>* *

*Arrêter une hémorragie*, dont la persistance va mettre en danger la vie du malade, c'est un des devoirs les plus impérieux du chirurgien, aujourd'hui comme de tout temps. L'hémorragie qui se fait à l'extérieur, par une plaie, est évidemment le cas le plus simple : saisir le vaisseau blessé avec des pinces à forcipressure et en faire la ligature, c'est la règle formelle qui doit toujours être appliquée dans ces cas; s'il est impossible de mettre une ligature (cas en somme très exceptionnel) on peut laisser la pince « à demeure » pendant quarante-huit heures et obtenir ainsi l'arrêt définitif de l'hémorragie. La suture des artères, mise au point par les travaux expérimentaux récents, serait évidemment l'idéal théorique; mais elle est rarement applicable en pratique; il faut d'ailleurs reconnaître que sauf dans certains cas particuliers (par exemple blessure de l'artère carotide, dont la ligature pourrait causer une hémiplégie) elle n'est pas indispensable. Lorsqu'il est pratiquement impossible de faire de suite une ligature de l'artère d'un membre blessé, on peut recourir en attendant l'acte chirurgical, à la compression de ce membre par un garrot ou une bande élastique, mais à la condition formelle de laisser le moins de temps possible en place cet agent de constriction totale du membre, sans quoi on risquerait fort de voir survenir des accidents de gangrène; c'est ce que nous avons vu si souvent malheureusement pendant la guerre de 1914-1918.

Le grand danger de l'hémorragie secondaire qui est due comme nous le savons aujourd'hui à une infection de l'artère au niveau de sa blessure, menaçait autrefois un grand nombre des blessés dont on avait lié une artère; aujourd'hui cette redoutable complication est entièrement conjurée, quand la plaie opératoire reste aseptique, ce qui est presque la règle dans la pratique civile; mais lorsque les plaies sont gravement infectées, ces hémorragies secondaires, peuvent aujourd'hui encore s'observer assez souvent, comme nous avons tous pu l'observer pendant la guerre.

Le plus grand progrès qu'ait réalisé la chirurgie moderne, en ce qui concerne le traitement des hémorragies, c'est la possibilité qu'elle a acquise d'opérer utilement un certain nombre d'*hémorragies internes*, ce que ne pouvaient absolument pas faire les anciens chirurgiens : leur plus grande audace se bornait à ouvrir quelquefois avec succès, le crâne par trépanation, pour arrêter certaines hémorragies intracraniennes à la suite des fractures. Aujourd'hui, grâce à la technique aseptique, le principe essentiel de l'hémostase directe, c'est-à-dire de l'arrêt du sang par ligature du point qui saigne, peut être appliqué dans beaucoup de cas où l'expérience a démontré, d'une part que la persistance de l'hémorragie était vraiment menaçante pour la vie du malade et que d'autre part l'opération était réalisable sans faire courir au malade des risques excessifs. En raisonnant *a priori* et en appliquant trop largement ce principe de l'hémostase directe, on pourrait en effet aller trop loin et par exemple, sous prétexte d'arrêter l'hémorragie qui se produit dans l'intérieur du cerveau (apoplexie), faire une besogne inutile et certainement dangereuse. De même dans les cas de plaie de poitrine, l'indication d'ouvrir le thorax peut être fournie dans les plaies certaines du cœur et quelques plaies graves du poumon; ces opérations hardies sont certainement une des belles conquêtes de la chirurgie moderne : savoir suturer à temps une plaie du cœur, c'est dans la grande majorité des cas empêcher la mort presque fatale d'un blessé; mais pour un grand nombre de plaies du poumon, l'expérience montre que l'opération n'est pas absolument nécessaire et même qu'elle ferait souvent courir au blessé, si on l'appliquait trop systématiquement, des risques certainement excessifs. Pour les hémorragies qui se produisent dans la cavité abdominale, il est un cas spécial, où la chirurgie actuelle est toute puissante et permet de sauver bien des malades : c'est la rupture de grossesse extra-utérine avec grande hémorragie à l'intérieur du péritoine; de même aussi dans les contusions violentes de l'abdomen, lorsque le foie, la rate ou le rein saignent, il est indiqué aujourd'hui, presque dans tous les cas, d'intervenir sans tarder. Enfin, en présence de cette menace continuelle d'hémorragie mortelle qu'est un anévrisme artériel, la chirurgie moderne est très bien armée et son action est efficace, du moins pour toutes les artères des membres et celles du cou ; l'anévrisme aortique, malgré quelques tentatives plus ou moins complètes d'opération, reste actuellement au-dessus de nos ressources chirurgicales.

Lorsque ce n'est pas une artère qui saigne, mais une hémorragie en nappe qui se produit au niveau d'une cavité, comme les fosses nasales ou la cavité utérine par exemple, c'est au tamponnement serré qu'il convient aujourd'hui comme autrefois, de savoir recourir. De même si une varice se rompt ou si des hémorroïdes saignantes anémient gravement un malade, il faut enlever ces varices ou ces hémorroïdes. Dans certains cas même, des hémorragies répétées et incoercible pourront entraîner le sacrifice d'un organe comme l'utérus ou même très exceptionnellement le rein.

****

*Traiter les traumatismes accidentels*, qu'il y ait eu production d'une plaie ou au contraire que le traumatisme qui intéresse les os et les articulations soit fermé (luxations, fractures, contusions des cavités thoracique ou abdominale), c'est aujourd'hui, comme de tout temps, l'une des indications les plus évidentes de la chirurgie. Réduire une luxation récente ou remettre aussi bout à bout que possible les fragments d'une fracture fermée récente et la maintenir réduite, ce sont là des actes quotidiens que le chirurgien de nos jours accomplit d'une façon en somme très peu différente de celle qu'employaient les chirurgiens hippocratiques, il y a vingt-quatre siècles. Le chirurgien moderne a le très grand avantage d'avoir à sa disposition l'anesthésie générale qui lui permettra d'obtenir la détente complète des muscles et de réduire ainsi plus facilement ; il possède aussi la radiographie qui rendra toujours possible un diagnostic plus sûr et plus précis des lésions osseuses ; grâce aux appareils plâtrés et aux appareils à extension continue (déjà employés par Guy de Chauliac au XIVᵉ siècle), nous disposons de moyens très efficaces de contention ou de réduction des fractures : mais en somme et à tout prendre, il n'y a pas, dans tout ce domaine, de différence radicale avec le passé le plus lointain ; c'est certainement là une des parties de la chirurgie qui a le moins varié au cours des siècles.

Le grand progrès dans le traitement des fractures et des luxations que la chirurgie moderne a permis de réaliser, c'est de pouvoir ouvrir, dans certains cas bien définis, le foyer de fracture ou l'articulation luxée : si la réduction est impossible ou si l'expérience enseigne qu'il y aura presque fatalement un mauvais résultat, si on laisse la guérison naturelle se faire, nous pouvons aujourd'hui, sans crainte d'infection grave, remettre en place la tête articulaire luxée ou faire la suture des os fracturés, par des moyens variés que je n'ai pas à décrire ici en détail. Cette chirurgie ostéo-articulaire réparatrice primitive est une des très belles conquêtes de la chirurgie moderne et certainement l'une des plus utiles.

Lorsque la contusion violente d'un membre, avec rupture des grosses artères ou bien encore son broiement ont provoqué des désordres tels qu'il n'y a vraiment aucune chance de voir ce membre échapper à la gangrène, il faut évidemment aujourd'hui, comme de tout temps, en pratiquer l'amputation immédiate : ces cas sont heureusement rares en pratique civile (accidents de chemin de fer) bien plus fréquents en chirurgie de guerre.

Lorsque le traumatisme s'est accompagné de la production d'une plaie, le grand danger qui menace le blessé, c'est l'infection due, nous le savons aujourd'hui, à la pénétration dans les tissus blessés des microbes venus de l'extérieur (sol, vêtements, peau). Aujourd'hui, comme autrefois, les cas de traumatisme grave avec plaie restent sérieux et malgré tous les perfectionnements actuels, on peut voir survenir, à leur suite, des complications graves, quelquefois même mortelles. Ceci me paraît demander quelques explications, car souvent ceux qui ne sont pas initiés à la pratique chirurgicale, ont tendance à croire que l'antisepsie est une sorte de panacée toute puissante et qu'elle peut empêcher l'infection dans tous les cas. Il n'en est rien cependant et il n'est pas très difficile d'en trouver la raison. Les tissus contusionnés, souvent gravement lésés dans leur nutrition par la blessure simultanée des vaisseaux sanguins et des nerfs, offrent au développement des microbes qui y pénètrent un terrain des plus favorables; les germes trouvent en effet dans les débris cellulaires et dans le sang épanché, des aliments tout préparés : d'autre part, la défense naturelle de l'organisme contre l'infection, qui se fait, comme on sait par la phagocytose et les secrétions humorales normales, se trouve toujours dans ces cas plus ou moins gravement compromise; elle peut même faire complètement défaut, s'il s'agit d'un traumatisme grave : enfin, quelquefois aussi, la souillure des tissus est très profonde et s'accompagne de la pénétration de « corps étrangers » dont la présence aggrave toujours et d'une façon très marquée le pronostic de toutes les plaies. Si ces conditions fâcheuses se trouvent réunies, l'antisepsie seule est impuissante à empêcher le développement de l'infection ; je veux dire par là que si l'on se contente de badigeonner, d'une façon plus ou moins attentive, cette plaie grave avec un antiseptique fort, eau phéniquée, sublimé, teinture d'iode, eau oxygénée, le résultat sera bien souvent nul. Il faudra de toute nécessité dans ces cas graves (les seuls naturellement auxquels je fais actuellement allusion), faire une véri-

table « opération chirurgicale », c'est-à-dire ouvrir la
plaie dans une étendue suffisante pour pouvoir anatomiquement l'explorer, la « débrider », comme
disaient les vieux chirurgiens qui avaient bien remarqué l'importance extrême qu'il y a à ouvrir les plaies
profondes pour en faciliter la guérison : il est vrai
qu'à leur époque, ils attribuaient les accidents des
plaies non « débridées » à l' « étranglement » des
tissus, explication certainement très insuffisante,
comme nous le savons aujourd'hui ; c'était l' « explication » théorique inexacte par laquelle on justifiait
une pratique dont l'efficacité avait été vérifiée expérimentalement. Lorsque la plaie aura été bien explorée, il faudra enlever avec soin les tissus gravement
contus et « dévitalisés » ainsi que les corps étrangers,
faire l'hémostase, suturer tendons et nerfs, réparer
anatomiquement en un mot de son mieux la région
blessée et permettre ainsi à l'organisme de faire le
mieux possible les frais d'une bonne cicatrisation, car
n'oublions pas que c'est lui qui travaillera le plus
efficacement à sa guérison et que notre rôle à nous
chirurgiens, n'est que de l'aider. Dans les cas de plaie
pénétrante de l'abdomen, si un viscère, surtout appar-
tenant au tube digestif est blessé, il faut opérer,
c'est-à-dire ouvrir l'abdomen, explorer avec soin,
suturer les plaies viscérales et de plus arrêter les
hémorragies souvent graves qui ont pu se produire
dans ces cas. Tout cela est aujourd'hui possible,
grâce à la technique aseptique ; les guérisons de ces
plaies autrefois mortelles seront même fréquentes,
si l'intervention a pu être faite à temps, c'est-à-dire
le plus tôt possible après l'accident.

La conséquence que l'on peut tirer immédiatement
de ces remarques importantes, c'est que dans toutes
les plaies graves, profondes, ouvertes à l'extérieur,
surtout si elles s'accompagnent de la pénétration de
corps étrangers, le facteur de gravité le plus certain

ce sera le temps écoulé entre le moment où la blessure aura été produite et celui où le blessé pourra recevoir les soins nécessaires. En effet, l'intervention chirurgicale rapide est absolument indispensable dans tous ces cas ; si elle n'est pas faite ou mal faite, l'infection se développera, variable naturellement en étendue et en intensité suivant les cas, mais certaine ; on observera tous les intermédiaires, depuis le simple phlegmon local avec abcès consécutif, sans gravité sérieuse jusqu'aux infections du type gangrène gazeuse qui pourront causer la mort, quoi qu'on fasse, en un temps très court. Naturellement les injections de sérums antitoxiques (tétanos, infections gangréneuses) doivent aujourd'hui être associées, dans ces cas, à l'acte chirurgical. Si un foyer de fracture ou si une articulation est ouverte par le traumatisme, l'indication d'opérer est encore plus pressante ; si l'on n'intervient pas ou seulement tardivement, il y aura fatalement des complications infectieuses osseuses ou articulaires (ostéomyélite ou arthrite suppurée) qui pourront entraîner la mort ou la perte du membre (amputation secondaire) ou tout au moins une absence de consolidation des os fracturés (pseudarthrose) ou une ankylose complète de l'articulation ; au contraire une intervention chirurgicale précoce et complète permettra presque toujours d'éviter ces graves complications et conservera au blessé un membre utile.

Je dois ouvrir ici une parenthèse, pour montrer d'une façon en quelque sorte expérimentale, la vérité de ces notions sur le traitement immédiat et chirurgicalement bien fait des plaies. Lorsque la guerre européenne de 1914-18 commença, personne ne s'était rendu compte de l'importance qu'allaient jouer ces principes qui étaient pourtant bien connus des chirurgiens civils ; ceux-ci savaient que les fractures ouvertes restaient encore graves, malgré l'antisepsie, et que même dans des hôpitaux modernes bien outillés, à la suite des accidents de chemin de fer, par exemple, on pouvait encore, de temps à autre, observer des cas mortels de gangrène gazeuse. Mais ces faits, exceptionnels en somme, n'avaient pas retenu suffisamment l'attention de ceux qui étaient censés détenir la vérité en fait de « chirurgie de guerre » (l'expérience montra plus tard que la chirurgie de guerre était un mythe, en tant que spécialité, et qu'il y avait seulement la chirurgie, tout court, pratiquée pendant la guerre, ce qui est bien différent). Bien plus, des guerres récentes (guerre des Boers et des Anglais, guerre Russo-Japonaise, guerres Balkaniques) avait conduit les autorités chirurgicales militaires à des conclusions que l'événement montra être absolument fausses : dans ces guerres, en effet, on observa surtout chez les blessés des plaies par balles de fusil, balles de petit calibre et à grande vitesse initiale, qui traversaient souvent les membres et aussi le thorax sans faire de trop grands dégâts, même lorsqu'il y avait blessure d'un os ou d'une articulation ; fréquemment ces blessures par balles étaient remarquablement peu graves et elles guérissaient dans nombre de cas, sans autres précautions qu'un ou deux pansements superficiels : on en avait conclu trop vite que « l'abstention systématique » devait être la règle en chirurgie de guerre et qu'il n'était pas nécessaire d'opérer de suite les blessés, mais qu'il fallait leur faire simplement des pansements antiseptiques et les évacuer ensuite le plus loin possible : « panser et évacuer », tel devait être, le rôle du chirurgien à l'armée, d'après les prescriptions officielles du début de la guerre.

L'application de cette méthode basée sur des faits mal interprétés fut un vrai désastre. Les événements montrèrent que s'il y avait en effet un certain nombre de plaies par balles qui guérissaient parfois presque spontanément, la très grande majorité des autres blessures, celles par éclats d'obus, en particulier, s'accompagnaient avec une grande fréquence d'accidents infectieux graves : malgré le premier pansement « antiseptique », tétanos, gangrène gazeuse, arthrites suppurées, ostéomyélites graves : on vit réapparaître tous ces accidents chez les blessés du début de la guerre non opérés de suite, mais simplement pansés plus ou moins sommairement, avec application de « teinture d'iode » (la panacée du moment) et évacués à grande distance. On pouvait croire à la faillite de l'antisepsie et avec elle de la chirurgie moderne tout entière. Il fallut bien, malgré les avis antérieurement exprimés en haut lieu, reconnaître l'erreur et changer radicalement de méthode : l'intervention chirurgicale immédiate, dans la grande majorité des cas, fut reconnue comme absolument nécessaire. On refit donc d'abord ce que faisaient les chirurgiens d'armée du passé, on « débrida » les plaies, on enleva les projectiles inclus, on fit le tamponnement antiseptique des plaies ainsi ouvertes et de suite les accidents très graves du début devinrent plus rares ; les injections de sérum antitétanique souvent négligées au début, furent pratiquées plus fréquemment et plus régulièrement : on ne pouvait faire plus à cette époque (fin de 1914) où il n'y avait (j'en parle par expérience) ni autoclave, ni radiographie, ni installation chirurgicale quelconque convenable, dans la grande majorité des ambulances. Bientôt, sous l'influence de quelques chirurgiens civils mobilisés, qui s'étaient trouvés dans de meilleures conditions matérielles d'installation et avaient pu opérer convenablement leurs blessés, on fit non seulement le débridement des plaies, leur exploration, l'ablation des projectiles, l'excision des tissus contusionnés, mais aussi on tenta la suture immédiate, la réunion de ces plaies jusque-là toujours si graves et si longues à guérir : les résultats furent, dans l'ensemble, très satisfaisants et la méthode tendit à se généraliser. C'était la réhabilitation de la chirurgie moderne, dont la réputation avait paru un instant si gravement compromise. L'expérience acquise à ce moment enseigna même des choses nouvelles et fort intéressantes, qui resteront ; par exemple, la possibilité, si l'on opère assez tôt (c'est essentiel), de suturer de suite et sans drainage une articulation qu'un traumatisme a ouverte, après l'avoir explorée et débarrassée des corps étrangers ou bien de réparer complètement un foyer de fracture récente par projectile de guerre avec réunion immédiate des fragments osseux.

Malheureusement, ces résultats brillants n'étaient possibles que dans certaines circonstances ; en effet il fallait, pour réussir, que deux facteurs essentiels fussent réunis : d'abord que les blessés fussent amenés le plus rapidement possible au chirurgien, ensuite que celui-ci disposât du matériel nécessaire et pût employer toutes les précautions aseptiques que la chirurgie moderne réclame, impérieusement, pour son exécution correcte sous peine d'être plus dangereuse qu'utile. Aussi, quand ces deux conditions indispensables n'étaient pas remplies (ce qui malheureusement par la faute des événements et aussi des hommes, arrivait souvent), on voyait reparaître les accidents d'infection des plaies, moins graves certes qu'au début, mais tout de même fréquents et sérieux.

Ainsi se trouva réalisée pendant la guerre de 1914-1918, une expérience gigantesque qui confirma la démonstration de plusieurs faits chirurgicaux des plus importants ; à savoir :

1° que le badigeonnage d'une plaie grave et profonde avec un antiseptique quelconque ou son remplissage avec une poudre douée également de propriétés antiseptiques (*in vitro*), sont des mesures absolument illusoires pour en prévenir l'infection.

2° que la seule façon d'empêcher celle-ci, c'est

d'opérer complètement la plaie, de l'ouvrir, de l'explorer, de la débarrasser des corps étrangers, d'en faire l'hémostase exacte, d'exciser les tissus contus et frappés de mort et même de la suturer immédiatement dans certains cas favorables.

3° mais que ce traitement « aseptique » des plaies récentes, infiniment supérieur a tous les traitements antiseptiques, n'est possible que si les blessés sont opérés tout de suite après leur blessure.

4° que la chirurgie moderne ne donne les beaux succès qu'elle doit permettre fréquemment d'obtenir que si elle est pratiquée par des mains exercées et armées de son outilage complet (autoclaves, étuves, pièces opératoires spéciales, gants de caoutchouc, etc.) et si les soins consécutifs et la surveillance de la convalescence des blessés sont garantis dans des conditions hygiéniques aussi bonnes que possible.

*

*
*

*Enlever un corps étranger*, introduit accidentellement dans les tissus ou développé spontanément dans l'organisme (calculs des voies urinaires, des voies biliaires, etc...) quand il cause ou entretient des accidents d'infection, ou lorsqu'il est très douloureux, telle est encore l'une des indications les plus anciennes et les plus certaines de l'intervention du chirurgien. Les primitifs savent enlever les flèches qui les ont blessés et nous avons vu les héros homériques le faire comme eux. La « taille », par excellence, celle de la vessie contenant un calcul est aussi l'une des plus vieilles opérations de toute la chirurgie. Aujourd'hui ces interventions pour corps étrangers profondément situés dans les tissus et pour calculs variés (voies urinaires et voies biliaires) sont très bien réglées et même rendues dans une certaine mesure faciles par la radiographie qui permet de localiser toujours avec précision les projectiles métalliques et souvent aussi certains calculs, d'une constitution chimique particulière. La lithotritie (c'est-à-dire le broyement du calcul dans la vessie), aux lieu et place de la taille, est devenue une opération très sûre, alors qu'elle était encore grave avant l'antisepsie. Pour l'ablation des corps étrangers introduits accidentellement dans l'œsophage, et les voies aériennes, le perfectionnement des méthodes d'exploration par des tubes métalliques, armés d'un bon éclairage électrique, a été un très grand progrès. L'indication dans tous ces cas est nette et précise, une fois le diagnostic posé; des opérations comme l'ablation d'une vésicule bourrée de calculs, vésicule douloureuse ou infectée, des calculs du cholédoque, du bassinet, du rein ou de l'uretère, sont vraiment parmi les plus belles et les plus utiles conquêtes de la chirurgie moderne.

*Supprimer un obstacle mécanique* qui provoque l'oblitération complète ou incomplète d'un conduit naturel (présence d'un corps étranger ou altération organique des parois) ou qui comprime ou étrangle par une cause extérieure ce conduit, c'est une indication chirurgicale majeure que l'ancienne chirurgie ne pouvait guère remplir utilement que dans quelques cas bien peu nombreux; comme par exemple, l'étranglement herniaire, le rétrécissement de l'urèthre ou celui du larynx. L'opération de la hernie étranglée, la dilatation ou la section d'un rétrécissement uréthral, la trachéotomie autrefois appelée bronchotomie sont en effet des opérations pratiquées depuis fort longtemps. Les indications actuelles se sont beaucoup étendues : rétrécissement de l'œsophage, rétrécissement du pylore ou de l'intestin, du rectum, toutes les variétés d'occlusion intestinale par bride, torsion, invagination, etc., l'obstacle créé à l'évacuation de la vessie par une hypertrophie prostatique, toutes ces lésions aujourd'hui peuvent et doivent être par conséquent utilement traitées par la chirurgie. Quand il est impossible de supprimer la lésion qui cause l'obstacle, ce qui est théoriquement l'idéal, on le contourne, comme dans les très nombreuses opérations d'anastomose du tube digestif (gastro-entérostomie pour rétrécissement du pylore) ou bien encore, on fait une ouverture au-dessus ou au-dessous de l'obstacle suivant les cas (trachéotomie ou gastrostomie faites au-dessous d'un rétrécissement du larynx ou de l'œsophage, au contraire anus artificiel pratiqué au-dessus d'un rétrécissement de l'intestin). Dans quelques cas l'obstacle n'est que temporaire, spasmodique, sans altération grave des parois de l'organe et cependant la chirurgie peut être appelée à combattre utilement ce spasme (dilatation forcée de l'anus par exemple dans les cas de fissure).

*Enlever une tumeur bénigne* quand elle est gênante ou dangereuse (par compression par exemple d'un organe important) et une tumeur maligne, dans tous les cas où on peut le faire, c'est encore une indication chirurgicale très importante et fort ancienne. Autrefois l'ablation des tumeurs bénignes n'allait pas bien loin en profondeur ; elle était limitée à quelques tumeurs superficielles des membres, de la tête et du cou ; d'autre part les seules tumeurs malignes auxquelles les chirurgiens s'attaquaient étaient aussi les tumeurs malignes des membres (sarcome des os), celles du sein, des téguments, du testicule (castration) ou des organes orificiels, lèvres, langue ou terminaison du tube digestif. Les résultats étaient d'ailleurs très médiocres, car le chirurgien ne coupait guère que la tumeur elle-même, sans enlever ni les tissus voisins dans une étendue suffisante, ni les ganglions lymphatiques correspondants. Aujourd'hui l'ablation des tumeurs bénignes et malignes est l'un des plus vastes domaines de la chirurgie opératoire. Pour les tumeurs bénignes (les fibromes utérins, certains kystes de l'ovaire, les goitres kystiques, les tumeurs du sein, certaines tumeurs qui compriment le cerveau et la moelle) l'opération est vraiment excellente dans ses résultats immédiats et lointains. On peut classer ici, à côté des tumeurs bénignes, certains kystes parasitaires, bien qu'ils en diffèrent beaucoup au point de vue de l'anatomie pathologique; les « kystes hydatiques » du foie ou du poumon, ou encore ceux qui siègent bien plus rarement dans d'autres organes, doivent toujours être opérés, car ils constituent un très grave danger pour celui qui les porte (destruction progressive de l'organe, infection du kyste); la chirurgie moderne a fait faire au traitement de ces kystes hydatiques de très grands progrès.

En ce qui concerne les *tumeurs malignes* (cancer épithélial et sarcomes), il est actuellement établi par l'expérience qne le moins mauvais traitement dont nous disposions, c'est leur ablation chirurgicale, à condition que celle-ci soit faite très précocement et très largement. Les autres traitements récemment proposés contre le cancer comme les rayons X ou le radium n'ont une action vraiment favorable, semble-t-il, que dans certaines tumeurs malignes (celles de la peau surtout et aussi certains sarcomes); leur application ne peut être dès maintenant généralisée à tous les cas : c'est d'ailleurs une question de thérapeutique encore à l'étude et sur laquelle il ne sera possible de se faire une opinion que dans plusieurs années.

Le traitement chirurgical moderne d'une tumeur maligne vise à enlever la totalité de la tumeur maligne avec le plus possible des tissus sains voisins et les groupes ganglionnaires lymphatiques correspondants. Ce sont là des opérations délicates souvent très importantes et forcément graves; elles peuvent donner des survies de dix, douze ou quinze ans, ce qu'aucun autre traitement ne peut faire actuellement : malheureusement, on observe aussi des récidives fréquentes après l'opération et surtout la repullulation à distance du cancer, dans des organes éloignés (foie, os, cerveau, etc...); mais ces récidives ou ces généralisations ne sont pas des arguments sérieux contre le traitement chirurgical du cancer, puisque actuellement nous ne disposons d'aucun meilleur mode de traitement contre le mal terrible. Il est donc du devoir strict du médecin de prescrire une opération précoce à tout malade atteint de cancer situé dans un organe accessible ou chirurgicalement enlevable, et les opérations pour cancer du sein, de l'utérus, du rectum, de l'intestin et de l'estomac, de la langue, des lèvres, etc... doivent être rangées parmi les conquêtes les plus utiles de la chirurgie moderne. Lorsque le cancer est chirurgicalement inopérable et qu'il détermine des accidents d'obstruction mécanique, ceux-ci doivent être traités palliativement, c'est-à-dire sans espoir de guérison définitive, mais avec soulagement momentané et souvent suppression complète des douleurs, ce qui est tout de même un bénéfice appréciable.

*Savoir réparer une malformation congénitale* comme une hernie *ou acquise*, consécutive par exemple à une cicatrisation vicieuse (brûlure) ou à l'évolution naturelle d'une affection des os ou des articulations, c'est souvent, dans certains cas, un des beaux triomphes de la chirurgie moderne. Nous avons vu apparaître autrefois, en chirurgie, les autoplasties (méthode indienne et méthode italienne); on tenta ensuite de réparer les becs de lièvre et les voiles du palais divisés de naissance. Il y a un siècle environ, on fit des ténotomies pour le torticolis et la rétraction du tendon d'Achille et les autoplasties de la face revinrent en honneur au milieu du xix<sup>e</sup> siècle; les opérations de redressement forcé des déformations du rachis et des membres sont fort anciennes également et l'opération pour imperforation congénitale de l'anus était déjà pratiquée dans l'antiquité. La cure opératoire des hernies est devenue aujourd'hui une opération régulière et souvent très efficace.

Mais c'est seulement depuis que la chirurgie est armée de la technique aseptique que le domaine de la chirurgie réparatrice et orthopédique s'est étendu au point de former de nos jours une des branches les plus importantes de la chirurgie opératoire, surtout chez les enfants. Les techniques se sont beaucoup perfectionnées, les opérations sont devenues très hardies et toujours plus ingénieuses; actuellement les opérations de bec de lièvre simple ou compliqué, les opérations de division congénitale de la voûte et du voile du palais, le torticolis, les pieds bots, les luxations congénitales de la hanche, le genu-valgum, les ankyloses vicieuses, l'hypospadias, voire même l'absence du vagin, toutes ces malformations congénitales ou acquises sont opérées avec le plus grand succès.

La greffe osseuse est entrée depuis quelques années de plus en plus dans la pratique : nombre de « pseudarthroses », c'est-à-dire d'absence de consolidation de fracture, ont pu être ainsi opérées et guéries : on a fait des déplacements de tendons, et même des greffes tendineuses pour corriger des malpositions du pied ou de la main. On peut adjoindre à ce chapitre de la chirurgie réparatrice, les fixations d'organes déplacés ou déviés, le rein et l'utérus par exemple : autrefois (je veux dire il y a vingt ou trente ans), ces néphropexies, ces hystéropexies étaient très souvent pratiquées : aujourd'hui, on en fait beaucoup moins parce que l'expérience a montré que leurs résultats éloignés étaient trop souvent médiocres, à cause surtout de l'état mental et de l'hyperémotivité particulière des malades chez qui ces déviations d'organes sont douloureuses ; c'est une chirurgie dont les indications sont très limitées, et je crois qu'il convient aujourd'hui d'être assez sobre de ces opérations, d'ailleurs très simples.

*
* *

*Evacuer une collection purulente* d'accès facile, un « abcès », une « apostème » comme disaient nos pères, c'est probablement l'une des indications les plus anciennes et les plus évidentes de la chirurgie : chez les primitifs, chez les anciens civilisés, partout nous voyons pratiquer l'ouverture d'un abcès qui tend lui-même à venir s'ouvrir au dehors. Le chapitre des suppurations des membres, des suppurations périanales et de leur complication fréquente, les fistules anales, est certainement un de ceux qui furent le plus anciennement connus de toute la chirurgie, comme celui des fractures et des luxations.

Mais jusqu'à l'avènement de la chirurgie moderne, ces incisions d'abcès étaient en somme limitées aux collections purulentes superficielles ; l'évacuation d'une pleurésie suppurée était considérée comme une opération grave et très aléatoire, parce que l'infection secondaire de la plaie se produisait le plus souvent et que la plupart des opérés succombaient. Aujourd'hui toutes ces incisions d'abcès profonds ou de collections suppurées dans une cavité préformée, comme la plèvre, le péritoine, les articulations, sont faites quotidiennement avec succès, toutes les fois naturellement que les malades ne sont par trop profondément infectés. Enumérer toutes ces indications particulières serait interminable et sans intérêt. De même je ne ferai que signaler les incisions rendues nécessaires par la formation d'un abcès dans certains organes profonds, comme le cerveau (abcès encéphalique à la suite d'une otite suppurée par exemple), le foie (abcès dans la dysentérie amibienne), les reins (abcès métastatiques).

Ce qu'il est bien plus important de mettre en relief, c'est que la chirurgie moderne peut empêcher souvent, par une opération opportune, la généralisation ou la diffusion d'une infection grave. C'est là une des plus utiles indications de la chirurgie actuelle et l'une de ses plus belles conquêtes. On sait aujourd'hui reconnaître à temps et opérer, par exemple, l'appendicite aiguë, la cholécystite aiguë, les perforations du tube digestif qui vont fatalement provoquer une péritonite diffuse mortelle si le chirurgien n'intervient pas immédiatement. Ces opérations d'appendicite à chaud ou de perforation de l'estomac constituent un domaine entièrement nouveau, acquis par la chirurgie moderne ; elles empêchent de mourir, quand elles sont faites à temps, bien des malades autrement à peu près certainement condamnés. Lorsqu'une infection invétérée d'un organe, infection qui ne veut pas se « refroidir » suivant l'expression consacrée, persiste malgré les traitements internes, il est possible aujourd'hui de guérir les malades en enlevant cet organe, quand la chose est possible, ou tout au moins en le « drainant » ; ce sont les opérations si fréquentes d'appendicite à rechute, de suppuration des trompes et des ovaires, de suppurations des voies biliaires ou des voies urinaires ; il y a là tout un vaste champ d'activité chirurgicale, souvent très heureuse dans ses résultats, qui ne s'est ouvert que depuis l'apparition de l'antisepsie et surtout de l'asepsie.

*Lorsqu'un membre est atteint de gangrène* par suite de l'oblitération de ses artères, il est indiqué, aujourd'hui comme autrefois, de l'amputer : c'est une des plus anciennes indications de l'amputation en chirurgie : il n'y a pas eu là de grands progrès de nos jours, si ce n'est que nous savons mieux déterminer le point où il faut amputer et que les pansements antiseptiques qui « momifient » la gangrène permettent souvent d'attendre et d'opérer dans de meilleures conditions.

Dans des cas très rares une gangrène d'un membre consécutive à une « embolie » dans un tronc artériel, peut être évitée par l'artériotomie, c'est-à-dire l'incision de l'artère et l'ablation du caillot ; cette opération très rationnelle, mais malheureusement très rarement possible, a été faite déjà plusieurs fois avec succès : c'est une belle prouesse chirurgicale, mais elle nécessite un « diagnostic » parfait et comme toujours, c'est le plus difficile.

L'*infection tuberculeuse* des organes est quelquefois aussi une indication d'opérer : autrefois on ne connaissait guère que l'abcès « froid » dont l'ouverture simple était très redoutée, car l'abcès se fistulisait, s'infectait et la majorité des malades succombaient quand la suppuration venait d'un os ou de la colonne vertébrale (mal de Pott). Les « tumeurs blanches » des articulations, connues depuis longtemps aussi, étaient surtout traitées par l'amputation ou par quelques résections généralement suivies de médiocres succès. Avec l'antisepsie, les choses changèrent du tout au tout ; l'infection secondaire des plaies étant évitée, on put soigner par ponction répétée les abcès tuberculeux et même quelquefois les ouvrir largement ou mieux les extirper complètement. La chirurgie conservatrice des membres par résection ostéoarticulaire fit, avec Ollier, d'immenses progrès et actuellement les résections articulaires pour tuberculose sont une indication bien établie et souvent heureuse dans ses résultats. La tuberculose des ganglions lymphatiques peut être aussi parfois traitée par l'ablation chirurgicale, mais on tend aujourd'hui à être moins opérateur qu'il y a quelques années dans ces cas. L'héliothérapie et l'hygiène, le séjour au bord de la mer ou à la montagne sont des traitements qui ont fait leurs preuves dans nombre de cas de tuberculose ganglionnaire, osseuse et articulaire. Les opérations d'ablation du rein tuberculeux, de l'intestin tuberculeux sont très légitimes dans certains cas ainsi que l'évacuation d'une ascite tuberculeuse et peuvent donner de bons résultats, toujours à condition que l'état général des malades permette de les pratiquer ; c'est d'ailleurs là une règle formelle dans toutes les opérations pour lésion tuberculeuse quel qu'en soit le siège.

Les suppurations qui ont été mal ou insuffisamment traitées peuvent donner lieu à la production de « fistules ». Ces fistules surtout fréquentes à la suite de l'évolution des lésions tuberculeuses, sont généralement incurables sans un traitement chirurgical actif (fistules péri-anales et péri-rectales, fistules osseuses, fistules pleurales et fistules intestinales, etc.). Le traitement chirurgical de ces fistules, souvent fort difficile, a fait de grands progrès depuis l'avènement de la chirurgie moderne ; nous pouvons aujourd'hui disséquer largement un trajet fistuleux, réséquer les organes malades dans certains cas, chercher profondément les séquestres (ou fragments d'os morts qui entretiennent la suppuration), surtout grâce à la radiographie. Mais malheureusement il faut reconnaître que lorsqu'il s'agit de tuberculose, il y a encore bien des échecs, malgré les opérations les mieux conduites.

En dehors de ces collections suppurées, à évolution aiguë ou au contraire torpides et « froides », le chirurgien peut être appelé quelquefois à intervenir pour évacuer une collection de liquide séreux ou séro-fibrineux amassé dans une cavité telle que la plèvre, le péritoine, la tunique vaginale du testicule ou les séreuses articulaires : ce sont là de bien vieilles opérations chirurgicales : la « paracentèse » de l'abdomen est déjà décrite dans les ouvrages hippocratiques : de même les opérations pour hydrocèle sont très anciennes, ponctions, incisions de la tunique vaginale avec ablation partielle de celle-ci étaient pratiquées par les chirurgiens grecs. On fait encore aujourd'hui toutes ces opérations, naturellement avec bien plus de sécurité et elles sont mêmes devenues les plus simples de toutes les interventions de la petite chirurgie : il est du reste assez difficile de les classer, car la signification de certains de ces épanchements séreux (hydrocèle, hydarthrose non tuberculeuse) est encore aujourd'hui tout à fait obscure. Quand nous intervenons dans ces cas, nous n'en savons guère plus que nos ancêtres et nous faisons comme eux de l'empirisme pur ; dans ces lésions l'intervention est rendue légitime, non pas par l'interprétation scientifique que nous pouvons donner de son mode d'action, mais seulement par les résultats favorables qu'elle donne expérimentalement.

Enfin *sectionner un tronc nerveux* qui est le siège de douleurs extrèmement vives, de névralgies rebelles, c'est une indication relativement récente de la chirurgie : les premières névrotomies faites pour ces névralgies remontent au milieu du xixᵉ siècle : mais avant l'antisepsie, le nombre des opérations de ce genre était resté bien minime. Depuis trente ans, ces indications de sectionner ou d'arracher un nerf sensitif siège de douleurs névralgiques rebelles se sont beaucoup multipliées (racines rachidiennes postérieures et surtout domaine du nerf trijumeau). L'audace chirurgicale n'a pas reculé devant l'ablation du ganglion de Gasser, sur la face supérieure du rocher : aujourd'hui, on tend à remplacer cette opération, toujours assez grave, par la section de la racine sensitive en arrière du ganglion de Gasser ; les résultats sont en général excellents, mais il ne faut en arriver à cette opération sérieuse qu'en dernière

extrémité : après avoir essayé par exemple les injections d'alcool dans les troncs nerveux, certainement
moins graves et qui donnent aussi des résultats pas-
sables, au moins pendant un certain temps.

*<br>* *

Telles sont les principales indications opératoires
que la chirurgie, aujourd'hui comme autrefois, se
trouve appelée à remplir. On peut se rendre compte
par le rapprochement que j'ai fait volontairement
entre la chirurgie actuelle et celle du passé même le
plus lointain, des progrès considérables que l'acquisition de la technique antiseptique et surtout aseptique
ont permis de réaliser ; le lecteur peut voir combien
ces indications séculaires de l'intervention chirurgicale sont aujourd'hui mieux remplies qu'autrefois et
en même temps étendues à un bien plus grand nombre
de cas. Il faut, en terminant ce chapitre des indications thérapeutiques de la chirurgie, que je dise
aussi un mot des indications entièrement nouvelles,
de celles qui n'avaient même pas été soupçonnées
autrefois.

Ce sont tout d'abord celles qui reposent sur une
base physiologique plus ou moins bien établie,
comme par exemple l'ablation des ovaires dans certaines métrorragies rebelles (indication rare) ou
l'ablation partielle du corps thyroïde dans le goitre
exophthalmique ou maladie de Basedow ; on admet
que cette maladie étant causée par une hypertrophie
de la glande thyroïde, avec sécrétion trop abondante
ou déviée de la normale, il faut enlever une partie
importante de cette glande pour faire cesser les accidents. De fait, on peut obtenir ainsi des résultats
thérapeutiques intéressants, sinon constants, qui sont
une belle expérience de physiologie, réalisée sur

l'homme malade. L'ablation de la rate dans certaines
affections médicales (comme celle décrite par Banti
et dans certains cas d'ictère qui paraissent bien dus
à une lésion splénique), est également une opération
d'inspiration physiologique, qui a donné des succès
remarquables dans des cas bien choisis. De même,
mais plus rarement et plus difficilement, on s'est
attaqué à l'hypophyse ou glande pituitaire, dans certains syndromes morbides attribués à une lésion de
cet organe ; de même encore la chirurgie du grand
sympathique peut être considérée comme étant de la
physiologie expérimentale chirurgicale ; que l'on
résèque le sympathique cervical pour agir sur l'œil,
sur le corps thyroïde ou sur le plexus cardiaque, que
l'on dépouille de leur gaine fibro-sympathique les
artères des membres pour combattre certains troubles
trophiques ou certaines névralgies rebelles, c'est en
somme toujours une expérience que l'on fait ; inno-
cente, grâce à la sécurité actuelle de la chirurgie,
elle peut donner des résultats remarquables, mais
peut aussi échouer, car le mécanisme précis de
l'action thérapeutique dans ces cas, n'est encore
qu'imparfaitement élucidé. De même encore, les
interventions d'élongation ou de dissociation des
nerfs périphériques (le sciatique par exemple) dans
certains cas de névralgie rebelle ou de maux perfo-
rants du pied, sont des tentatives chirurgicales légitimes dans certains cas qui résistent à toute thérapeutique médicale, mais toujours bien aléatoires
dans leurs résultats. Citons encore la trépanation
décompressive de l'encéphale dans certains cas de
tumeur cérébrale ; l'expérience a montré que dans
certains cas de tumeur intra-cranienne, l'hyper-
pression du liquide céphalo-rachidien produisait des
troubles graves du côté de l'encéphale et surtout du
fond de l'œil (menace de cécité rapidement développée) : dans ces cas, l'ouverture de la boîte

cranienne osseuse permet la décompression de
l'encéphale et souvent l'arrêt des troubles oculaires :
c'est une opération, très rationnelle qui est aujour-
d'hui bien réglée et donne de bons résultats. Malheureusement ceux-ci ne sont le plus souvent que
temporaires, puisqu'il s'agit en règle générale de
néoplasmes intra-craniens. Je rappellerai que cette
opération paraît bien avoir été connue des chirurgiens
grecs comme je l'ai signalé déjà (v. p. 68) il y a plus
de vingt siècles.

Je rappellerai encore, très rapidement un certain
nombre d'opérations dirigées contre les épanchements
séreux de l'abdomen, appelés ascites : on a voulu
empêcher la reproduction de ces épanchements après
ponction, soit en drainant le liquide ascitique dans
le tissu cellulaire ou même dans une veine saphène
suturée au péritoine, soit provoquer des adhérences
entre l'épiploon et la paroi abdominale, imitant ce
que fait quelquefois la nature dans certaines ascites :
toutes ces tentatives n'ont donné que des résultats
misérables et on aurait pu le prévoir, car il est vraiment bien naïf de considérer un trouble aussi profond
et relevant d'une pathogénie certainement aussi
complexe que l'ascite (dans un cas de cirrhose hépa-
tique par exemple), comme un simple trouble
mécanique que la chirurgie pourra guérir par son
intervention dont l'action est si limitée et se borne à
combattre, dans ce cas, le phénomène purement
mécanique de l'accumulation du liquide.

J'en arrive maintenant à certaines indications nouvelles de la chirurgie moderne ; enhardis par la sécurité que leur donnait l'asepsie certains chirurgiens
n'ont pas hésité à opérer sur des indications extrêmement vagues, comme celle-ci par exemple. Voici,
le raisonnement qui est bien déduit logiquement, mais
dont les prémisses malheureusement ne sont nullement démontrées ; la constipation est due à une

« ptose avec atonie » du côlon : dans ce côlon abaissé et dilaté où stagnent les matières fécales, il se produit une résorption toxique expliquant les troubles que les constipés présentent parfois ; donc pour guérir ces troubles, faisons la déviation des matières en abouchant l'intestin grêle avec la fin du gros intestin. On le fit ; les résultats furent médiocres et quelquefois très fâcheux ; naturellement les auteurs de cette chirurgie hardie ne s'en tinrent pas là, il firent des ablations de la plus grande partie du côlon : les résultats restèrent généralement médiocres et souvent encore plus fâcheux qu'avec les opérations de « dérivation ». En somme, ce sont là des excès chirurgicaux basés sur des raisonnements hypothétiques, mieux faits, à mon avis, pour discréditer la chirurgie que pour la faire beaucoup progresser. Lorsqu'un malade ne présente pas de lésions anatomiques nettes d'un organe, mais seulement des « troubles physiologiques ou fonctionnels » la chirurgie reste en somme très désarmée ; il ne saurait en être autrement d'ailleurs quand on réfléchit à son mode d'action : au contraire elle est très sûre et très bienfaisante quand elle cherche à remplir les grandes et certaines indications que j'ai longuement décrites plus haut ; elle est déjà moins certainement efficace dans les cas de chirurgie « physiologique » dont je viens de parler.

Elle me paraît absolument chimérique lorsqu'elle veut s'attaquer à des troubles fonctionnels purs, comme la constipation ou ladyspepsie, sans lésions viscérales visibles, troubles dont nous ne connaissons pas actuellement la pathogénie et dans lesquels la constitution particulière de l'état mental et nerveux des sujets joue un tel rôle qu'espérer une action précise de l'acte chirurgical sur eux, est bien imprudent et en tout cas assez naïf. *Savoir reconnaître les limites d'action de la technique dont il dispose*, telle doit être

à mon avis, la première qualité du chirurgien qui a
bien compris la signification réelle de la thérapeutique chirurgicale.

***

Cette revue des indications de la chirurgie actuelle
faite (et j'espère que malgré son côté un peu technique, elle n'aura pas trop fatigué les lecteurs non
spécialistes), il nous faut maintenant expliquer plus
rapidement, comment ces indications sont réalisées à
notre époque et quels sont les principaux facteurs de
succès.

L'importance de l'anesthésie dans la chirurgie
moderne est telle que continuellement, on cherche
à améliorer les procédés déjà en usage ou à en inventer de nouveaux. L'anesthésie avec l'éther ou avec le
chloroforme est aujourd'hui presque partout donnée
avec des appareils ou masques, qui ont le grand avantage d'assurer un certain automatisme dans la distribution des vapeurs anesthésiques, automatisme que
l'anesthésie à la compresse ne permettait de réaliser
qu'assez mal : il serait cependant tout à fait imprudent
de croire que le fait d'employer un masque mette
sûrement à l'abri des accidents : c'est une erreur complète : le rôle de l'anesthésiste lorsqu'il emploie un
masque, même avec une distribution simultanée
d'oxygène comme dans certains appareils, reste toujours capital du moment que l'on emploie un anesthésique général : que ce soit l'éther, le chloroforme,
le chlorure d'éthyle ou le protoxyde d'azote, tous ces
anesthésiques troublent momentanément, par intoxication, le fonctionnement de certains groupements
cellulaires essentiels des centres nerveux ; que cette
intoxication, généralement légère et passagère, soit,
pour une raison qui nous échappe, dans certains cas

très exceptionnels, brutale et plus profonde, le malade pourra être en grand danger, dans l'espace de quelques secondes, si l'anesthésiste ne fait pas la plus grande attention à l'état de la pupille, de la coloration du visage et de la respiration de son malade. Du moment que l'on recourt à l'anesthésie générale, qui n'agit que par son action, forcément toxique, sur l'encéphale, on court toujours un léger risque ; mais il faut savoir que ce risque est infime, si l'on a affaire à un bon anesthésiste, prudent et exercé : son rôle reste toujours cent fois plus important que l'emploi de tous les appareils les plus perfectionnés.

L'anesthésie localisée est excellente pour un grand nombre de petites interventions superficielles : elle est aussi très employée par les spécialistes (oculistes et laryngologistes). En chirurgie générale, elle peut être utilisée, même pour des opérations importantes, chez des malades affaiblis ou intoxiqués : malheureusement elle ne permet guère les explorations ou les libérations d'adhérences, si bien que son rôle reste forcément assez limité. L'anesthésie rachidienne ne me semble indiquée que pour opérer sur le segment sous-diaphragmatique du corps ; je sais bien que certains chirurgiens osent aller beaucoup plus haut, mais cela me semble très dangereux. Au contraire, dans certains cas bien définis, pour la chirurgie du périnée, du petit bassin et des membres inférieurs surtout, la rachianesthésie à la novocaïne me parait être une bonne méthode qui a des indications précises ; chez les malades obèses, emphysémateux ou infectés et anémiés, elle donne souvent des résultats tout à fait remarquables : elle permet par exemple dans les opérations pour fracture du membre inférieur, un relâchement musculaire que l'anesthésie générale ne donne jamais. Je ne crois pas du tout que cette méthode d'anesthésie rachidienne soit destinée à remplacer l'anesthésic générale dans tous les cas, mais elle a d'utiles indications qu'il est important de bien connaître et les jeunes générations chirurgicales l'emploient de plus en plus.

La technique opératoire est actuellement devenue purement aseptique dans l'ensemble : elle ne peut cependant se passer de recourir à quelques antiseptiques chimiques. La désinfection de la peau du malade par exemple, nécessite l'emploi d'un antiseptique chimique suflisamment actif, pénétrant, non nocif : la teinture d'iode, depuis une douzaine d'années, est généralement acceptée pour cet usage. De même, et jusqu'à l'emploi des gants de caoutchouc, la désinfection des mains de l'opérateur et de ses aides restait l'un des gros problèmes de la technique chirurgicale : on la réalisait par de multiples actions chimiques : savon et eau, alcool, éther, permanganate, sublimé : le moindre inconvénient de ces désinfections répétées des mains était les éruptions d'eczéma chez certains, et d'autre part l'expérience bactériologique montrait que cette désinfection des mains n'était jamais tout à fait complète, surtout quand les mains avaient été au préalable profondément souillées. Aujourd'hui l'emploi constant de gants de caoutchouc stérilisés à l'autoclave donne une solution parfaite de ce problème de la stérilisation des mains ; *il faut toujours et tout opérer avec des gants*, telle doit être la formule de la jeune chirurgie : laissons ici encore quelques chirurgiens entêtés se brosser les mains et se les frotter avec des antiseptiques diversement colorés.

Pour le reste de la technique, on peut le résumer d'un mot : « asepsie pure », réalisée par la chaleur à 170°, dans des étuves sèches pour les instruments métalliques, et par la vapeur d'eau sous pression à la température de 120° à 130° pour tous les champs opératoires, compresses, gants, drains, fils, etc... La stérilisation de la blouse, de la calotte et du couvre-bouche du chirurgien est également absolument nécessaire, il est à peine besoin de le dire : et cependant pendant bien longtemps, on a vu des chirurgiens qui se croyaient pourtant parfaitement aseptiques, opérer avec des blouses non stérilisées à l'autoclave, bizarre inconséquence.

Mais toute cette technique opératoire minutieuse, *dans laquelle tous les détails ont leur valeur*, ne peut être réalisée que dans un milieu spécial, dans un service d'hôpital bien installé ou une clinique privée. Il faut une salle d'opération, construite à cet effet, sans meubles, sans étagères, avec des murs nus, facile à nettoyer par de larges irrigation d'eau ou de vapeur d'eau, bien éclairée, c'est-à-dire par une baie vitrée au plafond, ou mieux encore, peut-être, permettant l'usage d'un éclairage électrique (miroir frontal) que l'opérateur porte lui-même et dont il dirige le faisceau lumineux sur le champ opératoire et dans les cavités les plus profondes. Les tables d'opération perfectionnées permettant toutes les inclinaisons, élévation, abaissement, sont aujourd'hui une nécessité absolue ; ce ne sont pas des objets de luxe, comme certains le croient : elles sont indispensables ; la position de l'opéré en chirurgie est quelque chose de si important au cours d'une opération qu'il ne faut rien négliger pour l'obtenir facilement et automatiquement au moyen de ces tables opératoires modernes, qui se manœuvrent facilement et simplement au moyen de roues et de leviers.

De même aussi, le rôle des instruments dans la chirurgie actuelle reste capital, bien que peut-être cependant un peu moins essentiel que dans l'ancienne chirurgie ; lorsque les opérations duraient deux ou trois minutes, il fallait que les instruments fussent parfaitement adaptés à leur but et souvent l'usage

d'un instrument spécial était tout le secret des succès.
Dans certaines opérations, aujourd'hui comme autrefois, on peut dire encore que l'instrument est tout :
par exemple dans l'urétrotomie interne (section
d'un rétrécissement de l'urèthre au moyen d'un
instrument spécial, une lame glissant dans une coulisse métallique), ou la lithrotitie (broiement d'un
calcul dans la vessie au moyen d'un instrument qui
saisit le calcul et permet de le broyer entre ses
mors). Dans ces cas spéciaux, il est évident que l'instrument et la façon de l'employer jouent le rôle
essentiel. Pour la plupart des opérations de la chirurgie moderne, il n'en est plus de même ; il existe un
certain nombre d'instruments-types qui permettent
de faire la plus grande partie des opérations et qui
sont toujours les mêmes ; ce sont par exemple :
1° Les instruments qui servent à dégager et à éclairer le champ opératoire (écarteurs et valves de différents modèles) ; 2° les instruments de diérèse et de
dissection (bistouris, couteaux, ciseaux, sondes
cannelées) ; 3° les instruments de préhension, pour
saisir et attirer les organes, pinces à disséquer, pinces
à griffes de Muzeux, pinces sans griffes pour ne pas
déchirer les organes ; 4° les instruments d'hémostase,
les nombreux types de pinces « hémostatiques » de
différentes longueurs, à mors mousse ou à mors à
griffes, pinces plus ou moins écrasantes ou angiotribes ; 5° les instruments de suture, très variés et
qui doivent l'être, car recoudre la peau épaisse du
dos ou bien recoudre le gros intestin ou une artère,
ce n'est pas précisément la même chose ; il faut
savoir ici varier avec le plus grand soin son instrumentation suivant le but que l'on se propose. La
suture est une des parties essentielles de la chirurgie moderne, chirurgie « reconstructive » opposée à
la chirurgie surtout « destructive « du passé : un
grand chirurgien, Mikulicz a pu dire avec beaucoup

de raison : « Je reconnais le bon chirurgien non pas à la façon dont il coupe, mais à la façon dont il sait recoudre ». Cette excellente remarque devrait servir de « règle d'or » aux jeunes chirurgiens de nos jours. Avec ces cinq types d'instruments, on peut faire presque toutes la chirurgie courante ; mais il ne faut rien exagérer non plus et nombre d'opérarations réclament une instrumentation spéciale : pour la chirurgie gastro-intestinale, les pinces à coprostase, celles à mors élastiques de Doyen par exemple, sont indispensables ; certaines pinces écrasantes, ou angiotribes peuvent aussi rendre de grands services ; de même la chirurgie du squelette ou des articulations réclame impérieusement une instrumentation spéciale : scies variées, scies à chaîne, ou mieux aujourd'hui en fil d'acier tordu de Gigli, rugines, ciseaux, daviers, perforateurs, trépans variés, etc.... On a de plus en plus tendance aujourd'hui à actionner électriquement ces instruments, scies, perforateurs ; c'est là évidemment un avantage à certains égards, mais aussi une complication qui n'est pas toujours indispensable ; on sait combien les chirurgiens et surtout les spécialistes aiment à créer de nouveaux instruments ; ceux-ci ont pendant quelque temps une certaine vogue ; puis on les oublie et parfois longtemps après, on les réinvente : chez un grand fabricant d'instruments de chirurgie, à Paris, il y a une pièce toute remplie de ces instruments oubliés : c'est une vraie nécropole d'outils parfois ingénieux, mais trop souvent inutilement compliqués qui dorment là, dans des vitrines ou des tiroirs, en attendant de se réincarner peut-être un jour.

En France, on s'est attaché à simplifier l'arsenal chirurgical depuis quarante ans ; c'est évidemment une très bonne tendance; mais qu'il conviendrait cependant de ne pas exagérer : certaines opérations délicates ne sont vraiment bien exécutées qu'avec une instrumentation spéciale. C'est donc une question de mesure et il convient de se tenir à égale distance d'une complication excessive et d'une simplification exagérée : l'essentiel est de savoir adapter sa technique et son instrumentation à chaque cas particulier et d'avoir toujours de bons instruments, bien en main, bien construits, des pinces qui ne lâchent pas des bistouris et des ciseaux qui coupent ; en France, si nos instruments de chirurgie sont en général assez chers, par contre ils sont excellents et certainement supérieurs à tout ce que j'ai pu voir à l'étranger : c'est une belle et bonne tradition chirurgicale qu'il faut savoir conserver que celle de l'outil parfaitement adapté à son but et en même temps élégant et bien fait.

*<br>* *

Il est évident que l'exécution d'une opération chirurgicale est devenue, de nos jours, quelque chose de bien différent de ce qu'elle pouvait être dans le passé. Certes l'opérateur joue et jouera toujours dans l'exécution de l'ensemble de l'opération un rôle essentiel ; c'est lui qui doit tout diriger et c'est sur lui que repose la responsabilité totale de l'intervention et de ses conséquences ; si l'on pouvait user ici d'une comparaison empruntée à l'art militaire, on dirait que le bon opérateur doit être à la fois stratégiste improvisateur et tacticien classique ; dans un grand nombre de cas simples, d'opérations courantes, il ne sera que tacticien classique, disposant, ordonnant ses moyens d'action suivant les règles habituelles que l'expérience de ses prédécesseurs lui a montré être les plus efficaces et les plus sûres : mais dans les cas difficiles, exceptionnels, il faut aussi qu'il sache se révéler stratégiste, innovateur, inventant parfois un plan entièrement nouveau d'attaque de la lésion qui pourra souvent le conduire au succès, alors qu'un autre moins imaginatif ou moins hardi échouera ; mais il faut que cet opérateur soit bien entouré, bien aidé, pourvu d'une bonne instrumentation, et d'un matériel parfaitement stérilisé, que l'éclairage du champ d'opération soit excellent et que le malade soit bien anesthésié ; la multiplication des facteurs de succès est aujourd'hui si grande en chirurgie qu'il est absolument nécessaire de veiller avec le plus grand soin à ce qu'aucun d'eux ne fasse défaut ; par exemple, donnez à opérer au chirurgien le plus habile, le plus adroit, une malade mal endormie qui « pousse » et menace à chaque instant de s'éviscérer ; que fera-t-il? bien souvent une mauvaise opération, dont les suites pourront être fatales ; alors qu'un opérateur beaucoup moins doué, mais qui opérera une malade parfaitement endormie, obtiendra un bon résultat final et guérira la malade. L'opérateur moderne doit viser avant tout à opérer méthodiquement, c'est-à-dire suivant un ordre toujours le même ; les différents « temps » d'une opération doivent être bien reconnaissables et faciles à suivre pour les assistants. S'il se présente une complication inattendue, l'opérateur ne sera pas surpris et devra savoir trouver de suite une combinaison nouvelle ou retrouver dans ses souvenirs un procédé qui lui permettra de terminer correctement l'opération. Ceci est vrai surtout des opérations difficiles, où l'imprévu peut jouer un rôle important : c'est justement cette possibilité de rencontrer au cours de certaines opérations des difficultés inattendues qui fait que la pratique chirurgicale, malgré les règles précises et scientifiquement établies qui en sont aujourd'hui la base, reste et restera toujours « un art » ; c'est-à-dire un mode d'activité où l'individu joue un rôle prépondérant, grâce à des facultés d'invention et d'adresse particulières qui sont un don personnel et ne peuvent par conséquent pas être rigoureusement enseignées.

L'opérateur rapide et anatomiquement précis qui. ne dilacère pas les tissus, mais les coupe hardiment et nettement, aura toujours les meilleurs résultats. Pour arriver à cette maîtrise, il faut beaucoup de temps et d'application : l'expérience est un fruit qui ne pousse bien que sur un sol longtemps cultivé : « ce serait un pauvre art, a dit Gœthe dans son admirable Wilhelm Meister, que celui qui se laisserait comprendre d'un seul coup et dont les finesses se révéleraient d'emblée au premier venu ». La précipitation d'autrefois, la vitesse à tout prix n'ont plus guère de signification aujourd'hui dans la grande majorité des cas ; mais il est bien évident que cela ne veut pas dire du tout que l'adresse manuelle et la rapidité opératoire, qui en est une conséquence naturelle, n'aient aujourd'hui encore et ne doivent conserver toujours une très grande valeur en chirurgie : soutenir le contraire serait absurde. L'asepsie « bactériologique », c'est-à-dire analogue à celle de l'expérimentateur qui veut obtenir une « culture pure », est un but idéal auquel doit tendre le chirurgien dans l'exécution d'une opération : mais ce n'est qu'un « idéal » que l'on ne réalise jamais en toute rigueur, ne serait-ce qu'à cause de la présence de quelques germes dans l'air extérieur, germes dont il est à peu près impossible de se débarrasser et aussi parce que l'ouverture de certaines cavités viscérales normalement infectées (tube digestif) ou de collections suppurées, peut se produire dans certaines opérations. L'expérience montrera facilement que les chances d'infecter une plaie opératoire augmentent toujours beaucoup à mesure que l'opération dure davantage ; pendant la première heure, ces chances sont en général très minimes aujourd'hui que nous sommes bien maîtres de l'infection « exogène » : mais à partir d'une durée d'une heure et demie et *a fortiori* de deux heures, surtout lorsqu'il s'agit d'opérations portant sur des organes infectés ou sur le tube digestif, les chances d'infection deviennent très rapidement bien plus considérables : la dessiccation des organes par leur exposition à l'air, la diminution de la résistance locale des tissus et de leurs moyens de défense naturels quand ils sont longtemps manipulés, la prolongation de l'anesthésie générale, etc., tous ces facteurs de gravité s'additionnent alors rapidement et le résultat d'ensemble est facile à prévoir : une opération longue est et sera forcément toujours plus grave qu'une opération rapidement conduite, sauf dans certains cas très exceptionnels. Cependant il reste essentiel de ne jamais rien sacrifier du temps qui doit être passé de toute nécessité dans une opération moderne à la « reconstitution anatomique » de la région opérée ainsi qu'à l'hémostase soignée; ce sont là aujourd'hui en effet des conditions essentielles de succès, bien autrement importantes encore que la rapidité extrême d'exécution. Dans certaines opérations sur le système nerveux central par exemple, ablation des tumeurs cérébrales, une durée de trois heures et davantage peut être considérée parfois comme nécessaire; un chirurgien américain contemporain qui obtient les meilleurs résultats actuellement dans cette chirurgie difficile et très spéciale, insiste beaucoup sur la nécessité absolue qu'il y a à opérer lentement et à faire l'hémostase avec le plus grand soin dans ces cas, dût-on y consacrer des heures. Par contre, il y a certainement des opérations qu'il faut savoir faire vite et simplement; c'est le cas par exemple de toute la chirurgie d'urgence; une suture de perforation intestinale ou gastrique par exemple, chez un malade qui est menacé de péritonite grave; également toutes les opérations importantes chez les malades infectés ou affaiblis. Ce sont justement ces adaptations de la technique à la variété presque infinie des cas cliniques qui différencient le bon chirurgien de celui qui n'est que médiocre; ce n'est pas

celui qui obéit à une règle rigide et immuable qui
sera le meilleur : bien au contraire, c'est celui qui sera
assez souple, assez « artiste », pour savoir toujours
décalquer ses actes sur la complexité changeante de
la réalité. Le meilleur chirurgien à mon avis, ce sera
aussi celui qui fera toujours son opération comme s'il
s'agissait de quelqu'un de très cher et non pour étonner
une « galerie », le plus souvent d'ailleurs composée
d'incompétents. Ceux-ci ne voient que des gestes plus
ou moins élégants, mais sont incapables de suivre les
temps de l'opération et d'en comprendre la signification précise : il est si facile de les éblouir que cet
exercice est vraiment trop à la portée du premier
venu. L'exécution des opérations modernes, minutieuses et aseptiques, réclame le « petit comité »
composé uniquement de professionnels qualifiés dont
le regard aigu et exercé ne laissera passer aucune
faute et non l'amphithéâtre plein de naïfs qui applau-
diront au moment de l'arrachement de la tumeur et
s'en iront pendant l'exécution de l'hémostase.

*<br>* *

En chirurgie moderne, il existe aussi de nombreuses
conditions de succès ou d'échec, qui se trouvent en
dehors de l'acte opératoire lui-même ; on peut les
diviser en pré-opératoires et post-opératoires. Les facteurs pré-opératoires de succès peuvent être résumés
en deux mots : bon diagnostic et examen aussi complet que possible du malade à opérer ; en effet,
l'expérience montre que des interventions banales et
généralement simples peuvent prendre une certaine
gravité, du fait par exemple d'un diabète ou d'une albu-
minurie méconnue ; un hémophile dont on ignore la
maladie peut succomber à la suite d'une opération
absolument insignifiante ; d'autre part, la précision du

diagnostic pré-opératoire, la notion exacte de l'étendue exacte qu'il faudra donner à l'opération, des meilleures voies d'accès qu'il faudra utiliser, ce sont encore là des facteurs de succès très importants dans toutes les opérations graves, non seulement du succès immédiat mais aussi du résultat durable, ce qui doit être évidemment le but de tout chirurgien consciencieux.

Très importantes aussi pour le succès final d'une opération sont les conditions post-opératoires représentées par l'ensemble des soins qui seront donnés à l'opéré, dès la fin de l'opération ; l'organisation matérielle des locaux et la qualité du personnel soignant jouent ici, comme dans toute la chirurgie moderne, un rôle de premier ordre. Il est remarquable et triste de voir combien les administrations des hôpitaux, en France particulièrement, comprennent mal encore actuellement, toutes ces questions ; et pourtant, replacer dans la salle commune, au milieu d'autres qui font du bruit et reçoivent des visites, un malade a qui l'on vient de faire subir une opération grave, c'est un véritable scandale à notre époque : et cependant, cela se fait quotidiennement dans nombre d'hôpitaux de nos grandes villes. Il faut donc absolument multiplier les salles d'isolement ou seront soignés, dans les premiers jours qui suivent l'intervention, les malades opérés ; il faut aussi que ces locaux soient bien chauffés, bien éclairés, bien aérés, toutes conditions très nécessaires à la guérison des malades. Un malade qui vient de subir une opération demande à être suivi de près, par un personnel suffisamment instruit et dévoué ; pendant les heures qui suivent l'acte chirurgical proprement dit, une syncope, une hémorragie, des vomissements répétés, des gestes désordonnés du malade mal réveillé qui déplacera ou arrachera son pansement, une foule de petits accidents peuvent survenir qui compromettront le succès ou même causeront l'échec complet de l'opération la mieux faite.

L'importance de ces soins consécutifs explique ce fait incontestable, c'est que dans les interventions graves, les succès sont plus certains dans une clinique privée où l'on dispose d'un personnel soignant de premier ordre que dans les hôpitaux où ce personnel est parfois, la nuit par exemple, de qualité très médiocre. La profession d' « infirmière » ou de « nurse » comme disent les Anglais, commence à être heureusement aujourd'hui en France, placée au niveau qui convient et qui doit être socialement très élevé; autrefois les « garde-malades » étaient souvent des maritornes bavardes et ignorantes dont l'incompétence et la malpropreté ne répondaient en rien à ce qu'exige le traitement moderne des grands opérés; aujourd'hui, heureusement, des jeunes filles bien élevées et instruites se dévouent et se consacrent aux soins des malades chirurgicaux; les préjugés stupides qui ont longtemps prévalu contre l'exercice de cette profession, très noble cependant et très digne d'estime, par des jeunes filles ou des jeunes femmes de la meilleure société, commencent heureusement à disparaître.

Les soins chirurgicaux proprement dits, post-opératoires, sont très variables d'importance suivant les cas : quelquefois après des opérations absolument aseptiques, tels que les hernies, les appendicites à froid et nombre d'interventions gynécologiques, ils sont réduits à très peu de chose; jusqu'à l'ablation des fils de suture, il n'y a pas à toucher au pansement; dans d'autres cas, au contraire, après certaines opérations comme celles qui portent sur le rectum ou les voies urinaires (la prostatectomie, par exemple) ces soins chirurgicaux consécutifs sont d'une importance telle que s'ils ne sont pas parfaitement donnés, les plus graves accidents peuvent survenir. D'une façon générale, toutes les fois qu'il y a drainage de la plaie opératoire et nécessité de pansements multiples, il faut redouter l'infection « secondaire » qui viendrait tout compromettre, quelque bien exécutée qu'ait été l'opération : l'usage des gants, dans ces pansements consécutifs, joue ici encore aujourd'hui un rôle essentiel.

Cette simple énumération, que je ne puis faire plus longue, suffit à montrer combien l'organisation d'un service de chirurgie moderne, s'il veut répondre à toutes les exigences de l'asepsie vraie, à l'hôpital ou dans une clinique privée, est aujourd'hui une chose complexe et combien il est absurde de penser que l'on puisse improviser en cette matière, sans risquer de voir survenir les accidents les plus graves. Tout cela permet de comprendre l'immense difficulté du problème particulier de la chirurgie, en temps de guerre ; l'affluence des blessés, l'encombrement, la difficulté parfois insurmontable de donner à tous ces blessés, en temps utile, les soins nécessaires, expliquent assez pour quiconque a bien saisi la complexité d'organisation d'un service de chirurgie moderne vraiment aseptique, que l'improvisation de ces services puisse, dans nombre de circonstances de guerre, être pratiquement « irréalisable » ; il vaut beaucoup mieux le reconnaître franchement que de dissimuler, derrière des mensonges officiels, la triste vérité.

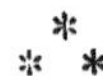

Pour apprécier la valeur des résultats obtenus par la chirurgie actuelle, il est nécessaire d'établir d'abord quelques distinctions ; il faut en effet distinguer les résultats en immédiats et éloignés, en curatifs et palliatifs. On comprend facilement la différence entre le résultat immédiat et le résultat éloigné, sans qu'il soit nécessaire d'insister beaucoup. Obtenir un bon résultat immédiat, c'est-à-dire permettre au malade de guérir de l'opération et de se cicatriser complètement, c'était autrefois le but principal que les chirurgiens cherchaient à obtenir; étant donnée l'incertitude de la chirurgie ancienne, que le malade survécut à l'opération, c'était déjà un beau succès; mais aujourd'hui la qualité et la durée de la guérison doivent être cherchées avec autant de soin que le résultat immédiat; dans nombre d'opérations, il est très important que l'acte opératoire, non seulement supprime la lésion qui l'a motivé, mais encore ne laisse pas, après lui, de désordre fâcheux. Prenons un exemple : voici une femme atteinte de kyste de l'ovaire : on l'opère; on enlève le kyste; elle guérit; autrefois c'eût été un beau succès, même au prix d'une éventration secondaire au niveau de la cicatrice; aujourd'hui si cet accident tardif se produit, le résultat n'est que médiocre; on a créé par l'opération une infirmité qui peut être dangereuse et nécessitera souvent dans la suite une nouvelle intervention. Evidemment cette rigueur dans l'appréciation de la qualité des résultats éloignés ne doit pas être poussée trop loin : tout dépend de ce qu'était la lésion primitive qui a rendu l'opération nécessaire; s'il s'agit de sauver la vie d'un malade menacé de mort, d'une péritonite appendiculaire par exemple, et si on le guérit, même au prix d'une éventration, c'est un beau résultat; mais s'il s'agit d'une opération faite pour une lésion aseptique, un fibrome, un kyste de l'ovaire, une appendicite à froid, le chirurgien doit s'efforcer toujours d'avoir un résultat aussi parfait que possible, sans complications consécutives. C'est un idéal auquel il faut tendre, même si les circonstances font que quelquefois il est difficile de le réaliser complètement. De même aussi, l'appréciation des résultats éloignés, par une observation prolongée des malades, est une des nécessités impérieuses de la chirurgie actuelle; malheureusement cela est souvent assez difficile; dans la pratique chirurgicale hospitalière, par exemple, nombre de malades ne peuvent être retrouvés et examinés long-temps, des années après leur opération; la clientèle privée, à ce point de vue, permet de bien meilleures observations prolongées; or celles-ci sont les seules qui permettent d'apprécier la « valeur » thérapeutique réelle d'une opération. Il faut du temps et de l'expérience pour arriver à savoir ce que vaut réellement une intervention chirurgicale en pratique, et c'est toujours une des grosses lacunes que l'on trouve dans les publications médicales contemporaines que cette insuffisance des résultats éloignés, bien observés chez des malades longtemps suivis.

J'ai dit aussi que les résultats peuvent être curatifs ou palliatifs : on comprendra facilement aussi le sens de ces mots. Opérer un malade en état d'occlu-sion intestinale due à un cancer inopérable de l'in-testin, lui faire un anus artificiel et prolonger sa vie de quelques mois ou même de quelques années, en soulageant ses douleurs, c'est obtenir un résultat palliatif; dans ce cas on ne peut faire plus : il y a malheureusement encore bien des lésions organi-ques contre lesquelles nous ne sommes pas mieux armées. Le résultat curatif que la chirurgie moderne obtient heureusement souvent dans nombre d'affec-tions autrefois réputées incurables, est justement la marque de son progrès; j'en ai dit assez déjà, je crois pour faire comprendre que pour obtenir ces résultats curatifs, il est indispensable de réunir le concours d'un grand nombre de facteurs; malheu-reusement il n'est pas possible de donner de ceux-ci une idée d'ensemble suffisamment précise sans entrer dans une foule de détails qui n'ont pas ici leur place.

Comment peut-on juger des résultats de la chi-rurgie actuelle? par la statistique : il n'y a pas d'autre moyen sérieux. La statistique appliquée aux sciences médicales, remonte à Louis, le célèbre médecin fran-çais qui s'en servit en 1835, pour démontrer que la saignée, tant prônée par le terrible Broussais que j'ai déjà présenté au lecteur, n'avait aucune utilité, puisque les malades atteints de pneumonie et non saignés, guérissaient dans une proportion au moins égale à celle de ceux qui avaient été saignés. Les idées de Louis furent d'ailleurs très vivement contestées à son époque, comme de juste ; mais enfin l'évidence des faits l'emporta et comme pour l'emploi du thermomètre en clinique, la victoire resta, avec le temps, à la raison. Mais il faut s'empresser d'ajouter que l'usage de la statistique en médecine est des plus délicats ; il faut se garder d'une cause d'erreur très grave et malheureusement très commune qui consiste à ramener à une homogénéité factice des faits essentiels hétérogènes ; or les faits médicaux le sont toujours à un certain degré. Les statistiques en médecine doivent donc être maniées avec une très grande prudence ; mais elles ont cependant une importance capitale qu'il serait absurde de méconnaître. Lorsque l'on dispose de grands nombres et que les écarts de pourcentage sont bien notables, l'évidence statistique est entière : c'est ainsi que l'on a pu démontrer la fréquence extrême d'une syphilis antérieure chez les tabétiques ou les paralytiques généraux et aussi établir l'amélioration considérable que le sérum antidiphtérique avait amenée dans le traitement de cette infection ; mais il faut se garder d'avoir la superstition du chiffre et considérer comme une amélioration du pronostic d'une maladie ou d'une opération, le fait que la mortalité en serait abaissée de 10 p. 100 à 8 p. 100 par exemple ; ce faible écart peut être dû à des causes tout autres que celles dont on veut prouver l'action favorable. Il importe au plus haut point, pour apprécier la valeur d'une statistique en médecine ou en chirurgie, que les faits rapportés soient très bien analysés, que les facteurs soient dissociés avec le plus grand soin possible ;

pour arriver à ce but rien ne vaut la publication d' « observations » aussi complètes que possible et bien comparables entre elles ; trop souvent, de nos jours, on voit publier de grosses statistiques, faites malheureusement d'éléments hétérogènes, recueillis de droite et de gauche, dans des publications médicales, et surtout insuffisamment analysés ; on peut tirer à peu près ce qu'on veut de ces statistiques ; c'est bien alors le « mensonge en chiffre » du sceptique Talleyrand.

Les statistiques au contraire, qui proviennent de l'expérience intégrale d'un seul homme ou d'une seule clinique, et qui sont composées d'*observations complètes* bien prises, bien comparables entre elles, ont toujours une grande valeur et sont même le seul élément d'appréciation correcte de la qualité des résultats d'un traitement dans telle ou telle lésion donnée. Rien ne remplacera jamais, en chirurgie, la statistique basée sur l'expérience personnelle d'un homme qui sait voir et qui de plus est scientifiquement honnête, c'est-à-dire qui publie la totalité des cas qu'il a observés, échecs comme succès, et qui les analyse aussi bien que possible dans leurs détails. C'est le cas de rappeler l'adage de Morgagni : *non numerandæ sed perpendendæ sunt observationes.* Avant de les compter, il faut les peser et les analyser de près, faute de quoi, on s'expose à commettre les plus grossières erreurs. Dans chaque pays, on connaît bien la valeur personnelle des chirurgiens qui publient des résultats opératoires et l'on sait ce qu'il faut « prendre ou laisser » des statistiques. D'un pays à l'autre, on sait souvent moins bien ce que vaut exactement telle ou telle publication de résultats et le proverbe : « A beau mentir qui vient de loin » ne s'applique pas seulement aux voyageurs antarctiques mais aussi à bon nombre de professionnels des congrès internationaux. Du reste, l'épreuve du temps et l'expérience « tassent » peu à peu l'effet de ces publications hâtives qui sentent la réclame ou le journaliste et finalement on reconnaît qu'en science, comme en tout, « honesty is the best policy ». Si l'on vous dit par exemple que sur cinq mille anesthésies au chloroforme, il y a eu une mort, ce chiffre brut ne veut pas dire grand chose ou au contraire peut être intéressant ; en effet si ces cinq mille anesthésies ont été faites par le même anesthésiste, spécialiste et très qualifié, le chiffre est instructif, car on peut en conclure qu'une fois sur cinq mille, entre les mains d'un homme très compétent, le chloroforme « peut » causer la mort : mais si la statistique a été établie, en prenant par exemple toutes les anesthésies données par X et Y dans les hôpitaux d'une grande ville, elle ne précise pas grand'chose, car il est très possible que le cas mortel ait eu lieu, entre les mains d'un jeune étudiant encore inexpérimenté ; rien ne dit que cette mort n'aurait pas pu être évitée par quelqu'un de plus compétent. Se méfier des chiffres globaux, mal analysés ou même impossibles à analyser, c'est le premier devoir de celui qui utilise des statistiques médicales. De même, on dit quelquefois, qu'un succès opératoire isolé ne prouve rien, je crois que c'est une erreur : une expérience positive a toujours une valeur ; elle prouve qu'une chose est possible ; il s'agit de déterminer ensuite, par une analyse très fouillée, quels peuvent être les facteurs qui ont causé le succès et tâcher de comprendre comment on pourra l'obtenir de nouveau : les mots « veine » ou « chance » doivent tendre à disparaître dans une technique qui devient de plus en plus précise et scientifique ; ceux qui en font un trop grand usage et qui les ont toujours à la bouche, prouvent par là même qu'ils n'ont pas compris l'esprit même et le but essentiel de la science, qui est justement de faire diminuer de plus en plus la part du hasard dans certains ordres de l'activité humaine.

En chirurgie, bien que nous ayions accompli des progrès surprenants depuis quarante ans, il ne faut cependant pas nous laisser entraîner par le vertige de l'orgueil; il est certain qu'il nous reste encore beaucoup à faire et que la perfection est bien loin d'être atteinte : c'est ce que tout chirurgien consciencieux doit se dire chaque jour.

# CONCLUSION

# CONCLUSION

Pour conclure, je voudrais montrer quelle est la place actuelle de la chirurgie dans l'ensemble des sciences médicales et comment on peut concevoir à notre époque le rôle du chirurgien.

Je rappellerai encore une fois, que quand on parle de chirurgie, il faut se souvenir que ce mot, trop général, s'il est employé sans qualificatif, renferme deux idées associées : d'une part celle de chirurgie clinique qui, à l'aide de la pathologie théorique et du diagnostic clinique, pose les indications opératoires ; d'autre part celle de chirurgie opératoire qui exécute les indications ; on peut également, si l'on préfère, dire que la chirurgie complète est la réunion de ces deux actes, le premier étant surtout cérébral et le second surtout manuel ; ne voir que l'un des deux comme constituant toute la chirurgie, c'est en réalité tronquer celle-ci et la mutiler. Certes l'opération proprement dite, surtout de nos jours, est le plus souvent l'un des buts essentiels de la chirurgie ; un chirurgien qui n'opérerait pas, ne mériterait pas ce nom. « Ce n'est pas assez de savoir, il faut appliquer :

ce n'est pas assez de vouloir, il faut aussi exécuter »,
comme a dit très bien Gœthe dans ses sentences en
prose. Il n'en est pas moins certain que l'opération
ne doit être qu'un résultat auquel on se trouve conduit
par une suite d'actes purement cérébraux (observation, comparaison entre des expériences antérieures,
raisonnements) ; « opérer pour le plaisir d'opérer »,
avec un diagnostic préalable insuffisant et des indications vagues, tout d'abord ce n'est pas le fait d'un
chirurgien consciencieux et, ensuite, c'est la meilleure
façon de discréditer la chirurgie. Suivant ses qualités
personnelles, chaque chirurgien aura évidemment
plus ou moins tendance à orienter son activité dans
tel ou tel sens : nous avons tous connu certains chirurgiens qui, séduits surtout par l'intérêt et la difficulté du diagnostic clinique et par l'étude de la
pathologie, en étaient arrivés à ne presque plus
opérer ou à le faire seulement dans un nombre de cas
très restreints, de préférence même avec l'anesthésie
« localisée » ; ils étaient de très bons instructeurs
cliniques, esprits fins et éloquents, mais de médiocres
opérateurs. D'autres au contraire, furent de purs
opérateurs, trouvant dans l'exécution de l'acte opératoire une joie physique qui leur semblait suffire à le
rendre toujours légitime : ils ne faisaient que peu ou
pas de diagnostic, cherchant avant tout des occasions
d'opérer : grâce à leur habileté manuelle, à leur
génie fécond en invention d'instruments excellents,
grâce aussi à leur audace, à leur sens inné et comme
instinctif de la chirurgie, ils ont créé des techniques
opératoires qui sont restées. Ces deux variétés de
chirurgiens, qu'on pourrait appeler les cérébraux
purs et les manuels purs, ont eu évidemment chacune
leur rôle dans le progrès d'ensemble; mais il faut
reconnaître qu'entre ces deux extrêmes il y a place
pour une plus juste proportion et une meilleure
harmonie entre des qualités différentes; ici, comme

en tout, c'est l'idéal que l'on doit se proposer d'atteindre.

Actuellement, au point où en est arrivée la chirurgie dans son évolution, il apparaît de plus en plus évident que la bonne tendance doit être de légitimer parfaitement tout acte opératoire et de le rendre aussi cérébral que possible avant son exécution manuelle ; celle-ci conserve bien certainement toute sa valeur, il serait ridicule de le contester ; mais cependant, pour avoir perdu, aujourd'hui, son caractère d'exceptionnelle difficulté, dans la majorité des cas, l'opération ne doit plus être considérée comme le seul but du chirurgien.

L'opérateur « quand même » peut toujours être soupçonné de ne pas avoir comme seul mobile de ses actes l'intérêt bien entendu de son client : sa valeur morale souffre, et souvent à très bon droit, de ce grave soupçon : s'il n'y avait que de ces chirurgiens qui ne pensent qu'à couper et à tailler, je crois que le niveau de la chirurgie baisserait rapidement et que nous reverrions bien vite les chirurgiens ambulants, les « circulatores » du Moyen Age : la clinique et l'honnêteté doivent rester la base de toute chirurgie digne de ce nom.

La chirurgie hippocratique, la plus ancienne que nous trouvions constituée comme technique scientifique et réglée, ne connaissait pas la spécialisation : le chirurgien hippocratique n'est qu'un médecin qui fait à l'occasion acte manuel, lorsque cela est absolument nécessaire ; il emploie par exemple ses appareils ingénieux pour réduire les luxations et les fractures, mais il n'opère en somme que peu et exceptionnellement. Peut-être faut-il retrouver là une trace de ce léger mépris que professaient beaucoup de Grecs de la grande époque pour les métiers manuels ; ces esprits subtils, amoureux de discussions dialectiques et d'idées générales, préféraient exercer leur activité

cérébrale à bien connaître la science médicale dans
tout son ensemble ; ils ne recouraient à l'acte opératoire qu'après avoir très bien étudié le malade, en
médecin, après avoir fait une « diagnose » exacte, de
façon à ne pas s'attaquer imprudemment à des cas
inopérables, ce qui évidemment est le meilleur moyen
de compromettre sa réputation et de se voir confondu
avec la tourbe des charlatans méprisables et des
« lithotomistes » ignorants, qui « ne connaissent pas
l'art ».

Au temps de Celse, au début de l'ère chrétienne,
la chirurgie grecque est déjà bien plus nettement
spécialisée ; à cette époque, on se rend compte que
des médecins se sont consacrés plus particulièrement
à cette partie de l'art de guérir et l'ont fait nettement
progresser : mais ce sont cependant toujours des
médecins instruits et qui connaissent la totalité de la
science de leur temps : nulle part il n'apparaît que
la chirurgie soit considérée comme une branche
absolument indépendante de la médecine ; Galien,
le philosophe et le dogmatique, daignait quelquefois
faire de la chirurgie, comme il le raconte luï-même ;
c'est certainement grâce à cette instruction générale
et à ce souci d'une haute culture que les chirurgiens
grecs de cette époque ont porté si loin le développement de leur art.

Puis c'est la grande décadence de la chirurgie, qui
va durer pendant tout le Moyen Age. La médecine et
la chirurgie ont divorcé : la chirurgie devient un pur
métier manuel, sans théories, sans connaissances
générales : elle se borne à quelques actes opératoires
exécutés par ordre des médecins et sous leur contrôle,
telles les saignées et les cautérisations, plus rarement
la taille et la herniotomie : ces opérations sont surtout bien faites par des opérateurs ambulants, des
« charlatans » qui ont un secret de famille et tiennent évidemment plus du rebouteur que du vrai

chirurgien. Il ne faut pas trop les mépriser toutefois, car s'ils sont ignorants, ils ont de l'adresse et de l'expérience et connaissent bien la pratique de leur métier : ils sont en tout cas bien supérieurs aux tristes médecins de l'époque, tout embourbés dans les systèmes et incapables d'aucun progrès.

Au xvie siècle, apparaissent des hommes comme Pierre Franco et Ambroise Paré, qui sortent justement des rangs de cette plèbe chirurgicale, de ces barbiers-chirurgiens; grâce à leur mérite personnel, à leurs qualités d'observateurs bons cliniciens et d'opérateurs heureux, grâce en un mot à la parfaite connaissance qu'ils ont de leur métier, ces praticiens remarquables redonnent à la chirurgie une partie du prestige qu'elle avait perdu depuis dix siècles. Une bien meilleure connaissance de l'anatomie, la faveur des rois Louis XIV et Louis XV, la fondation de l'Académie Royale de chirurgie, l'apparition d'hommes éminents comme J.-L. Petit, Quesnay, de la Martinière, tous ces faits contribuent à consolider la situation très brillante que la chirurgie acquiert pendant tout le xviiie siècle. Mais malheureusement les chirurgiens de cette époque, sont encore absolument séparés des médecins avec lesquels ils ne cessent de se quereller. Après la tourmente révolutionnaire et de nombreuses vicissitudes, la médecine et la chirurgie sont enfin réconciliées et définitivement fusionnées, dès la fin de la Révolution; depuis lors, les études sont restées et doivent rester communes; le « docteur » l'est à la fois en médecine et en chirurgie; chacun suivra ses goûts personnels plus tard, mais celui qui est destiné à devenir un jour chirurgien aura commencé par recevoir la même instruction d'ensemble que le futur médecin.

Après un long détour, nous voici donc, de nos jours, heureusement revenus au point de départ : le chirurgien, comme au temps des hippocratiques, doit être actuellement un homme qui connaîtra toute la science médicale de son temps, mais qui, grâce à ses aptitudes particulières, qui restent indispensables, et par préférence personnelle, se consacrera à l'étude plus approfondie de la pathologie chirurgicale et à la pratique de la chirurgie, c'est-à-dire de la thérapeutique manuelle et opératoire.

***

La division du travail en médecine est devenue aujourd'hui de plus en plus nécessaire par suite de la complexité sans cesse croissante des connaissances médicales : c'est du reste une des conditions essentielles du progrès. Mais cette division du travail ne doit être que secondaire et relativement tardive : il faut que le chirurgien reçoive d'abord la même instruction générale que le médecin avant de se spécialiser ; on ne saurait trop insister sur ce fait capital. L'éducation du chirurgien réclamera certainement des connaissances particulières ou, plus exactement, poussées davantage que celles du médecin dans certaines directions. C'est ainsi que l'étude approfondie de l'anatomie humaine reste une base essentielle de la chirurgie, aujourd'hui comme autrefois : mais il y a peut-être tout de même quelque excès en ce sens, en France au moins ; passer des années à apprendre et à enseigner l'anatomie, pour devenir chirurgien, c'est peut-être exagéré : il faudrait en tout cas rénover cette anatomie qui est un peu trop toujours celle des membres, étudiée par la dissection cadavérique. Il importerait de faire davantage d'anatomie viscérale, d'anatomie radiographique, de coupes de sujets congelés, etc. De même la médecine opératoire sur le cadavre est certainement, en soi, un bon exercice d'assouplissement ; mais il ne

faut pas en abuser; les opérations cadavériques
d'amphithéâtre exécutées généralement devant un
public nombreux, développent trop souvent un certain goût de rapidité, de brio opératoire et de parade
qui est justement à l'antipode de l'esprit même de la
chirurgie actuelle, alors qu'il répondait très bien à
celui de la chirurgie préantiseptique. Connaître l'histologie me paraît aussi nécessaire pour un chirurgien
que de savoir l'anatomie macroscopique : car enfin
celui qui ne saurait lire que les caractères les plus
gros des affiches et non les petits caractères d'imprimerie, dirait-on qu'il sait réellement lire? La bactériologie est également indispensable à connaître, au
moins dans ses faits principaux, pour tout chirurgien
moderne qui ne doit pas oublier que c'est cette
science qui lui a permis de devenir ce qu'il est actuellement. Enfin la physiologie, la science souveraine
en médecine, devrait être la préoccupation constante
des futurs chirurgiens : penser en physiologiste qui
répare de son mieux ce qu'il a pu faire de dégâts en
opérant et non plus seulement en anatomiste, qui
dissèque rapidement, coupe et s'en va triomphant,
n'est-ce pas ce qui doit distinguer justement le chirurgien d'aujourd'hui de celui d'autrefois? D'autre
part opérer des animaux dans le laboratoire de physiologie, par une technique tout à fait identique et
avec les mêmes précautions aseptiques que celles
qu'il emploiera plus tard, sur l'homme vivant, n'est-
ce pas la meilleure des écoles pour le futur chirurgien? Il est aussi bien certain que de nos jours, la
connaissance de la pathologie mixte, médico-chirurgicale, est essentielle pour le chirurgien comme pour
le médecin; il serait à souhaiter que tout interne en
médecine vint passer quelques mois dans un service
de chirurgie actif : il y apprendrait certainement
beaucoup et la réciproque n'est pas moins vraie :
actuellement, les indications les plus difficiles à poser

en pratique ne sont-elles pas justement celles qui concernent les cas médico-chirurgicaux? Le progrès est certainement dans le sens d'une collaboration toujours plus intime du médecin et du chirurgien et non dans une opposition sotte et fausse entre les résultats de la médecine et ceux de la chirurgie. Si les chirurgiens ont une place très haute dans la médecine actuelle et dans l'opinion publique, il ne faut pas qu'ils oublient qu'ils le doivent d'abord à des chimistes qui leur ont préparé des anesthésiques et puis ensuite et surtout à un autre chimiste génial qui leur a expliqué ce que c'était que l'infection qu'ils cherchaient en vain à comprendre et à prévenir depuis bien des siècles. Le chirurgien doit donc avoir aujourd'hui le plus possible les yeux ouverts sur les progrès des autres sciences biologiques et ne pas vivre et agir en pur manuel. Les très grands progrès qui restent encore à faire en chirurgie, il faut chercher à les réaliser, non pas seulement par une exécution plus brillante et plus sûre d'opérations toujours plus ingénieuses et plus hardies, mais aussi et peut-être surtout, par une étude des causes et du traitement du cancer, des infections et du choc, des complications post-opératoires, des accidents pulmonaires et des phlébites, des accidents toxiques dus à l'anesthésie, de tous ces problèmes en un mot qui restent, pour nous autres chirurgiens, les plus pressants à résoudre actuellement; or c'est évidemment auprès des autres sciences biologiques qu'il faut chercher du secours pour faire avancer la solution de ces problèmes difficiles, comme Lister nous l'a montré il y a plus de 50 ans. Si la chirurgie, d'un art empirique, plein de hasards dans ses résultats et toujours difficile dans son exécution, a pu s'élever aujourd'hui au rang d'une technique bien souvent efficace et que l'on peut enseigner et apprendre méthodiquement, comme toute technique reposant

sur des bases scientifiques sûres, souvenons-nous
toujours que c'est à un rapprochement génial entre
la pratique des opérations chirurgicales et les expériences de Pasteur sur les générations spontanées
que nous le devons surtout.

FIN

# TABLE DES MATIÈRES

# TABLE DES MATIÈRES

5422. — Paris. — Imp. Hemmerlé, Petit et Cⁱᵉ. (1-23).